야채가 내 몸을 살린다!!

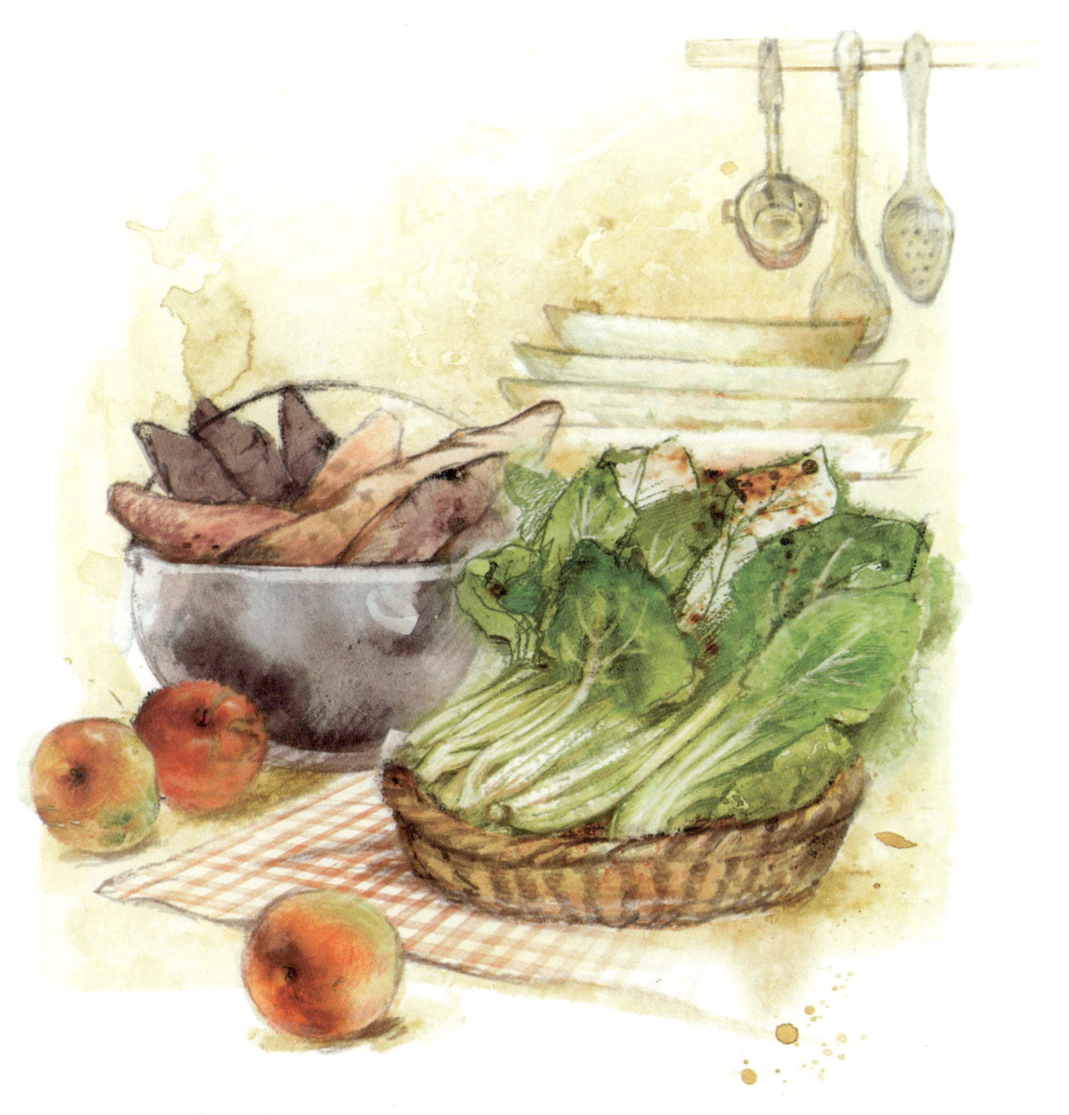

건강한 삶을 위한
유쾌하고 만족스러운 야채 섭생법

'의식주' 는 인간 생활의 3대 요소다. 인간이 인간답게 살기 위해 꼭 충족되어야 할 세 가지 요소이므로 어느 것 하나 소홀해서는 안 되겠지만, 그 중에서도 '식', 즉 먹는 것이야 말로 가장 중요한 요소일 것이다.

〈동의보감〉 에는 음식으로 체내에 진정한 기를 충만하게 하여 인체의 소우주성을 유지 또는 회복하라고 하였다. 음식으로 인체의 소우주성을 지키려면 맛의 편향이나 편식 없이 대우주를 다 아우르듯이 섭취해야 하며, 부분을 취하지 말고 전체를 음식으로 삼아야 한다. 이렇게 했을 때 비로소 진정한 기(氣)가 충일케 되고 정(精)이 넘치게 되며 신(神) 이 밝아질 것이며, 정력적인 삶이 아우러지고 활기찬 인생이 이루어지며 신명나는 의욕 이 넘실거리게 될 것이다. 그렇다면 어떤 음식을 섭취하는 것이 좋은걸까?

물론 육류든 야채든 다 좋다. 하지만 지나치게 육식을 위주로 하면 동물적 감정을 북돋 우며 지배적이고 공격적이 될 수 있으며, 채식을 많이 할수록 자신감이 높아지고 성취 감, 인내력과 자율성이 높아진다. 그렇다면 어떻게 야채를 섭취하는 것이 좋을까?

좋은 음식(fine food)도 중요하지만 유쾌하고 만족하게 먹는 것(eat pleasantly)도 매우 중요하다. 그렇다면 야채를 먹되 어떤 야채를 고를 것이며, 또 어떻게 먹으면 맛있고 만 족스럽게 건강도 증진시킬 수 있을까? 그 해답이 바로 이 책에 모두 들어 있다.

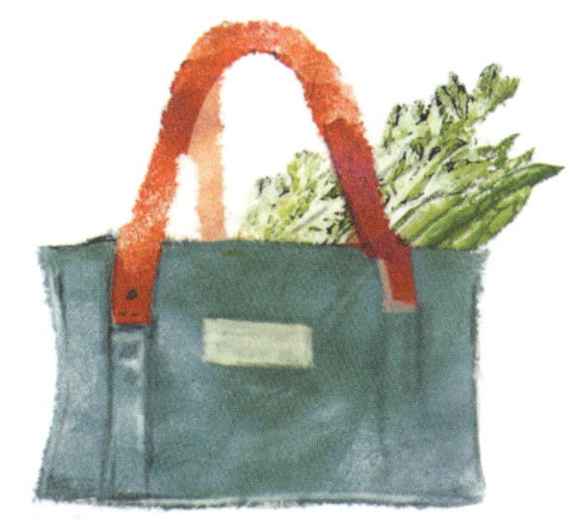

〈야채를 먹어야 내몸이 산다〉는 야채를 중심으로 서술했다는 점에서 의미가 크며, 각 야채마다 가장 신선하고 맛있는 '제철' 을 우선 밝히면서, 좋은 야채를 '고르는 법' 을 비롯해서 신선도를 유지하면서 영양 손실을 막는 '손질법' 과 '보관법' 을 다루었으며, 각 채소의 '영양' 과 '효과' 를 기술하면서 동의보감의 내용을 근거로 제시하기도 했다. 특히, 야채마다 어떤 것들과 배합했을 때 더 효과가 있거나 혹은 어떤 것들과 배합하면 몸에 안 좋거나 영양이 파괴되는지 등에 관한 '음식궁합' 도 다루고 있다. 아울러 실생활에서 실제 요리할 때 꼭 필요한 정보로서 '영양 지키는 조리와 섭취' 및 '조리법' 을 이해하기 쉽게 사진을 곁들여 레서피까지 일목요연하게 보여주고 있다.

참으로 상세하면서 친절하고 실용적인 내용으로 엮인 보기 드문 책으로, 특히 초보 엄마들에게는 없어서는 안 될 귀한 지침서다. 모든 주부들이 꼭 소장하기를 바라면서 우리 몸의 균형을 맞추며 건강을 지키고자 하는 모든 독자들에게 강력히 추천한다.

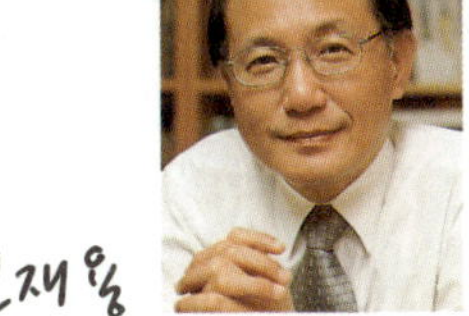

감수_ 신재용

Contents

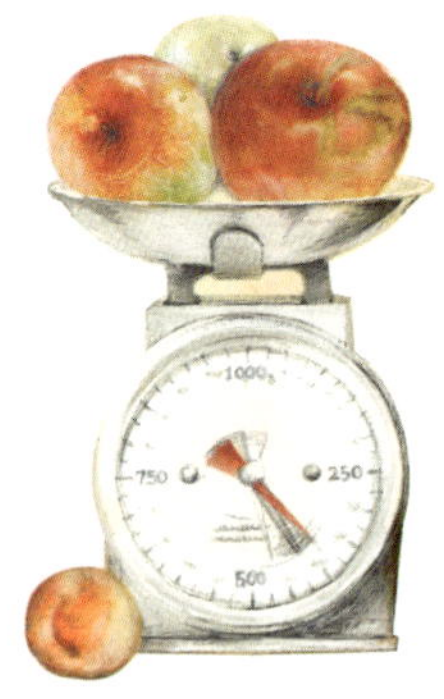

야채로 지키는 증상별 건강법

내 몸에 필요한 야채 찾아보기!

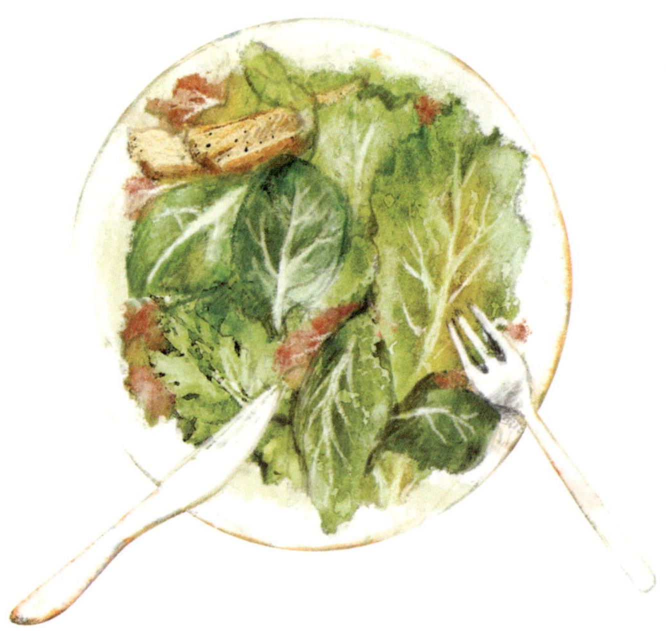

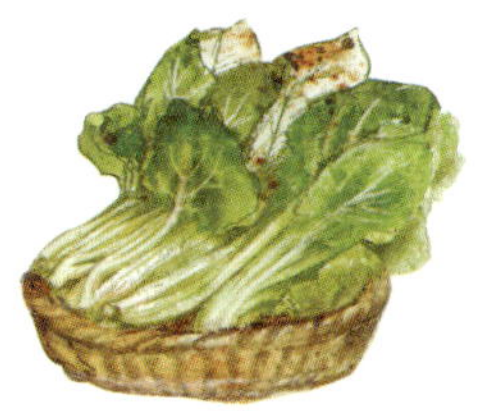

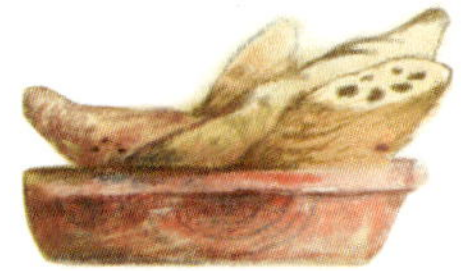

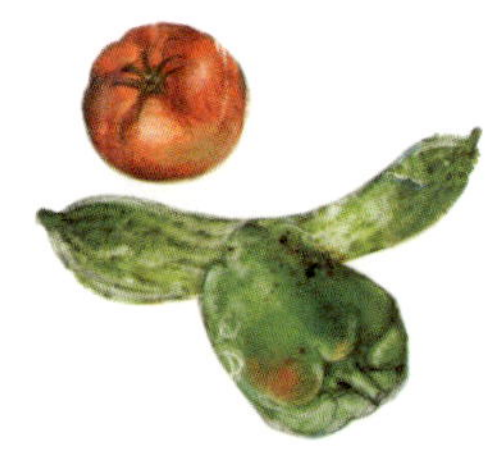

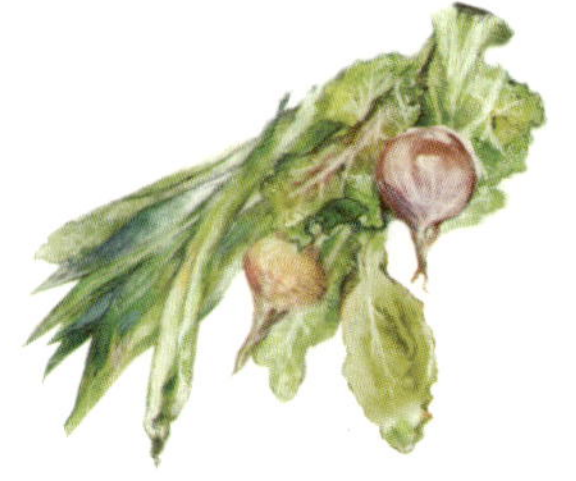

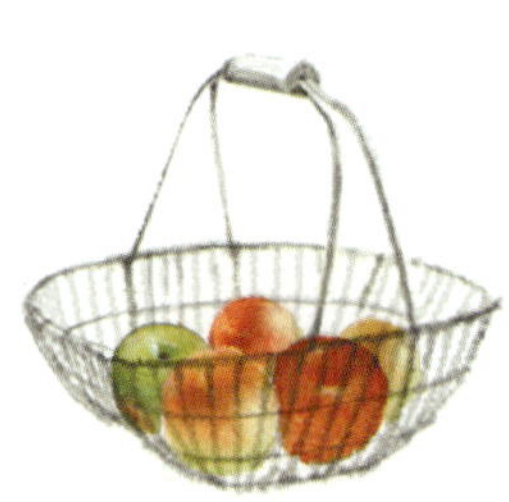

Book in Book_ 과일의 효능

PART 01

잎을 먹는 야채

햇볕을 듬뿍 받고 자란 야채의 푸른 잎에는 각종 비타민은 물론 우리 몸에 필요한 무기질,
철분, 칼슘 등이 풍부하게 함유되어 있다. 하지만 이 푸른 잎도 무조건 먹는다고
다 좋기만 한 것은 아니다. 언제, 어떻게, 어떤 것을 골라서 조리해야 하는지, 또 그 잎과 함께
먹으면 좋은 음식 재료들은 어떠한 것이 있는지 알아두고 건강하게 섭취하도록 하자.

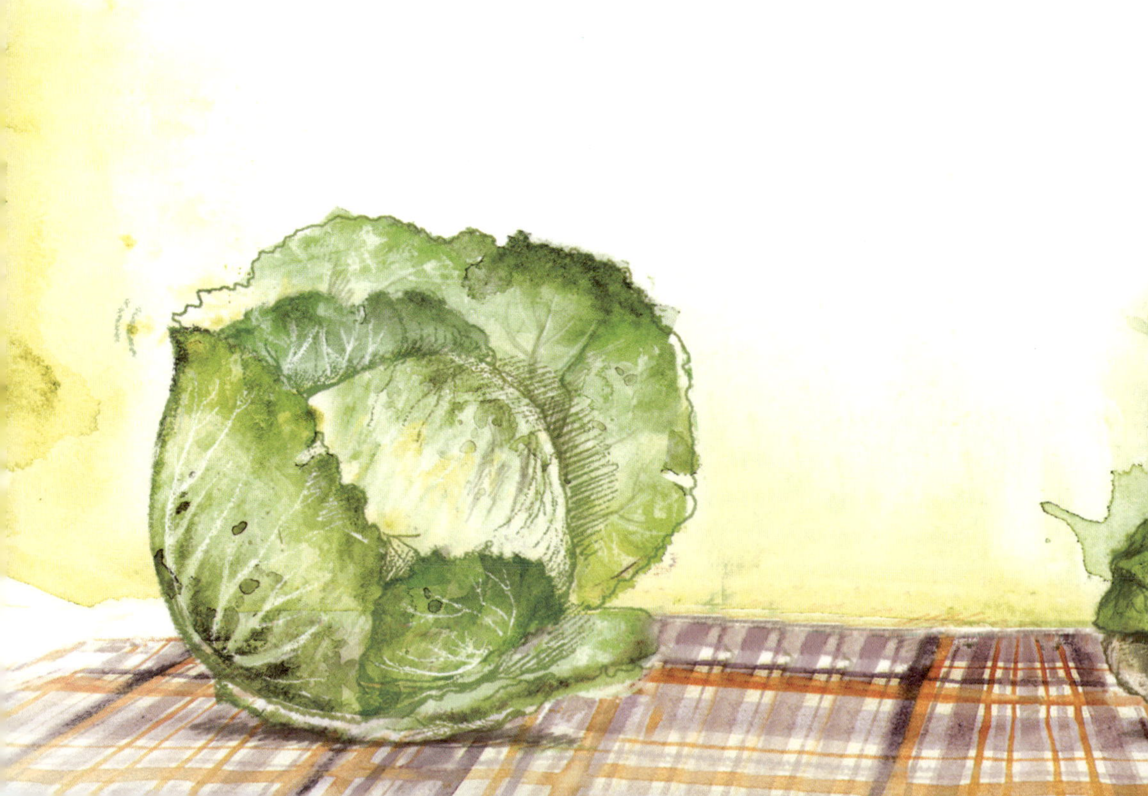

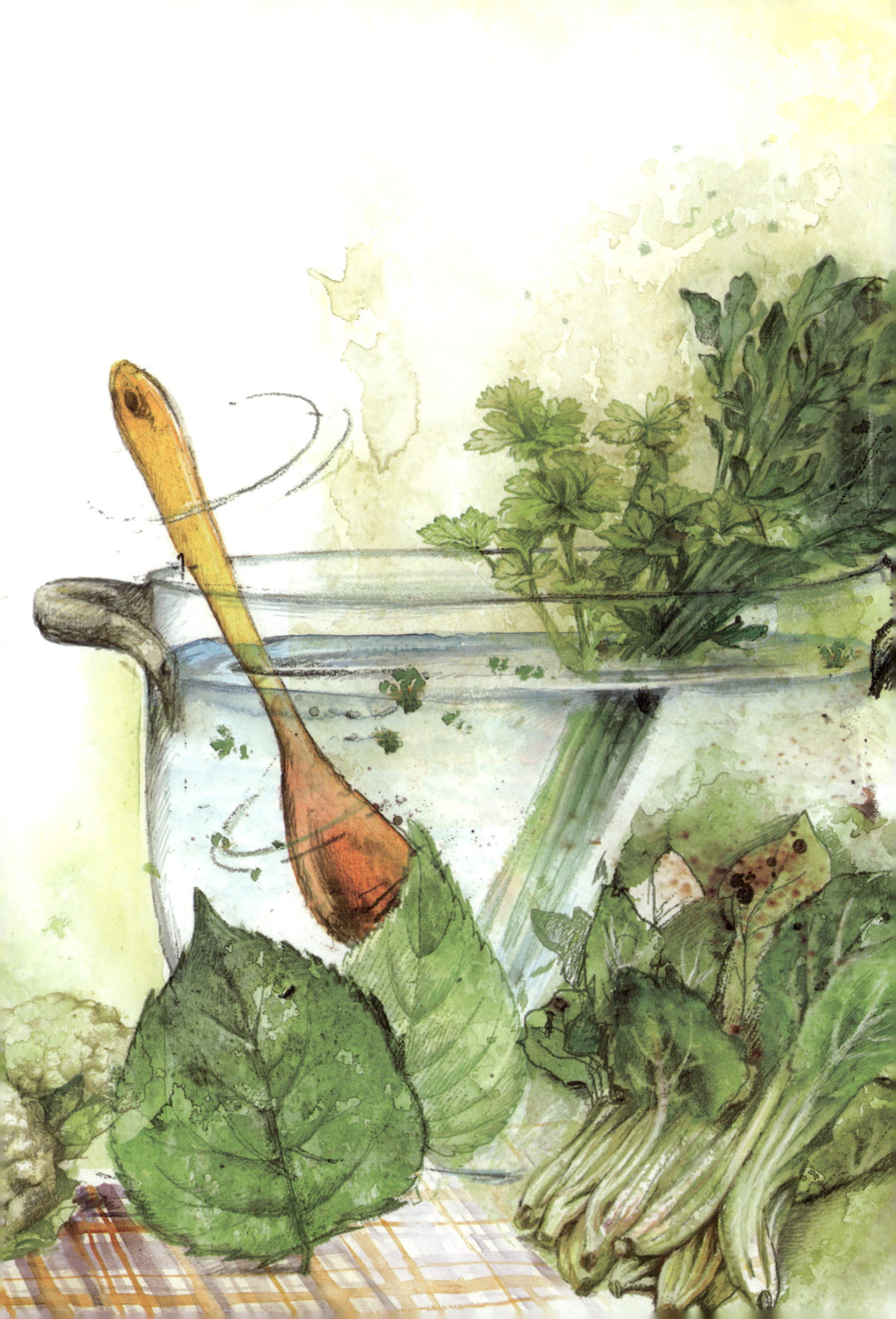

깻잎 Sesame leaf

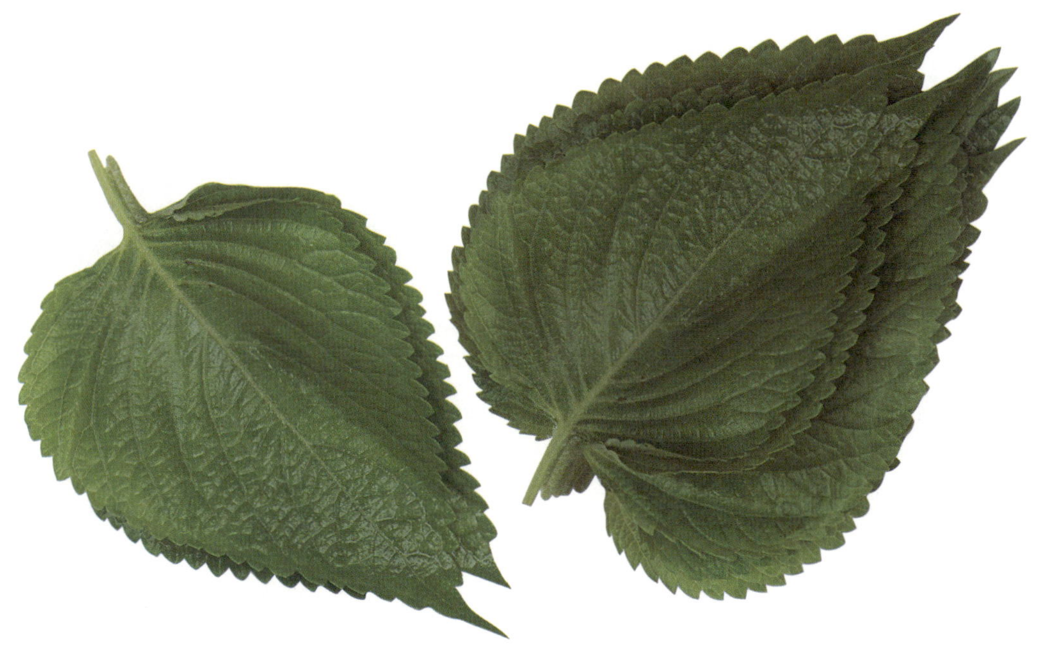

1 영양이 높은 제철 시기

초여름부터 나기 시작해 서리 내리기 전까지가 제철. 서리가 내리고 나면 잎과 줄기가 억세져 맛이 없다. 요즘은 하우스 재배로 제철이 없어졌기 때문에 고르는 방법만 잘 익혀 두면 언제나 싱싱한 것으로 먹을 수 있다.

2 고르는 방법

잎이 너무 큰 것은 질기고 뻣뻣하며 고소한 맛이 덜하다. 때문에 잎이 옅은 녹색을 띠면서 여린 것으로 고르고, 크기는 중간 정도로 일정한 것이 좋다.

3 영양

들깨의 잎을 '깻잎'이라고 한다. 향이 좋고 고소한 맛이 있기 때문에 여러 가지 입맛 돋우는 음식을 만들 수 있다. 칼슘과 철분 같은 무기질이 많이 들어있고 비타민 $A \cdot B_1 \cdot B_2 \cdot C \cdot$ 나이아신 등이 풍부해서 영양적인 면에서도 우수하다. 또한 향이 강하기 때문에 냄새가 강한 육류와 함께 먹으면 궁합이 잘 맞는다.

4 손질법

벌레 먹은 것을 골라낸 다음 흐르는 물에 한 장씩 깨끗이 씻어 물기를 뺀다. 조리하지 않고 쌈 채소로 많이 먹기 때문에 손질할 때 꼼꼼히 씻어 주는 것이 좋다. 깻잎을 씻은 후 탁탁 털어서 채반에 엎어 놓으면 저절로 물기가 빠져 나간다. 또는 마른 행주나 키친타월로 눌러주면 물기가 말끔히 가신다. 이렇게 물기를 제거한 다음 조리에 활용하면 된다. 또 조리하기 전에 깻잎을 가지런히 놓고 꼭지를 칼로 잘라주어야 음식에 들어가서도 지저분해지지 않고 깔끔하다.

5 보관법

잎이 상하고 물러지기 전 되도록 빨리 조리하는 것이 좋다. 종이타월로 물기를 잘 닦아서 비닐봉지에 넣어 냉장고 야채칸에 두면 일주일 정도 보관할 수 있다. 비닐에 넣어 보관할 때는 봉지 입구를 묶지 말고 채소칸에 넣어 두거나 봉지에 구멍을 내 공기를 통하게 한 다음 채소칸에 넣어 두는 것이 좋다.

〈깻잎〉 동의보감

깻잎은 모양이 차조기(소엽)와 비슷하기 때문에 '임엽' 또는 '백소엽' 이라고 한다. 효능도 차조기와 비슷하여 감기로 오한, 발열 증상이 있고 땀이 나지 않고 머리가 아프며, 기침과 가래가 심하고 숨이 찰 때 효과가 있다. 맛이 맵고 성질이 따뜻하기 때문에 체표(몸의 표면)를 열어 풍을 제거하고 냉기를 몰아내며 습기를 없앤다. 깻잎은 이렇게 독특한 맛과 성질로 기의 순환을 촉진하고 소화를 돕는다. 이런 성질이 있으므로 깻잎은 음식에 의한 체기를 풀며, 구역을 멈추게 하고 구취를 없애며 뱃속이 냉해서 생긴 설사를 멈추게 한다.

또한 주성분이 페릴라케톤인 정유를 함유하고 있어 독특한 향이 있기 때문에 입맛을 돋우어 식욕부진을 개선한다. 비타민 A·C도 풍부하고 다른 채소보다 철분 함유량이 풍부며 칼슘과 비타민 K도 지니고 있다. 그래서 점막을 보호하고 병에 대한 저항력을 키우며, 빈혈을 개선하여 안색을 좋게 하고, 지혈작용도 한다. 또한 신경통 치료에도 도움이 된다.

깻잎의 약효 : 두통, 기침, 가래, 체했을 때, 빈혈

〈깻잎〉의 음식궁합

깻잎+시금치 : 두 식품 모두 철분 함유가 높기 때문에 심장기능을 강화하는 데 효과적이며 빈혈에도 좋다. 〈일화자제가본초〉에서는 "깻잎은 기의 순환을 조절하고 심장과 폐를 촉촉하게 하며, 피부를 맑게 하고 안색을 좋게 한다."고 했다. 시금치로 끓인 파룽채죽에 깻잎을 잘게 다져 넣어 향긋하게 먹으면 효과를 얻을 수 있다.

깻잎+쇠고기 : 깻잎과 쇠고기를 배합하면 영양 면에서 부족한 부분을 서로 보충해 줄 수 있다. 쇠고기의 주성분은 단백질로, 성장에 필요한 모든 아미노산이 골고루 들어 있지만 칼슘과 비타민 A가 매우 적고 비타민 C는 전혀 들어 있지 않다. 반면 깻잎에는 쇠고기에 거의 들어 있지 않은 칼슘과 비타민 A·C가 많고 철분은 쇠간과 맞먹을 정도로 충분히 들어 있다. 때문에 쇠고기와 깻잎을 함께 먹으면 영양의 균형을 맞출 수 있다.

깻잎+게 : 게를 먹고 중독이 되었을 때 깻잎 생즙을 먹는다. 물고기와 게를 지나치게 먹어서 생긴 적체를 '어해적' 이라고 하는데, 이런 데에 좋다.

〈깻잎〉의 영양을 지키는 조리법 & 섭취법

깻잎은 주로 싱싱한 것을 구입해 생으로 먹거나 간장에 절여 장아찌로 먹는다. 또한 찌개나 전골에 곁들이 채소로 먹는 경우도 많다. 깻잎을 음식에 넣을 때는 조리 마지막 단계에 넣어야 특유의 향을 그대로 유지할 수 있다. 깻잎은 전이나 만두소로도 많이 쓰이는데, 이 때는 곱게 채 썰어 다른 재료와 함께 조리하면 음식이 한결 부드러워지고 고소한 맛을 즐길 수 있다.

- -

Tip〉 깻잎 순 활용하기

깻잎의 어린 순은 줄기째 삶아 나물로 무쳐 먹으면 맛있다. 단단한 줄기는 잘라 낸 다음 끓는 물에 데쳐 찬물에 헹군다. 데친 깻잎 순에 다진파·마늘, 깨소금을 1/2큰술씩 넣고 참기름을 넣어 무친다. 깻잎 순을 좀 더 부드럽게 먹으려면 기름을 두른 팬에 양념한 깻잎 순을 한 번 더 볶아내면 된다.

vegetable recipe

깻잎을 이용한 조리법 | 깻잎참치전 |

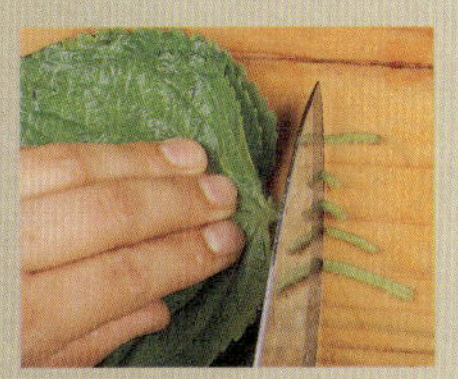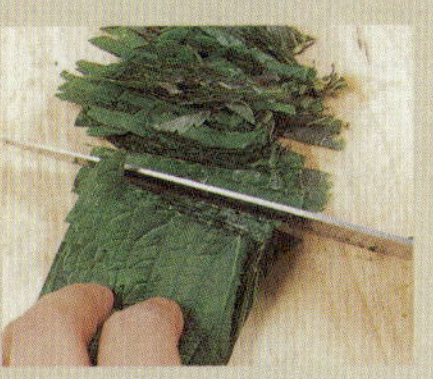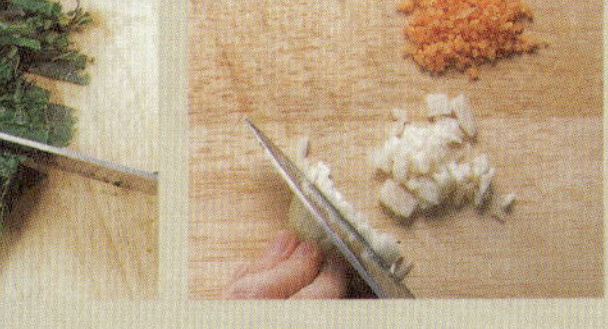

재료_ 깻잎 10장, 참치 1캔, 양파 1개, 당근 1/2개, 풋고추 2개, 달걀 2개, 소금·밀가루 적당량

만들기_ 1 깻잎은 깨끗이 씻어 물기를 뺀 후 꼭지를 잘라내고 다진다.
2 통조림 참치는 체에 밭쳐 기름기를 제거한다.
3 양파와 당근은 깨끗이 손질해 껍질을 벗긴 후 다진다.
4 풋고추는 반을 갈라 씨를 턴 후 곱게 다진다.
5 볼에 준비한 재료를 넣어 잘 섞은 후 밀가루를 조금 넣어 먹기 좋은 크기로 둥글게 빚는다.
6 둥글게 빚은 재료에 밀가루, 달걀 순으로 옷을 입혀 팬에 지진다.

미나리 parsley

1 영양이 높은 제철 시기

향기가 상큼하고 씹는 맛이 좋은 대표적인 봄나물. 이른 봄이 제철이지만 최근에는 대량으로 재배되어 사철 언제든 구할 수 있다.

2 고르는 방법

줄기가 일정하고 통통하며 잎 부분에 벌레 먹은 흔적이 없는 것, 잎에 잡티가 없는 것을 고른다. 줄기는 너무 굵지도 가늘지도 않은 적당한 것으로 골라야 억세거나 흐물거리지 않아 좋다. 잎 부분은 향이 약하고 뻣뻣해 잎보다는 줄기 부분이 음식에 주로 이용된다.

3 영양

미나리는 정신을 맑게 하고 혈액을 보호하는 식품으로 알려져 있다. 이것은 미나리에 풍부한 철분과 독특한 정유 성분 때문이다. 미나리 특유의 향을 내는 방향성 정유 성분은 보온·발한 작용을 하므로 감기나 냉증 치료에 효과가 있다. 또한 미나리에는 혈압 강하 및 해독 작용이 있어 고혈압, 동맥경화, 황달 등의 증세에도 효과가 있다.

4 손질법

미나리의 잎 부분에는 검불이 많이 붙어 있고 향이 약하므로 떼어 버리고 줄기만 다듬어서 사용한다. 데칠 때는 줄기 윗부분과 아랫부분이 익는 속도가 다르므로 줄기 끝 부분부터 끓는 물에 넣어 데치고, 데친 후에는 곧바로 찬물에 담가 식힌다. 열기가 있는 채로 그대로 두면 색이 누렇게 변하기 때문에 음식을 만들었을 때 볼품이 없어진다.

5 보관법

향이 강하지 않은 잎은 떼어내고 줄기만 잘 다듬어서 용기에 담은 뒤 랩을 씌워 냉장고 채소칸에 보관한다. 데쳐서 보관할 때는 물기를 꼭 짠 다음 비닐백에 담아 냉장고에 둔다.

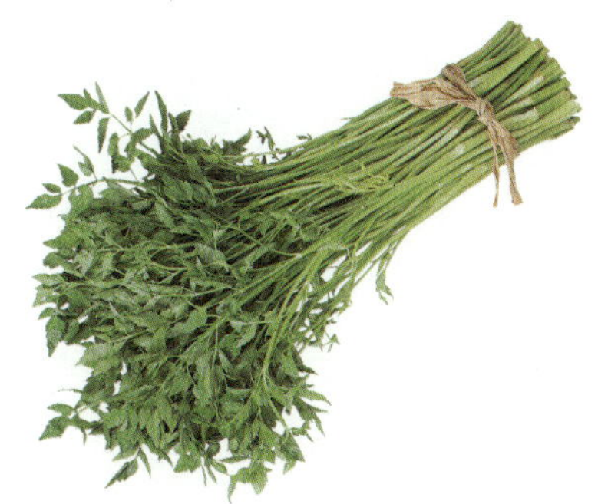

〈미나리〉동의보감

미나리는 혈액순환을 돕고 해독 작용을 하는 약이 되는 채소이다. 미나리는 성질이 찬 식품으로 열성 체질인 소양인에게 잘 맞는다. 알파피넨, 테르피놀렌 등을 함유하고 있으며, 비타민 A·B·C와 플라본, 칼륨, 칼슘, 철분 등이 많이 들어 있는 알칼리성 식품이다. 특히 미나리는 혈액을 맑게 하고 혈액순환을 돕기 때문에 모든 열성 질환 및 열병을 앓고 난 뒤 회복이 잘 되지 않을 때 좋으며, 빈혈에도 효과적이다. 또한 대소변을 순조롭게 소통시켜 주며 지혈작용을 하므로 각종 출혈성 질환에 좋고 해독작용이 있으므로 간 질환이나 숙취에 좋다. 특히 식중독이나 약물중독을 일으켰을 때 달여 먹으면 약이 된다. 미나리를 꾸준히 먹으면 고혈압, 갱년기 장애, 류머티즘, 신경통 등에 효과를 볼 수 있다. 또, 미나리의 정유 성분은 보온 작용을 하므로 월경과다증이나 냉증에도 좋다.

미나리의 약효 : 빈혈, 혈액순환, 해독 작용, 고혈압, 냉증, 간 질환, 숙취

〈미나리〉의 음식궁합

미나리+쑥갓 : 미나리와 쑥갓을 배합하면 초기 고혈압에 효과가 있다. 미나리가 혈압강하 작용을 하고 쑥갓 역시 모세혈관을 확장하여 혈압을 내려 주는 마그네슘 성분이 풍부하게 들어 있기 때문이다.

미나리+복어 : 미나리와 복어는 궁합이 좋은 음식이다. 복어의 알에는 테트로도톡신, 간에는 레파르키신이라는 독성분이 들어 있으며 이 독에 중독이 되면 때로 목숨을 잃을 정도로 치명적이다. 때문에 복어는 전문가의 손질이 필요하다. 이렇게 손질한 복어국이나 찌개에 미나리를 듬뿍 넣어 먹으면 맛이 좋아질 뿐 아니라 해독 효과가 있어 식중독을 예방할 수 있다. 복어국에는 미나리뿐만 아니라 배추, 물쑥, 갈대싹을 함께 끓여 먹어도 해독 효과가 있다.

미나리+생선 : 미나리는 수질정화 식물로 쓰일 정도로 중금속의 독성을 중화하는 데도 탁월한 효과가 있다. 그러므로 혹시라도 중금속을 함유하고 있을 가능성이 있는 생선을 조리할 때 그 독성을 중화할 수 있는 미나리를 함께 넣어 먹는 것이 좋다. 또한 미나리는 생선 중독을 일으켰을 때도 해독 작용을 한다.

미나리+차조기 : 미나리와 차조기를 배합하면 신경성 무월경증에 효과가 있다. 미나리 줄기를 바짝 말려 가루 낸 것을 1회 6g씩, 1일 3회 차조기 달인 물로 복용하면 효과가 있다.

⟨미나리⟩의 영양을 지키는 조리법 & 섭취법

미나리는 삶아서 나물을 무치거나 전 등에 이용할 수 있다. 독특한 향이 나는 정유 성분이 입맛을 돋워 주며 몸의 열을 잡아 주는 보온 작용을 한다. 매운탕이나 생선으로 조리한 탕의 마지막 조리 단계에 넣어 주면 비린내를 없애는 것은 물론, 생선의 독성을 중화해 준다. 또한 미나리와 겨자는 궁합이 잘 맞는 음식. 따라서 미나리를 무칠 때 겨자를 넣으면 산뜻한 맛과 향이 살아날 뿐만 아니라 영양의 상승 효과를 얻을 수 있다.

Tip〉미나리 & 복어 요리할 때 주의할 것

복어는 빛깔이 검고 점무늬가 있는 것은 피하고, 5월 산란기 전에 가장 독성이 강하기 때문에 3월 이후에는 안 먹는 것이 좋다.

vegetable recipe

미나리를 이용한 조리법 | 돌미나리생채 |

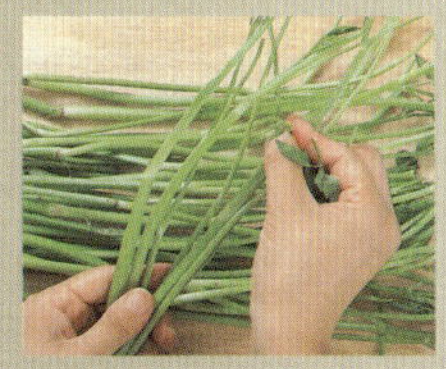 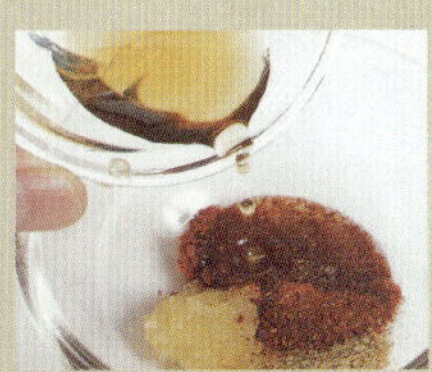 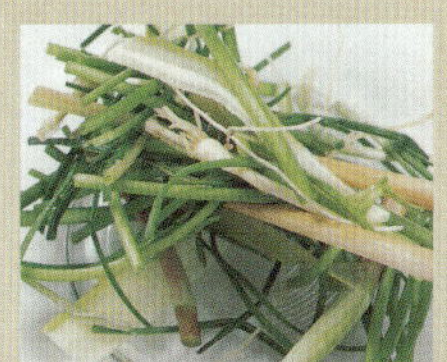

재료_ 돌미나리 300g,
간장소스_ 간장 1큰술반,
설탕 1작은술, 다진파 1큰술,
다진마늘 2작은술, 고춧가루
2작은술, 식초 1큰술,
참기름 · 깨소금 조금씩

만들기_ 1 돌미나리는 뿌리를 자르고 깨끗이 다듬어 씻는다.
2 볼에 분량의 간장소스를 섞어 생채양념을 만든다.
3 손질한 돌미나리를 가지런히 놓고 먹기 직전에 소스에 버무리거나 뿌려 먹는다.
Tip_ 이른 봄 벼를 벤 논이나 냇가 도랑가에 저절로 자라는 미나리를 돌미나리라고 한다. 돌미나리는 미나리를 심는 논(미나리꽝)에서 재배하는 미나리보다 연하고 향이 강하다.

배추 chineSe cabbage

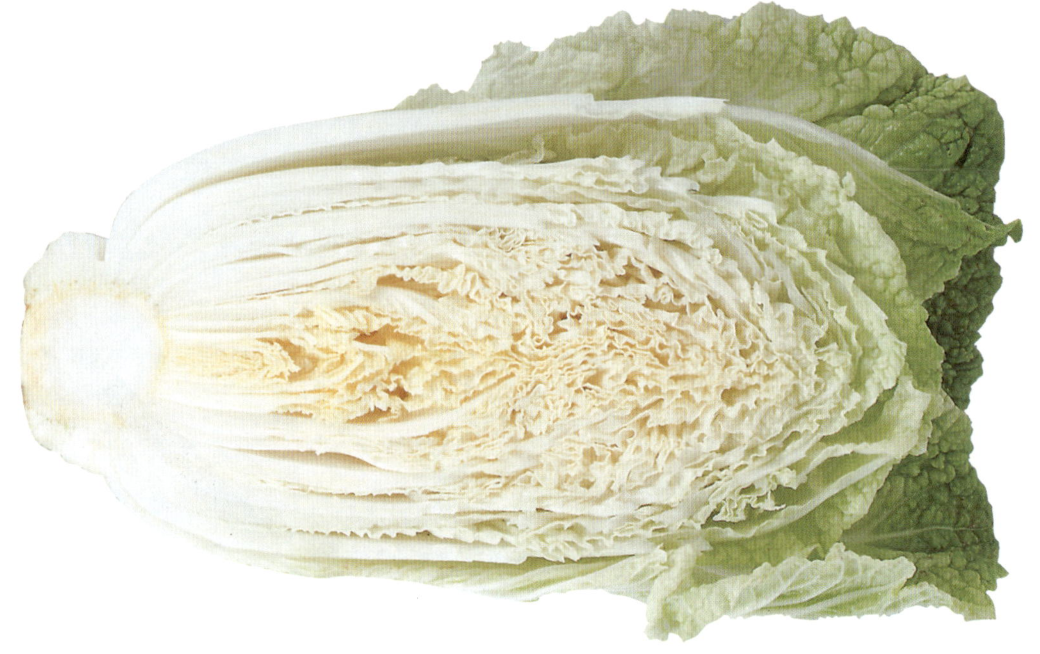

1 영양이 높은 제철 시기

당도가 높고 맛이 있는 시기는 11월~12월. 이때 재배되는 배추로 김장 김치를 담가 먹으며, 속대로 쌈을 싸 먹거나 국을 끓이면 달착지근하고 고소한 맛이 있다.

2 고르는 방법

포기를 벤 자국이 싱싱하고 흰 줄기 부분에 광택이 있으며, 배추 속이 꽉 차서 묵직한 것을 고르는 것이 좋다. 줄기 부분이 푸석푸석하고 탄력이 없거나 잎 끝이 위로 향하면 속이 덜 찬 것이다.

3 영양

달착지근하면서도 고소한 맛이 특징인 대표적인 잎채소. 비타민 C와 식물성 섬유가 풍부하고 칼슘, 철분, 카로틴 등이 많이 들어 있어 비타민이 결핍되기 쉬운 겨울철 훌륭한 영양 공급원이 된다. 또한 섬유질이 부드러워 노인이나 아이들이 먹기에 편하다. 배추는 김치를 담그는 주재료로 사용되며, 배추김치는 무기질을 효과적으로 섭취할 수 있는 음식일 뿐만 아니라 김치가 익으면서 유산균 등 장내 유익한 세균이 생겨 정장 효과가 높아진다.

4 손질법

배추로 김치를 담그려면 처음에 너무 여러 번 씻지 말고 흙만 대충 씻어낸 후 소금에 절였다가 다시 깨끗이 씻는 것이 좋다. 그래야 배춧잎이 덜 상하고 풋내가 나지 않는다. 또한 잎을 떼어 내 조리할 때는 밑동을 조금 잘라 주거나 뿌리 부분을 도려내듯이 자른 다음 겉잎부터 한 장씩 떼어내면 쉽게 떨어진다.

5 보관법

배추를 손질하지 않은 상태에서 통째로 신문지에 여러 겹 싸서 서늘하고 그늘진 곳에 세워 두면 비교적 오랫동안 보관할 수 있다. 옆으로 눕혀 보관하면 무게에 짓눌려 썩을 수 있으므로 밑동을 아래로 해서 세워두는 것이 가장 좋다. 잎을 떼어 낸 것은 비닐백에 담아 냉장고 채소칸에 보관한다.

Q&A **배추 궁금증!**

배추를 활용한 민간요법은?

예로부터 옻이 올랐을 때 배추의 흰 줄기를 짓찧어 그 즙을 발랐으며, 화상이나 생인손을 앓을 때 배추 데친 것을 붙이기도 했다. 또한 배추뿌리와 생강, 흑설탕을 넣고 끓인 물은 감기에 걸려 오한이 나거나 두통이 있을 때 마시면 효과가 있다. 배추뿌리는 구역질이 멎지 않을 때도 좋다. 이 밖에 배추씨는 가래가 끓는 천식을 치료하고 폐의 열을 떨어뜨리는 데 효과적이다. 배추씨를 가루로 만들어 찬물에 타서 먹으면 과음 후 갈증이나 숙취를 풀어 준다.

〈배추〉 동의보감

배추를 '숭채'라고도 하는데 이는 추운 겨울에도 시들지 않고 푸르러 소나무처럼 절개가
드높다 하여 붙은 이름이다. 중국에서는 "꽃의 왕은 모란이요, 과일의 왕은 여지요, 야채
의 왕은 배추"라고 했다. 그만큼 배추에는 다양한 영양소가 풍부하게 들어 있다. 배추는
맛이 달고, 성질이 차며, 독이 없다. 비타민 C가 많이 들어 있으며 식물성 섬유도 풍부하
다. 또한 칼슘, 철분의 함유량이 높고 녹색 부분에는 카로틴이 풍부하게 들어 있다.
겨울철 배추는 비타민이 풍부해 감기 예방에 좋다. 특히 배추 속에 들어 있는 비타민 C는
열을 가하거나 소금에 절여도 잘 파괴되지 않기 때문에 배추김치나 배춧국으로 먹어도
그대로 섭취할 수 있다. 또 비위와 장을 잘 소통시키기 때문에 가슴이 답답한 느낌을 없애
주고 식물성 섬유가 많아 변을 부드럽게 한다. 이런 정장 작용은 변비에 좋고 대장암을 예
방해 주는 효과가 있다. 특히 배추의 인돌 성분은 발암물질로부터 몸을 보호해 준다.
배추의 약효 : 감기, 변비, 대장암 예방, 항암 효과

〈배추〉의 음식궁합

배추+김치양념 : 배추 음식으로는 배추김치가 기본. 배추로 김치를 담그면 미네랄 흡수
를 효율적으로 높일 수 있으며 유산균 등 유익한 균이 생겨 정장 효과가 높아진다. 또한
배추는 찬 성질을 가지고 있어 냉한 체질의 사람에겐 맞지 않는데 생강, 마늘, 고추, 파
등을 넣어 김치를 담그면 찬 성질이 중화되어 체질과 관계없이 먹을 수 있다.

배추+된장 : 배추의 겉잎을 데쳐 된장을 풀고 우거짓국을 끓이거나 속잎에 된장을 얹어
쌈을 싸 먹으면 영양의 상승 효과가 있다.

배추+무 : 배추나 무 모두 체내의 독소 배출을 도와주기 때문에 몸속에 쌓인 노폐물을 없
애고 기혈의 흐름을 원활하게 하며, 위와 장의 소통을 활발하게 한다.

배추+부추·갓 : 배추와 부추를 배합하면 여름에 좋고, 배추와 갓을 배합하면 가을에 좋다.

배추+우유 : 배추와 우유를 배합하면 위장 점막을 보호해 주는 역할을 하며 정장 작용을
돕기 때문에 좋은 음식궁합이라 할 수 있다.

배추+식초 : 배춧잎를 이용해 무침요리를 할 때 식초를 넣으면 식초의 살균력으로 배추
의 채독을 완화할 수 있다.

〈배추〉의 영양을 지키는 조리법&섭취법

배추를 소금에 절이면 비타민 C가 손실되지 않을 뿐만 아니라 유산균 등 장내 세균이 생겨 정장 효과가 높아진다. 또한 배추를 이용해 국을 끓여 먹으면 비타민 C를 충분히 섭취할 수 있기 때문에 감기 예방에 효과적이다. 배추를 날로 먹으면 식물성 섬유가 많아 변비를 막고 치질을 낫게 하며 대장암도 예방할 수 있다.

하지만 만성적으로 설사를 하는 사람은 날로 먹는 것은 피하도록 한다. 배추 자체는 찬 성질을 가지고 있기 때문에 배가 차갑거나 속이 냉해 만성으로 설사를 하는 사람에겐 오히려 그 증상을 악화시킬 수 있다.

vegetable recipe

배추를 이용한 조리법 | 배춧국 |

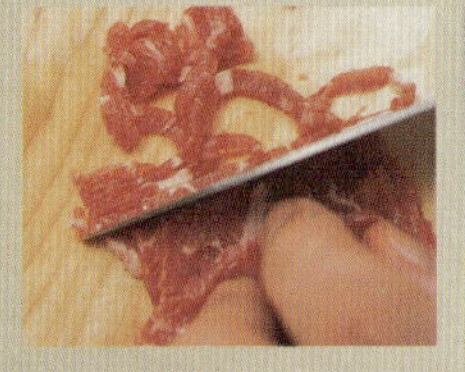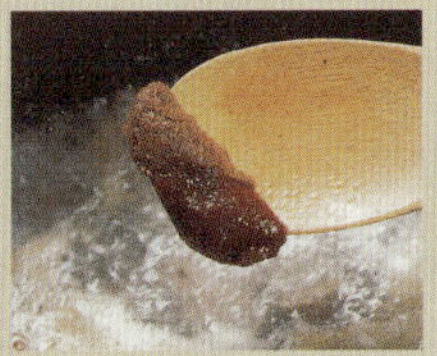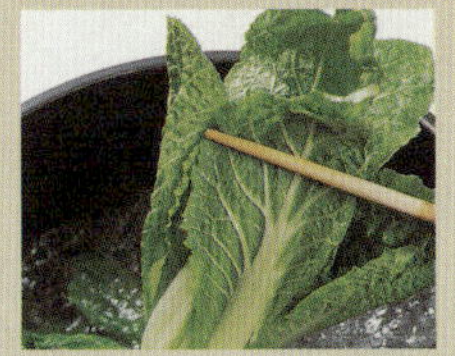

재료_ 배추속대 200g, 쇠고기 100g, 풋고추 2개, 붉은고추 1개, 된장 2큰술, 고추장 1큰술, 굵은파 1뿌리, 다진마늘 1큰술, 후춧가루 조금, 물 6컵

만들기_1 배추는 속대로 준비해 먹기 좋은 크기로 찢어 놓고 굵은 파는 다듬어 어슷 썬다. 풋고추와 붉은고추는 씨를 털고 굵게 채 썬다.
2 쇠고기는 얇게 저며 썬 다음 다진마늘과 후춧가루로 양념한 뒤 냄비에 볶는다.
3 볶은 고기에 분량의 물을 붓고 된장과 고추장을 푼 다음 팔팔 끓인다.
4 끓는 장국에 배추속대와 풋고추, 붉은고추, 파를 넣고 한소끔 더 끓여 완성한다.

부추 leek

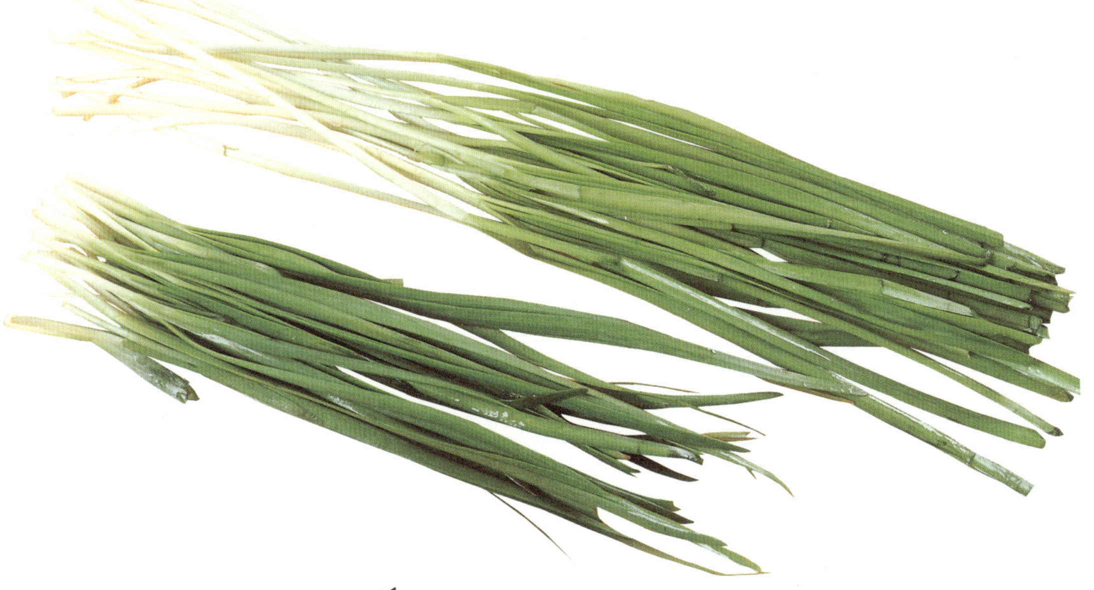

1 영양이 높은 제철 시기

부추는 3~5월이 제철로 이른 봄에 나오는 것이 제일 맛 있다. 같은 뿌리에서 연중 계속 베어낼 수 있기 때문에 온실에서 재배하면 1년 내내 수확할 수 있다.

2 고르는 방법

부추는 여린 것일수록 맛이 좋으므로 너무 크거나 억세지 않은 것을 고른다. 또한 잎이 둥글고 가늘며 작은 것이 맛있으며, 잎 끝이 말라 있거나 잎 중간이 부러진 것은 피한다. 줄기가 납작하고 짤막한 것이 재래종 부추이며, 줄기가 통통하고 흰 부분이 긴 것이 호부추(중국부추)이다. 호부추는 중국요리나, 볶음, 튀김에 주로 이용한다.

3 영양

부추는 비타민 A와 B군이 풍부한 비타민원이며 마늘에 버금가는 정력 채소다. 또한 강장·강정 효과가 뛰어난 건강 채소이다. 독특한 냄새가 나는 성분은 유화알릴이며 이것이 몸에 흡수되면 자율신경을 자극해서 에너지대사를 활발하게 한다. 부추를 먹으면 몸이 더워지는 것은 이 때문이다. 부추는 특히 위가 거북할 때 좋으며 변비, 설사, 냉증, 빈혈, 감기를 예방하는 데 효과적이다. 또한 냉증이나 설사가 있을때 몸을 따뜻하게 하는 부추로 음식을 만들어 먹으면 효과를 볼 수 있다.

4 손질법

잎 끝의 시든 부분은 잘라버리고 깨끗이 다듬은 다음 물에 씻는다. 부추를 다듬을 때는 거칠게 다루면 풋내가 나기 쉬우므로 살살 다듬어 흐르는 물에 씻어낸 다음 소쿠리에 건져 물기를 빼고 용도에 맞게 적당한 크기로 썰어 사용한다.

데칠 때는 잎과 뿌리 부분의 굵기가 달라 한꺼번에 넣으면 잎 끝은 너무 익고 뿌리 부분은 덜 익기 때문에 끓는 물에 뿌리 쪽부터 담가 살짝 데친 뒤 찬물로 헹군다. 데치는 물에 소금을 조금 넣으면 푸른색이 유지되며 엽록소의 손실이 적다.

5 보관법

부추를 보관할 때는 다듬거나 물로 씻지 않은 채 비닐백에 넣어 냉장고 채소칸에 세워서 보관한다. 또한 잎이 연해서 금방 시들거나 물러지므로 2~3일을 넘기지 말고 조리해 먹는 것이 좋다.

Q&A 부추 궁금증!

부추를 효과적으로 먹는 방법은?

몸을 따뜻하게 만들어 주는 부추에 케일과 사과를 섞어 갈아 그 즙을 마시면 각 성분이 상승 효과를 일으키기 때문에 몸이 찬 사람에게 좋다. 케일은 세포 형성을 활발하게 하며, 사과의 유기산은 신진대사를 활발하게 하기 때문에 냉증을 다스리는 데 도움이 된다. 부추 100g에 케일 50g, 사과 1개를 깨끗이 씻어 적당한 크기로 자른 다음 모두 녹즙기에 넣고 갈아 매일 아침에 마시면 된다.

〈부추〉동의보감

부추는 맵고 약간 시며, 성질이 따뜻하다. 부추를 약으로 쓸 때는 잎이 약간 짧고 부드러우며 짙은 녹색에 윤기가 나는 것이 좋다. 부추에는 카로틴, 비타민 B_1 · B_2 · C 등이 풍부하며 칼슘, 철분 등 무기질의 함량이 높다.

부추는 간기능을 강화하고 해독 작용을 돕는 역할을 한다. 또 몸을 따뜻하게 하며 위와 장의 기능을 강화하고 촉진한다. 따라서 배가 냉해져서 설사와 복통이 잦을 때 먹으면 효과가 있으며 특히 음주 후 설사에 좋다. 또한 항균 작용 및 혈액순환을 돕고 지혈작용도 한다. 때문에 묵은 피를 배출하고, 혈액순환이 잘 안되거나 어혈이 뭉쳐서 생긴 신경통을 치료하는 데 좋으며 각종 출혈성 질환에도 좋다. 이 외에도 통풍을 예방하고 신경을 안정시키는 역할도 한다.

부추의 약효 : 설사와 복통, 어혈, 신경통, 통풍, 출혈성 질환

〈부추〉의 음식궁합

부추+사과·토마토 : 부추와 사과를 배합하면 정장 효과가 상승한다. 부추가 열성식품인 데다가 사과의 유기산이 신진대사를 활발하게 돕기 때문이다. 사과 못지않게 궁합이 잘 맞는 것이 토마토. 이 두 가지 재료는 모두 소화를 돕고 간 기능을 좋게 하며 피를 맑게 해 주는 정혈 작용이 있기 때문에 함께 섭취하면 상승 효과를 가져온다.

부추+후추 : 부추와 후추를 배합하면 만성 설사에 좋다.

부추+우유 : 부추와 우유를 배합하면 심한 입덧을 가라앉히는 데 효과적이다. 부추 생즙에 우유를 섞어 마시면 된다.

부추+식초 : 부추와 식초를 배합하면 간 보호 및 피로 회복, 정력 증진에 좋다.

부추+돼지고기 : 부추와 돼지고기는 궁합이 가장 좋은 식품. 돼지고기는 성질이 차지만 부추가 따뜻한 양성 식품이기 때문에 찬 성질을 중화해 준다.

부추+된장 : 된장국에 부추를 넣으면 짠맛을 줄이면서 된장의 영양은 그대로 섭취할 수 있다. 또한 된장에 부족한 비타민도 보충할 수 있다.

〈부추〉의 영양을 지키는 조리법 & 섭취법

부추는 무치거나 볶아 먹기도 하고 김치를 담가 먹기도 하며 다양한 김치의 부재료로도 쓰인다. 만두소의 재료로도 좋고 적당한 크기로 잘라 전을 부쳐 먹어도 맛있다. 부추를 생으로 무쳐 먹을 때는 연한 재래종 부추가 맛있다. 호부추(중국부추)는 길이도 길고 줄기가 억세 튀김이나 부침용으로 많이 사용한다.

부추를 볶을 때는 잎이 연하기 때문에 기름을 넉넉히 두르고 소금으로 간을 해 센 불에서 한번 뒤적여 주는 정도로만 살짝 볶는다.

Tip〉 부추와 함께 조리하면 안되는 식품

술·꿀·쇠고기 : 부추와 술 그리고 꿀은 궁합이 안 맞는 식품. 부추도 열성 식품인데 술이나 꿀 역시 체내의 열을 조성하기 때문이다. 쇠고기 역시 부추와 함께 조리하지 말아야 할 음식재료 중 하나이다.

vegetable recipe

부추를 이용한 조리법 | 부추소시지구이 |

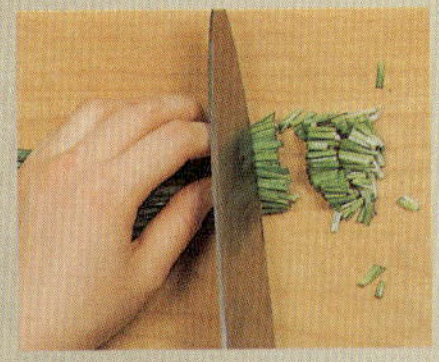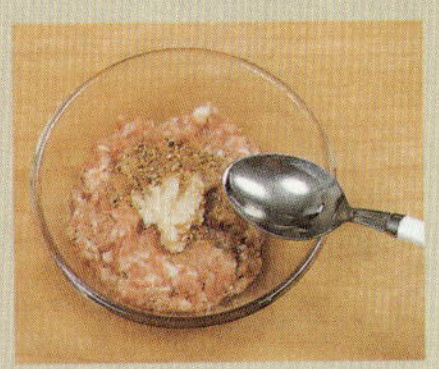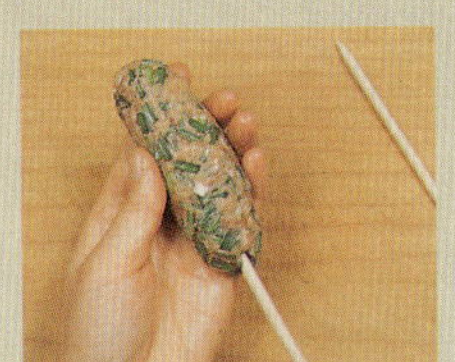

재료_ 돼지고기 200g, 부추 50g, 녹말가루 1작은술

양념장_ 간장 1큰술, 설탕 1/2큰술, 다진마늘 1작은술, 깨소금·참기름·소금·후춧가루 조금씩, 청주 1/2큰술

만들기_ 1 돼지고기는 기름기 없는 부위로 준비해 곱게 다진다.

2 부추는 다듬어 깨끗이 씻어 물기를 턴 후 잘게 썬다.

3 다진 돼지고기에 잘게 썬 부추와 녹말가루를 섞고 분량의 양념을 넣어 골고루 반죽한다.

4 고기반죽을 길쭉하게 소시지 모양으로 만들어 준비한 꼬치에 끼운다.

5 꼬치에 끼운 반죽은 180℃로 예열된 오븐에 넣어 노릇노릇하게 익히고, 한 면이 익으면 뒤집어 아래위를 골고루 익힌다.

브로콜리 broccoli

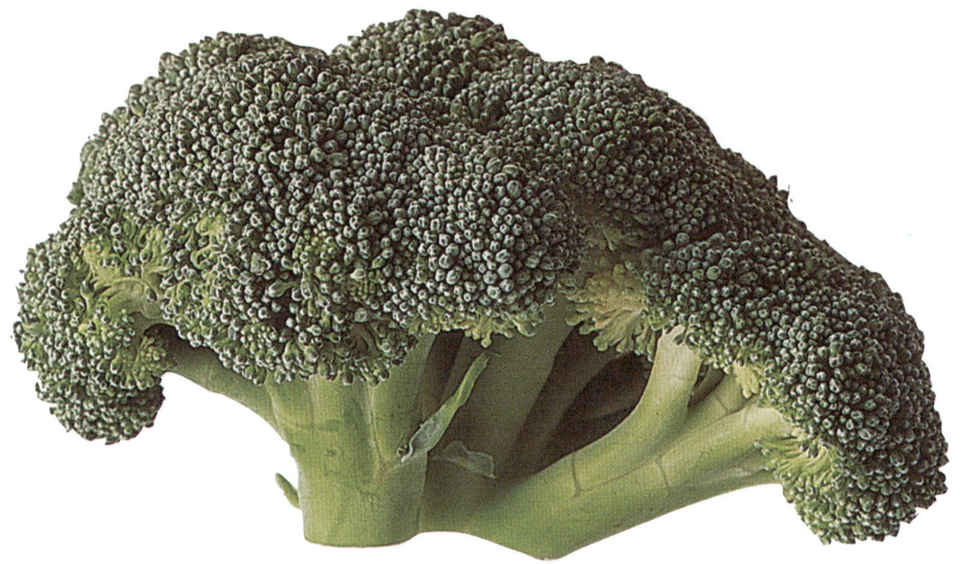

1 영양이 높은 제철 시기

10월에서 3월까지 수확하기 때문에 겨울에서 이듬해 봄까지가 브로콜리의 맛과 영양이 가장 높은 제철이다.

2 고르는 방법

진한 초록색을 띠며 봉오리가 단단하고 싱싱한 것, 가운데가 꽉 들어찬 것을 고른다. 송이에 꽃이 핀 것이나 누렇게 변색된 것은 오래된 것이므로 피한다. 또한 대가 말라 있는 것 역시 수확한 지 오래된 것이다. 봉오리 부분이 보라색을 띤 것이 있는데 이는 품종이 다른 것으로 맛이나 신선도에는 차이가 없다.

3 영양

브로콜리는 영양의 보고라고 해도 과언이 아니다. 각종 비타민과 칼륨, 인, 칼슘 등 무기질이 시금치 못지않게 풍부하며, 특히 비타민 C 함유량은 레몬의 2배, 감자의 7배, 귤의 6~7배나 될 정도로 많다. 그 밖에 비타민 $B_1 \cdot B_2$와 비타민 K가 풍부해 조혈 및 지혈작용을 돕는다. 또한 식이섬유가 풍부하며 발암물질을 해독하는 성분과 항산화 작용을 하는 성분이 함유되어 있어 항암 효과도 뛰어나다.

4 손질법

브로콜리의 꽃봉오리에는 먼지나 오물이 끼기 쉬우므로 소금을 약간 탄 물에 흔들어 씻어 낸다. 송이를 이루고 있는 맨 끝의 줄기 부분은 단단하므로 칼로 잘라내고, 송이와 송이 사이에 칼끝을 넣어 한 줄기씩 잘라 먹기 좋게 작은 송이로 나눈다. 손으로 만져 보아 부드러운 줄기까지만 사용한다. 데쳐서 사용할 때는 끓는물에 소금을 조금 넣고 살짝 데쳐 찬물에 식힌다. 끓는물에 데친 후 찬물에 곧바로 식히지 않으면 누렇게 변색되어 영양의 손실은 물론 볼품도 없어진다.

5 보관법

밀폐용기나 위생백에 넣어 냉장실 채소칸에 세워서 보관하면 3~4일 정도 보관할 수 있다. 볶음밥 등에 넣어서 먹을 거라면 살짝 데친 후 식혀 잘게 썬 다음 냉동실에 넣어 두고 필요할 때마다 꺼내 먹으면 된다.

Q&A 브로콜리 궁금증!

브로콜리의 항암 효과는?

브로콜리는 항산화 효능이 뛰어난 베타카로틴, 루테인, 셀레늄, 쿠와세틴, 글루타타이온, 글루칼레이트 등이 풍부할 뿐 아니라 발암물질을 해독하는 페놀, 인돌, 아이소타이오사이안산염, 설파라페인 등도 풍부한 항암 효과가 큰 채소 중 하나이다. 또한 브로콜리에는 비타민 C를 비롯하여 베타카로틴도 많이 함유되어 있다. 비타민 C는 항스트레스 비타민으로 혈액 속 T-임파구 생성을 촉진하여 암 환자에게 특히 좋으며, 베타카로틴은 폐암 발생을 낮춘다고 알려져 있다.

〈브로콜리〉 동의보감

브로콜리는 저칼로리 식품으로 비만과 당뇨병에 좋다. 또한 철분 함량이 높아 빈혈에도 좋으며 신진대사를 촉진하기 때문에 미용 효과도 크다. 비타민 C의 보고라고 할 만큼 비타민이 많이 들어 있으며 칼륨, 인, 미네랄도 시금치 못지않게 들어 있다. 브로콜리의 가장 큰 효과는 혈중 콜레스테롤을 떨어뜨리며 체내 노폐물을 제거하는 것이다. 또한 브로콜리에 가득한 엽록소는 피의 흐름을 원활하게 하므로 동맥경화, 뇌혈관 장애 등을 개선할 수 있다. 브로콜리는 감기 예방은 물론 항암 효과, 알레르기 질환에도 좋은 효과를 보인다. 브로콜리의 베타카로틴은 피부나 점막의 저항력을 강화하여 감기 예방에 효과가 있으며 리놀레산은 알레르기 질환을 개선해 준다.

브로콜리의 약효 : 비만, 당뇨, 항암 효과, 감기 예방, 뇌혈관 질환, 알레르기 질환

〈브로콜리〉의 음식궁합

브로콜리+아보카도 : 브로콜리의 셀레늄 성분과 아보카도의 비타민 E가 배합되면 세포의 노화를 막고 혈액을 맑게 하는 강력한 항산화 작용을 하게 된다. 또한 혈액순환에도 도움을 준다. 따라서 브로콜리로 요리할 때 아보카도를 넣어 함께 조리하면 양약 못지않은 비타민 섭취 효과를 얻을 수 있다.

브로콜리+기름 : 브로콜리에 기름을 두르고 볶아 먹으면 비타민 A의 흡수율을 높일 수 있다. 특히 참기름을 이용하면 비타민 C·E가 첨가돼 영양이 더욱 높아진다. 이런 조리법은 노화방지에도 효과적이다.

브로콜리+치즈 : 브로콜리와 치즈는 궁합이 잘 맞는 식품이다. 두 가지를 함께 배합하여 조리하면 비타민 A 흡수율이 상승한다.

브로콜리+두부 : 브로콜리는 혈액정화 작용을 하고, 두부는 기를 돋우며 위와 장의 기능을 좋게 하기 때문에 허약체질 개선에 도움이 된다.

브로콜리+양파 : 양파를 브로콜리와 함께 조리하면 바이러스에 대한 저항력을 높일 수 있다. 브로콜리를 살짝 데친 후 양파를 볶은 기름에 함께 넣고 볶아 소금과 후춧가루로 간을 하면 담백한 맛을 즐길 수 있는 영양 요리가 된다.

브로콜리+고기·달걀 : 고기나 달걀과 함께 조리하면 철분 흡수율을 높일 수 있다.

〈브로콜리〉의 영양을 지키는 조리법 & 섭취법

브로콜리는 꽃봉오리보다 줄기 부분이 더 영양가도 높고 식이섬유도 풍부하기 때문에 줄기와 함께 조리하는 것이 좋다. 손질한 후에는 데쳐서 초고추장에 찍어 먹거나 볶아서 샐러드나 무침, 볶음 요리에 이용한다. 비타민 C의 손실을 막기 위해 짧은 시간에 데치거나 전자레인지에 넣어 익히면 비타민 손실을 막을 수 있다. 데치기보다 물을 붓지 않고 쪄서 브로콜리 자체에서 나오는 수분을 함께 먹는 것이 가장 좋다.

- -

Tip〉 콜리플라워의 효과

베타카로틴과 비타민 C의 함량은 브로콜리에 못 미치지만 암세포의 증식을 억제하는 MMTS(메틸메사네사이호설파네이트)라는 특유의 유황화합물을 함유하고 있다. 또 발암물질을 활성화 시키는 효소의 작용을 억제하는 성분과 발암 물질의 독성을 없애는 성분도 함유하고 있어 항암 효과가 뛰어난 채소이다. 특히 대장암 억제에 효과가 크다.

vegetable recipe

브로콜리를 이용한 조리법 | 브로콜리굴소스볶음 |

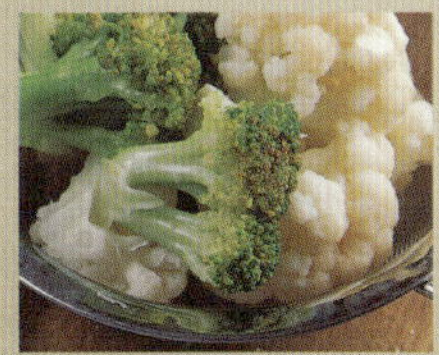 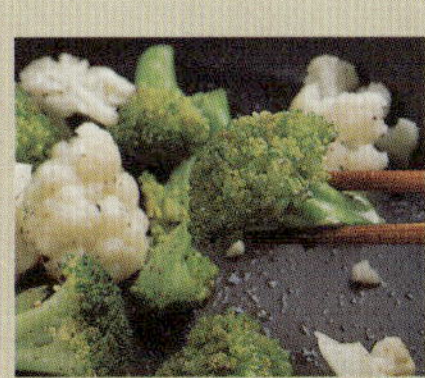 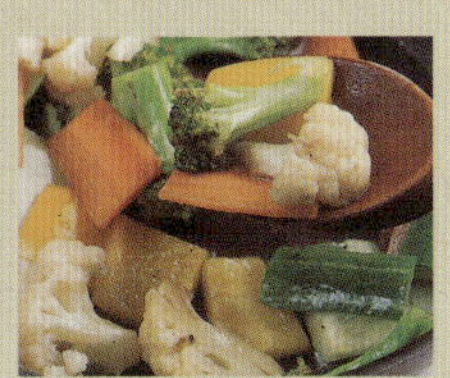

재료_ 브로콜리·콜리플라워 150g, 아보카도 1/2개, 파프리카 1/2개, 오이 1/2개, 당근 1/4, 붉은고추 1개, 마늘 3개
굴소스 양념_ 올리브오일 2큰술, 굴소스 1/2큰술, 소금 조금

만들기_ 1 브로콜리와 콜리플라워는 작은 송이로 떼어 손질한 후, 끓는물에 소금을 조금 넣고 데쳐 찬물에 헹군다.
2 아보카도는 반으로 갈라 씨를 빼낸 다음 과육만 작게 깍둑썰기한다.
3 파프리카와 당근은 손질 해 먹기좋은 크기로 썰고, 오이와 홍고추는 어슷썰기, 마늘은 저며 썬다.
4 달군 팬에 오일을 두르고 브로콜리와 채소, 저며 썬 마늘을 넣어 볶는다.
5 불에서 내리기 직전에 아보카도와 굴소스 양념을 넣고 버무린다.

영양이 충분한 one food item
브로콜리 다이어트

브로콜리의 풍부한 영양 성분은 여성의 미용은 물론 다이어트에도 효과적이다. 피부 노화의 주범은 자외선인데 브로콜리의 항산화 성분은 피부 노화를 지연시켜서 건강하고 깨끗한 피부를 유지하는데 도움을 준다. 또한 한 끼 식사대용으로 충분한 영양성분이 들어 있으므로 하루 다이어트 식품으로 전혀 손색이 없다. 단, 몸에 좋은 성분이라고 해서 한꺼번에 많이 먹는 것은 오히려 좋지 않다. 꾸준히 브로콜리 다이어트를 통해서 영양을 섭취하면 아름다움과 건강을 동시에 누릴 수 있다.

'브로콜리 다이어트' 어떻게 할까?

어떻게 먹을까? 브로콜리+양념장, 브로콜리+드레싱, 브로콜리죽

얼마나 먹을까? 브로콜리 70g이 22kcal이므로 열량 때문에 부담스러워하지 않아도 되며 먹고 싶은 만큼 먹어도 된다. 아침이라면 간단히 죽으로 만들어 먹어도 좋으며, 이는 다이어트뿐 아니라 입맛 없는 아침식사 대용으로도 훌륭하다.

언제 먹을까? 브로콜리죽은 아침식사 대용, 샐러드나 삶은 것은 점심이나 저녁으로!

브로콜리 다이어트 방법 중 제일 효과적인 것은 하루 한 끼를 브로콜리를 이용한 음식으로 먹는 것이다. 브로콜리를 먹는 가장 쉬운 방법은 데친 후 양념장을 곁들이거나 드레싱을 만들어 샐러드로 먹는 것이다. 이런 조리법은 영양소 파괴가 가장 적고 칼로리도 낮기 때문에 다이어트 할 때 효과적이다. 브로콜리를 요리하는 방법은 다양하지만 이렇게 간단하게 데쳐서 먹는 것이 꾸준히 먹기에는 가장 좋다. 또 실패 없는 다이어트를 원한다면 추천할 만한 방법이다.

아침이라면 간단히 한 그릇 음식으로 브로콜리를 먹는 것도 좋은 방법이다. 브로콜리를 넣어 찹쌀죽을 만들면 입맛 없는 아침식사 대용으로도 좋다. 취향에 따라 닭죽이나 잣죽에 브로콜리를 넣어 먹어도 좋다.

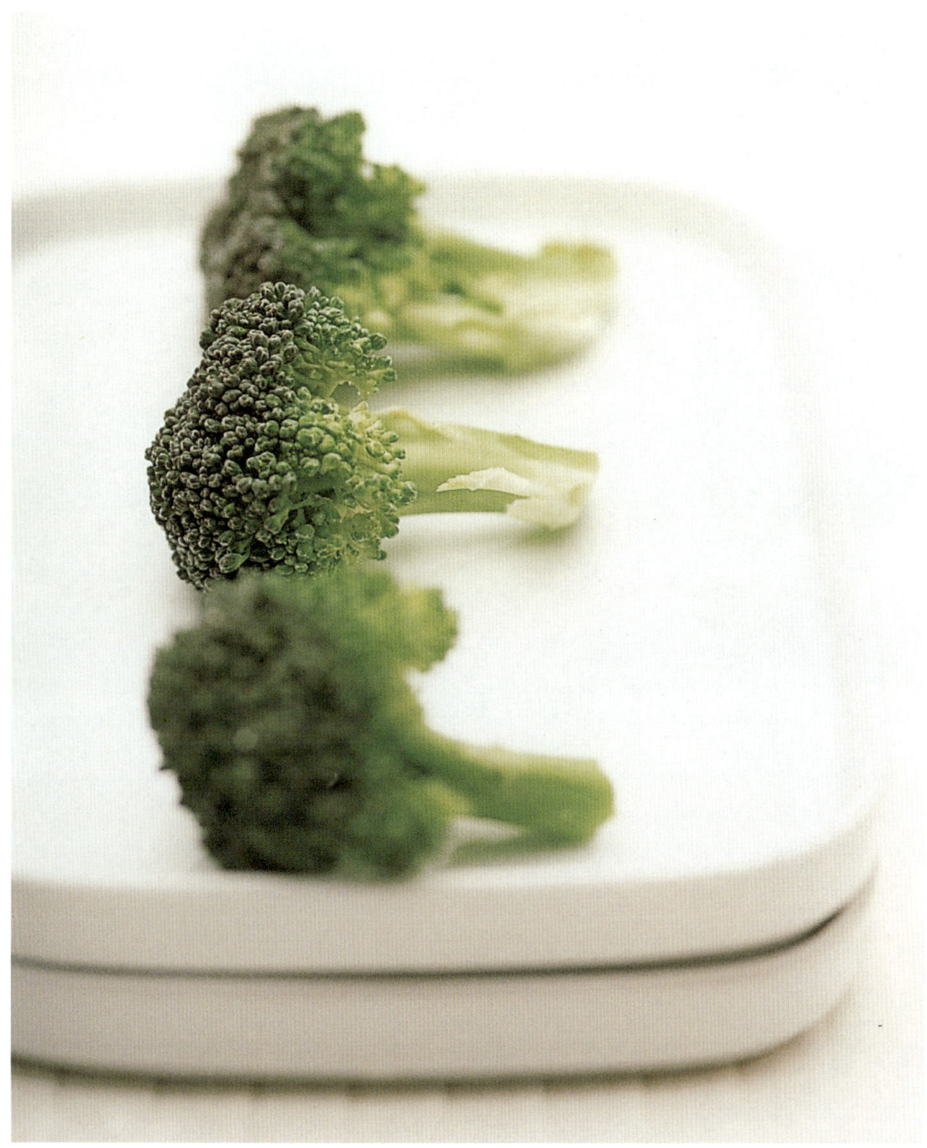

다이어트 POINT

브로콜리 자체의 칼로리는 매우 적다. 하지만 브로콜리를 조리하는 방법에 따라서 섭취하는 열량이 급증할 수 있기 때문에 주의해야 한다. 우리가 쉽게 접할 수 있는 브로콜리 요리는 대부분 그라탕이나 볶음 등 치즈와 각종 오일을 사용한 방법이기 때문에 칼로리가 높다. 따라서 브로콜리를 조리할 때는 브로콜리만으로 할 수 있는 요리를 선택하든지, 죽이나 샐러드 등 열량이 낮추는 조리 방법을 선택해야 한다.

상추 lettuce

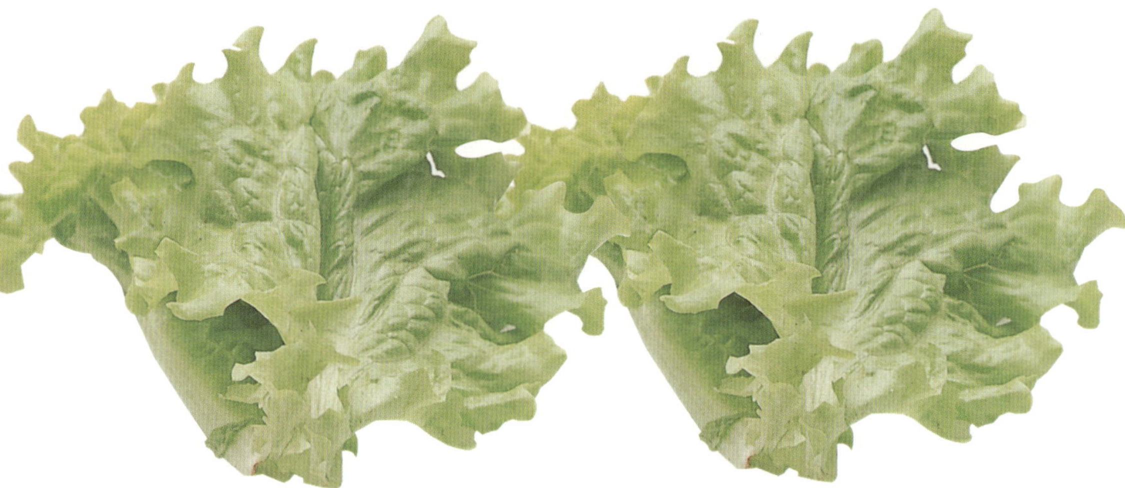

1 영양이 높은 제철 시기

봄부터 가을까지가 제철. 하지만 온실 재배가 가능하며 집에서도 쉽게 기를 수 있는 채소이기 때문에 제철에 상관없이 1년 내내 싱싱한 상추를 먹을 수 있다.

2 고르는 방법

잎에서 윤기가 흐르고 잎맥과 색깔이 선명한 것이 좋다. 붉은잎 상추는 잎 끝의 붉은색이 선명한 것이 싱싱한 것이며, 푸른잎 상추는 상추 끝 부분이 투명한 녹색을 띠는 것이 수확한 지 얼마 지나지 않은 것이다. 수확한 지 오래된 것은 검은 반점이 생기면서 잎 끝이 갈색으로 변하고 윤기가 사라진다. 이런 특성을 잘 알아두고 항상 싱싱한 것을 구입하도록 하자. 싱싱한 채소가 영양가도 높다.

3 영양

비타민 A가 풍부한 반면, 야채 치고는 비타민 C 함유량이 적은 편. 하지만 비타민 B_1과 철분, 칼슘 등 미네랄이 많이 들어 있으며 리신, 티로신 등 필수아미노산도 풍부하다. 또한 철분이 풍부해 빈혈을 예방할 수 있으며, 비타민 $B_1 \cdot B_2$, 칼슘 등 우리 몸에 부족하기 쉬운 영양소가 들어 있어 체질 개선에 효과가 있다.

특히 비타민 A는 갱년기 이후 여성들의 골다공증 예방에 좋고 비타민 B군은 피부 노화를 막고 머릿결을 윤기 있게 해 주는 역할을 한다. 따라서 상추를 여성을 위한 채소라고 말하기도 한다.

4 손질법

상추는 손질이 그리 어려운 야채가 아니다. 농약을 치면서 기르는 야채가 아니기 때문에 물에 흙먼지만 씻어내면 먹을 수 있다. 물을 받은 다음 그 안에 상추를 넣고 흔들어 씻은 다음 흐르는 물에 헹궈낸다. 상추가 약간 시들시들하다면 물에 식초나 레몬즙을 한두 방울을 떨어뜨린 다음 살살 흔들어 씻어내면 싱싱하게 살아난다.

5 보관법

물기를 제거하고 밀폐용기에 차곡차곡 쌓아 냉장 보관한다. 손질 안 한 상추라면 비닐백에 넣은 다음 공기를 넣어 부풀려 밀봉하면 잎이 손상되지 않게 보관할 수 있다. 상추는 냉장고 채소칸에 세워서 보관하는 것이 좋다.

Q&A 상추 궁금증!

상추를 많이 먹으면 정말 졸릴까?

상추를 많이 먹으면 졸릴 수 있다. 이는 상추의 줄기 부분에 함유되어 있는 락튜카리륨 (잎이나 줄기를 자르면 나오는 분비되는 유백색의 점액) 이라는 특수성분 때문이다. 이 우윳빛 즙액은 진통과 최면 효과가 있는 물질이기 때문에 수면을 유도할 수 있다. 또한 이 성분은 신경을 안정시켜 불안한 증상을 해소하는 역할을 하기 때문에 잠을 잘 이루지 못하는 사람이나 신경이 예민한 사람, 신경과민 증세로 불면증이 있는 사람에게 특히 좋다.

〈상추〉 동의보감

상추는 성질이 차기 때문에 태양인이나 소양인 같은 양체질에 잘 맞는다. 특히 소양인에게 잘 맞는다. 반대로 음체질인 사람이 상추를 많이 먹으면 배탈이 나기 쉬우므로 많이 섭취하지 않는 것이 좋다. 상추는 오장의 기능을 좋게 하여 경맥을 통하게 하고 가슴에 맺힌 열을 제거해 준다. 또한 근육과 뼈를 보양하는 효과도 있으며, 숙취에 시달릴 때 상추즙을 마시면 숙취를 빨리 해소할 수 있다. 상추 생즙은 스트레스 해소에도 효과가 있기 때문에 쉽게 짜증이 나고 우울한 증상이 있거나 신경성으로 머리가 무겁고 아플 때 먹으면 한결 개운해지는 느낌을 받을 수 있다.

예로부터 상추는 수유 중에 먹으면 모유 분비가 잘 된다고 알려져 있으며, 유방암 예방에도 효과적이다. 또한 피를 맑게 하는 정혈 작용과 해독 작용이 있어 여드름 치료에도 좋으며 특히 만성 변비가 있다면 상추를 많이 먹는 것이 좋다. 또 상추를 바싹 태워 치약에 묻혀 양치를 하면 치아 미백 효과도 있다.

상추의 약효 : 숙취, 모유 분비, 유방암 예방, 치아 미백, 스트레스 해소

〈상추〉의 음식궁합

상추+쑥갓 : 상추와 쑥갓 모두 최면 효과가 있기 때문에 불면증이 있다면 이 두 가지 채소를 함께 섭취해 보자. 또한 상추는 찬 성질을 가지고 있어 음체질에 맞지 않는 채소이지만 성질이 따뜻한 쑥갓과 함께 먹으면 찬 성질이 중화돼 아무런 거부반응 없이 영양분을 그대로 섭취할 수 있다.

상추+생강 : 상추와 생강은 궁합이 잘 맞는다. 상추를 먹고 체하거나 중독이 됐을 때 생강즙을 마시면 해독 효과가 있다.

상추+오이 : 상추와 오이도 궁합이 좋다. 상추와 오이를 함께 먹으면 소변이 원활해지고 부종이 가라앉는다. 생식으로 먹어도 괜찮지만 잘 익은 오이의 씨를 빼고 상추와 함께 달여 먹으면 더욱 효과적이다.

상추+돼지족 : 상추와 돼지족을 함께 먹으면 모유가 풍부해진다. 상추가 모유분비를 촉진하고 돼지족도 같은 작용을 하기 때문이다. 따라서 이 두 가지를 함께 먹으면 그 효과가 상승한다. 또한 상추와 민들레 뿌리를 함께 즙을 내어 마셔도 같은 효과를 볼 수 있다.

〈상추〉의 영양을 지키는 조리법&섭취법

상추는 조리를 하기보다는 깨끗이 씻어 쌈으로 먹거나 생즙을 내어 먹는 것이 가장 간단한 섭취방법이며 영양분 섭취에 가장 효과적이다. 또한 상추에 오이, 깻잎, 대파 등 궁합이 잘 맞는 채소를 곁들여 겉절이를 해 먹는 것도 별미이다. 스트레스로 인해 몸 안에 열이 쌓여 잇몸 질환이 생겼거나 몸이 부었을 때, 스트레스로 인해 소변이 시원치 않을 때 생즙을 내 하루에 0.5ℓ 정도 나눠 마시면 효과를 볼 수 있다.

Tip〉 상추와 함께 조리하면 안되는 식품

꿀 : 상추와 꿀은 궁합이 맞지 않기 때문에 함께 먹지 않는다. 꿀은 생파, 게장, 젓갈 등을 함께 먹어도 설사, 복통, 중독 증상을 일으키기 쉽다.

vegetable recipe

상추를 이용한 조리법 | 상추오이겉절이 |

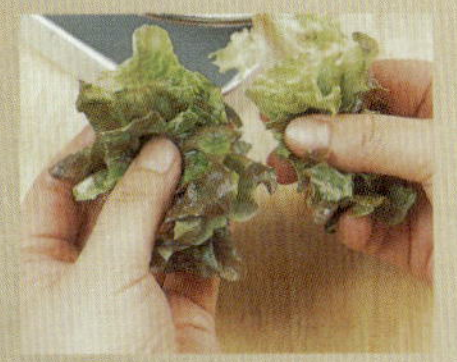 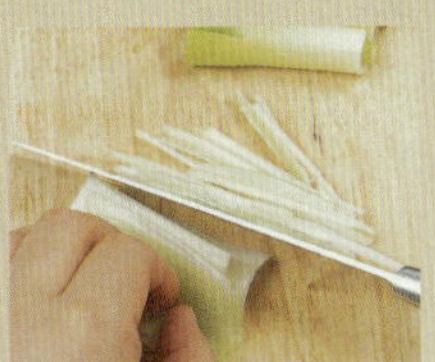 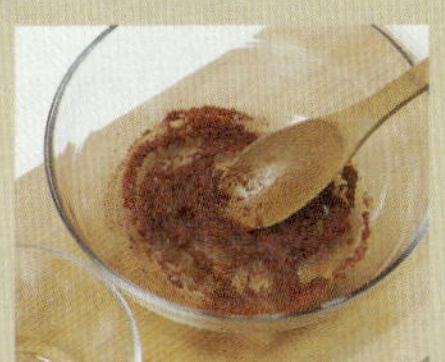

재료_ 상추 8~10장, 대파 1대, 오이 1개, 깻잎 5장

양념장_ 고춧가루 2큰술, 까나리액젓 1큰술, 다진마늘 1큰술, 참기름 1작은술, 소금 · 깨소금 · 후춧가루 조금씩

만들기_ 1 상추는 흐르는 물에 깨끗이 씻어 물기를 털어내고 적당한 크기로 자르고, 깻잎은 씻은 다음 적당한 크기로 찢어 둔다.

2 대파는 채 썰어 찬물에 담가 두고 오이는 반으로 갈라 어슷하게 썬다.

3 고춧가루에 까나리액젓을 넣고 잘 섞은 나머지 분량의 양념장 재료를 넣어 겉절이 양념장을 만든다.

4 그릇에 준비한 상추, 오이, 깻잎, 대파를 넣고 만들어 둔 양념장을 넣어 버무린다.

시금치 Spinach

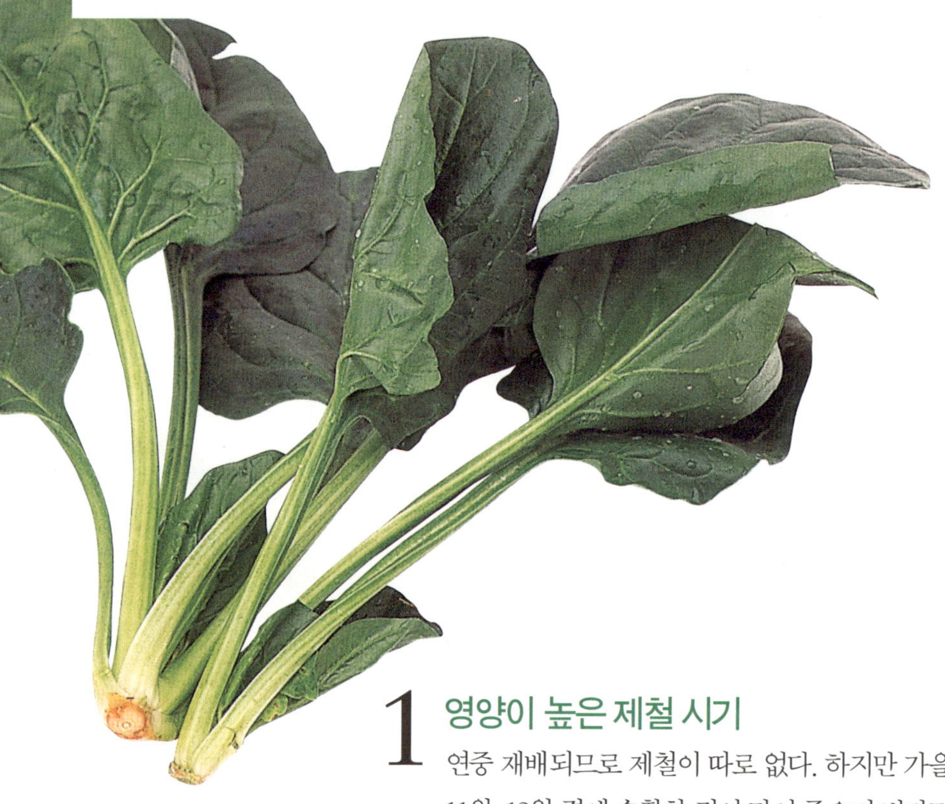

1 영양이 높은 제철 시기

연중 재배되므로 제철이 따로 없다. 하지만 가을에 심어 11월~12월 경에 수확한 것이 맛이 좋으며 비타민의 함유량도 가장 높다.

2 고르는 방법

잎이 풍성하고 두꺼우며 줄기가 부드러운 것을 고른다. 뿌리 부분이 짧고 붉은색을 띠는 것이 당도가 높으며, 잎 부분은 짙은 초록색을 띠는 것이 싱싱하다. 국거리로는 잎이 넓고 줄기가 긴 것이, 나물을 무칠 때는 짤막하면서도 뿌리 부분이 불그스름한 것이 고소하다.

3 영양

시금치는 대표적인 녹황색 채소로, 채소 중에서 비타민 A의 함유량이 가장 높으며 비타민 C와 B군도 풍부하다. 이 외에도 엽산, 칼슘, 철분이 풍부하다. 무기질도 많이 들어 있어 한창 자라는 아이들이나 임신부에게 아주 좋은 알칼리성 식품이다. 수산 성분이 있어 지나치게 많이 먹으면 결석의 원인이 된다는 보고도 있지만 이는 매일 1kg 이상 섭취했을 때의 경우이므로 크게 걱정하지 않아도 된다. 또한 식물성 섬유가 많아 변비가 있는 사람에게도 좋은 채소이다.

4 손질법

시든 잎을 다듬은 후 칼로 뿌리 부분을 잘라 깨끗이 정리한다. 밑동이 굵은것은 반 갈라 칼집을 내 준다. 그래야 삶을 때 시금치가 골고루 익는다. 시금치를 데칠 때는 끓는 물에 소금을 조금 넣어야 색이 선명하다. 또 뿌리 부터 넣어 한두 번 뒤적인 다음 바로 찬물에 헹구어야 영양소 파괴가 적다.

5 보관법

데치는 시간이 길거나 보관이 길어질수록 비타민 C가 많이 파괴되므로 구입 후 되도록 빨리 조리한다. 신문지나 키친타월로 싸서 분무기로 물을 뿌려준 뒤 냉장고 채소칸에 넣어 두면 2~3일은 싱싱한 상태로 보관할 수 있다. 그 이상 오래 보관하려면 데쳐서 물기를 꼭 짠 뒤 위생백에 넣어 냉장 보관한다. 이렇게 손질해 두면 하면 2~3일은 더 유지할 수 있다.

시금치 같은 녹황색 채소를 데칠 때 주의해야 할 점은?

시금치 같은 녹황색 채소는 데치는 시간이 길어지면 그만큼 영양소의 파괴가 크다. 때문에 최대한 높은 온도에서 재빨리 데치는 것이 중요하다.
물이 팔팔 끓을 때 시금치를 넣고 뚜껑을 연 채 데치는데, 이때 삶는 물에 소금을 조금 넣으면 색깔이 더욱 선명해진다. 또한 줄기가 잎에 비해 굵거나 억센 것은 줄기와 잎을 나누어 따로 데치거나 또는 줄기부터 넣고 어느 정도 물러지면 잎 부분을 넣어야 전체를 균일하게 익힐 수 있다. 또 물기를 짜면 조직이 물러지므로 그것까지 감안해 살짝 데치는 것이 좋다.

〈시금치〉 동의보감

시금치는 서양종과 재래종이 있으며 '파룽채' 또는 '파채' 라 한다. 어린 뿌리는 빨간색을 띠기 때문에 적근채라고도 한다. 시금치는 뿌리가 특히 맛이 좋고 가을에 심은 것이 품질이 좋다. 시금치는 모두 나열하기 힘들 만큼 영양소가 풍부한, 우리 몸에 꼭 필요한 채소 중 하나이다. 특히 비타민 C와 철분이 많이 들어 있으며 조혈작용을 하는 망간과 엽산도 함유하고 있기 때문에 빈혈에 효과가 있다.

또한 잎이 부드러워 자극이 적고 소화를 촉진하는 데도 좋다. 이 밖에도 위와 장의 열을 없애 주고 섬유질이 풍부해 변통을 좋게 하기 때문에 변비를 해소해 준다. 이러한 효과로 오장을 이롭게 하고 체내에 유독한 독소를 배출하는 데도 도움이 되는 채소다. 시금치에 들어있는 칼슘은 지방의 체내 흡수를 줄이므로 고혈압 예방에도 도움이 되며, 자주 먹으면 대장암 예방에도 좋다. 한편 시금치의 비오틴 성분은 탈모를 방지한다.

시금치의 약효 : 빈혈, 독소배출, 대장암 예방, 탈모 방지, 변비, 고혈압

〈시금치〉의 음식궁합

시금치＋조개·붉은살 생선 : 시금치와 조개·붉은살 생선을 함께 조리하면 빈혈에 좋다. 시금치는 물론 조개나 붉은살 생선 모두 철분이 풍부하기 때문이다. 또한 시금치에 조개를 넣어 된장국을 끓이면 조혈작용이 상승한다.

시금치＋계내금·달걀 : 시금치와 계내금을 같은 양씩 배합하여 가루 내어 미음으로 먹으면 당뇨병으로 갈증이 심한 데 효과가 있다. 계내금은 닭의 모래주머니 안에 있는 누런색의 얇은 막이다. 한편 달걀과 시금치를 배합하면 달걀이 헤모글로빈 합성에 필요한 단백질을 보충해 주기 때문에 효능이 상승한다.

시금치＋우유 : 시금치와 우유는 궁합이 아주 좋다. 이 두가지를 배합하면 철분 흡수가 잘 되고 소화가 촉진되며 독소 배출이 쉬워진다.

시금치＋바나나·귤·사과 : 시금치와 바나나를 배합해 섭취하면 잉여 나트륨을 배출해 부종을 없앨 수 있다. 또 감귤류를 배합하면 철분의 흡수를 돕는다. 사과의 펙틴 성분은 시금치와 결합하여 변통을 돕는다. 시금치와 사과를 같은 분량으로 섞은 뒤 즙을 내어 마시면 변비 해소에 좋다.

〈시금치〉의 영양을 지키는 조리법&섭취법

다른 채소와는 다르게 시금치는 생식하면 좋지 않다. 시금치의 수산성분은 체내의 칼슘과 결합하여 녹지 않는 수산칼슘으로 변한다. 이 수산칼슘이 신장과 요도에 결석을 만든다. 하지만 시금치를 끓이면 수산이 어느 정도 제거되기 때문에 무침을 하거나 국을 끓일 때는 반드시 끓는 물에 데친 후 찬물에 헹궈 조리에 이용해야 한다. 시금치는 데치는 시간이 길수록 비타민 C가 파괴되므로 최대한 빠른 시간에 데쳐 건져 내도록 한다.

Tip〉시금치와 함께 조리하면 안되는 식품

뱀장어·멸치 : 시금치와 멸치, 뱀장어를 함께 조리하면 설사를 일으키거나 칼슘 흡수율을 낮추기 때문에 시금치와 뱀장어, 멸치는 함께 조리하지 않는 것이 좋다.

vegetable recipe

시금치를 이용한 조리법 | 시금치샐러드 |

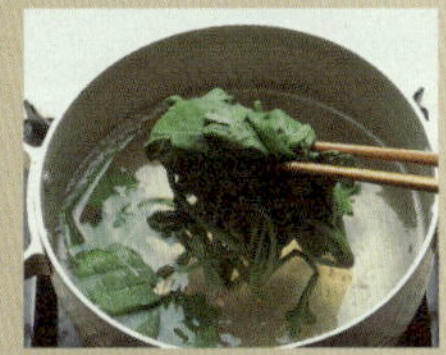 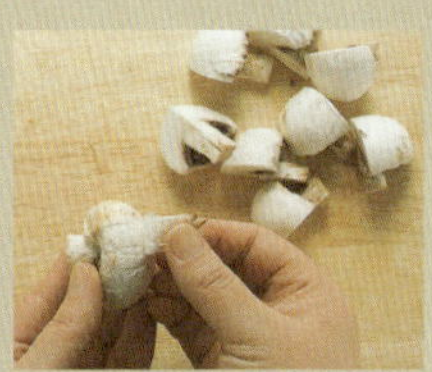 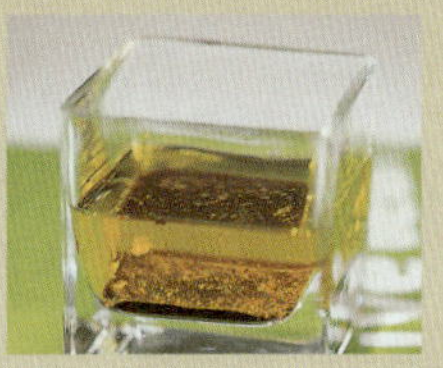

재료_ 시금치 100g, 양파 1/2개,
베이컨 2장, 양송이 3개,
과일 적당량

프렌치드레싱_ 올리브유 3큰술,
식초 2큰술, 양파간 것 1큰술,
소금·후춧가루 조금씩

만들기_1 시금치는 다듬어 끓는 물에 소금을 조금 넣고 데친 다음 찬물에 헹궈 물기를 꼭 짠다.
2 데친 시금치는 4~5cm 길이로 썰고, 양파는 채 썬다.
3 양송이는 껍질을 벗기고 도톰하게 썰어서 볶고 베이컨은 팬에 구워 채로 썰어 둔다. 과일을 먹기 좋게 썬다.
4 분량의 재료를 섞어 샐러드 드레싱을 만든다.
5 준비한 재료와 과일을 그릇에 담고 프렌치드레싱을 뿌려 완성한다.

쑥 mugwort

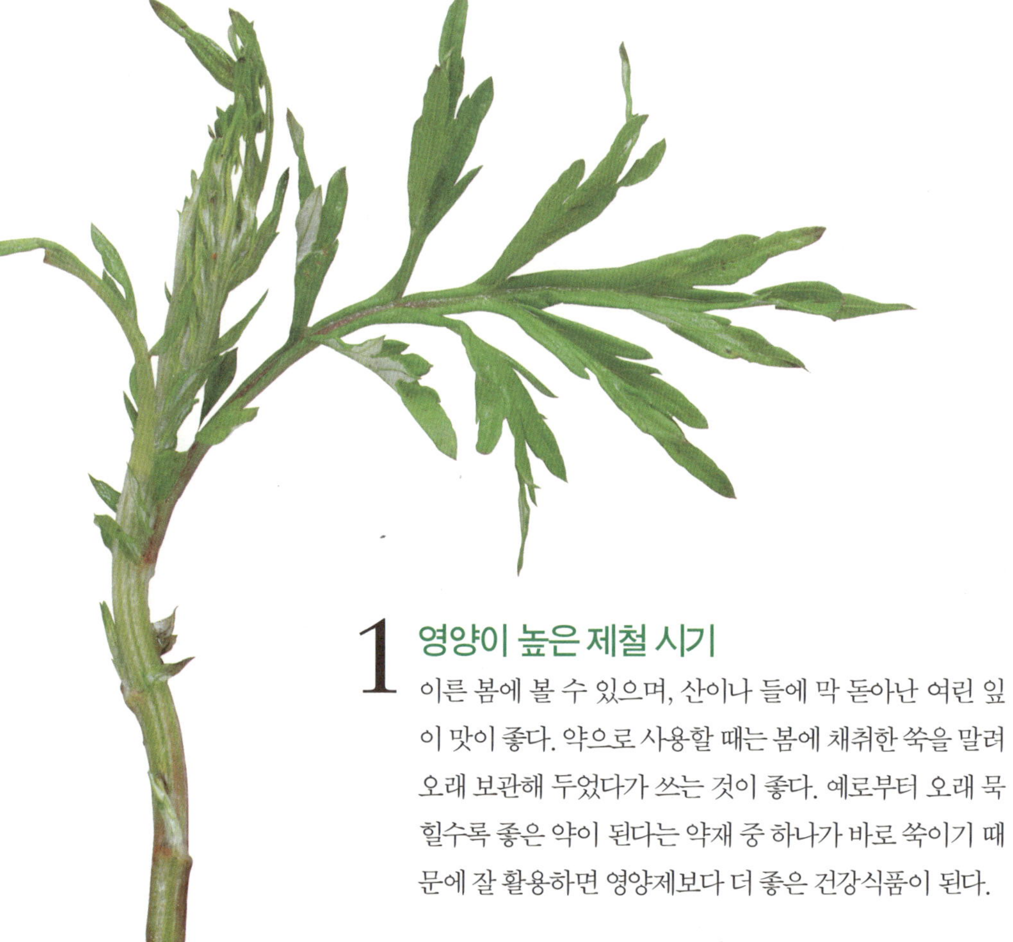

1 영양이 높은 제철 시기

이른 봄에 볼 수 있으며, 산이나 들에 막 돋아난 여린 잎
이 맛이 좋다. 약으로 사용할 때는 봄에 채취한 쑥을 말려
오래 보관해 두었다가 쓰는 것이 좋다. 예로부터 오래 묵
힐수록 좋은 약이 된다는 약재 중 하나가 바로 쑥이기 때
문에 잘 활용하면 영양제보다 더 좋은 건강식품이 된다.

2 고르는 방법

너무 길게 자란 것은 줄기가 억세고 쓴맛이 강하며 요리
를 해도 뻣뻣하다. 때문에 무침이나 국으로 끓여 먹으려
면 하얀 솜털이 나 있는 어린 쑥을 고른다. 줄기가 많이
자란 것은 튀김용이나 약쑥으로 사용하면 좋다.

3 영양

칼슘, 인, 철분 등 무기질이 풍부하고 비타민 A · C 외에 비타민 B군도 많이 들어 있다. 비타민 A나 C가 부족하면 저항력이 약해지기 쉬운데 쑥에는 이들 비타민이 많아 질병 예방 효과가 크다.

또한 쑥의 독특한 향기는 치네올이라는 정유 성분에 으한 것으로, 이 향이 입맛을 돋워 주기도 한다. 쑥은 특히 여성에게 좋으며, 잘 자란 쑥의 잎을 말려 두었다가 달여 먹으면 요통이나 생리통 등에 효과가 있다.

4 손질법

잎 사이사이에 틈이 많아 잡풀이 섞이기 쉽기 때문에 쑥을 손질할 때는 잡티와 검불을 떼어내는 것이 관건. 지저분한 것들을 정리하고 뿌리를 다듬은 후 뿌리 끝을 잘라내고 흐르는 물에 깨끗이 씻어 물기를 빼 둔다.

5 보관법

분무기로 물을 뿌린 후 랩에 싸서 냉장고 채소칸에 보관한다. 데쳐서 보관하면 며칠 더 보관할 수 있다. 추석 때 송편을 빚기 위해 쓰려면 데쳐서 물기를 꼭 짠 뒤 비닐백에 밀봉해 냉동실에 넣어 둔다. 이렇게 보관하면 6개월 정도는 변질없이 보관할 수 있다. 약재로 쓸 것은 잘 자란 쑥을 햇볕에 바싹 말려 건조한 곳에 두었다가 필요할 때 달여서 먹는다.

Q&A 쑥 궁금증!

여자에게 좋은 쑥, 효과적으로 섭취할 수 있는 방법은?

쑥조청을 만들어 하루 3회 더운물에 타 먹으면 손, 발, 배가 찬 여성에게 좋다.

1 말린 쑥을 끓여 물만 받은 다음 이 쑥물에 찹쌀을 넣고 죽을 쑨다.

2 쑥찹쌀죽에 엿기름을 넣어 죽을 삭인 다음 삭은 죽을 짜서 그 물을 반으로 졸인다.

3 냄비 밑이 눋지 않도록 졸이다 보면 조청이 된다. 조청의 농도는 약간 묽은 꿀 정도면 된다. 이렇게 만든 조청을 용기에 담고 완전히 식힌 뒤 밀봉하여 상온에 보관한다. 쑥조청을 1회 3g씩 떠서 더운물에 타 먹으면 온몸이 따뜻해지고 간 기능도 강화된다.

〈쑥〉 동의보감

쑥은 약효가 좋아 "백병을 구하는 의초"로 불리는 야채이다. 〈본초강목〉에 따르면 "쑥은 속을 덥게 하고 냉을 쫓으며 습을 없앤다"고 한다. 때문에 여성에게는 더할 나위 없이 좋다. 쑥은 맛이 쓰고 향긋하며, 따뜻한 성질을 띠고 있으며 독이 없다. 때문에 특히 허약하고 저항력이 약해 감기에 걸리기 쉬운 체질인 소음인에게 잘 맞는다.

쑥은 몸을 따뜻하게 해 주므로 속이 냉하여 설사가 잦거나, 몸이 차가우면서 부을 때, 하복부가 차가워 소변이 원활하지 못할 때, 손발 또는 허리가 차가워 저린 증상이 있거나 통증이 있을 때도 효과적이다. 또한 여성의 생리불순, 생리통, 대하에도 좋다. 쑥의 치네올 성분은 중추신경을 흥분시키는 작용을 하기 때문에 활동이 약한 조직이나 장기의 기능을 정상화하며, 공해물질과 노폐물이 몸안에 쌓이지 않도록 내보내고 혈액을 정화하는 등 중요한 역할을 한다. 이뿐만 아니라 위장을 튼튼하게 하고 소화를 돕고, 복통과 토사를 다스리는 데도 효능이 있다.

쑥의 약효 : 생리불순, 생리통, 대하, 복통, 위통

〈쑥〉의 음식궁합

쑥+달걀 : 쑥과 달걀을 배합하면 대하증에 좋다. 특히 흰색 냉이 흐르면서 허리부터 대퇴부까지 저리고 아플 때, 쑥과 달걀을 함께 삶아서 먹으면 된다.

쑥+검은콩 : 쑥과 검은콩을 배합하면 생리불순에 의한 불임증에 효과가 있다. 검은콩을 볶은 다음 가루 내어 한 번에 8g씩 쑥 달인 물과 함께 먹으면 효과를 볼 수 있다.

쑥+연근 : 쑥과 연근을 배합한 다음 생즙을 내어 마시면 코피가 잦을 때나 토혈, 혈뇨, 혈변, 자궁출혈 등의 증상이 있을 때 효과가 있다.

쑥+당귀 : 쑥과 당귀를 함께 끓여 차처럼 마시면 습관성 생리불순에 좋다. 당귀는 대표적인 보혈제로 비타민 E가 풍부한 여성 보약이다.

쑥+생강 : 쑥과 생강을 배합하면 임신 중 하혈을 하거나, 산후 하혈, 설사 등에 좋다. 쑥과 생강을 넣고 끈적끈적한 즙이 되도록 달인 다음 마시면 된다.

쑥+국화·율무 : 쑥과 국화를 배합하면 편두통에 좋으며, 율무와 배합하면 신경통, 류머티즘에 좋다. 특히 부기가 있거나 근육이 뭉치는 신경통에 효과적이다.

〈쑥〉의 영양을 지키는 조리법 & 섭취법

쑥은 손질한 다음 된장국에 넣어 끓이거나 끓는 물에 살짝 데쳐서 무침으로 가장 많이 먹는다. 이 외에도 쑥은 약효가 그 어느 채소보다 뛰어나 민간약초로 더 많이 사용되고 있다. 약용으로 사용할 때는 잘 자란 쑥의 잎을 말려 두었다가 쓴다. 이렇게 말린 쑥은 달여서 먹는 것이 가장 좋다. 말린 쑥잎 10~15g 정도에 생강을 넣어 진하게 달여 마시면 설사에 특효약이 되며, 혈액순환을 원활하게 하는것은 물론 몸을 따뜻하게 해 주는 효과도 있다.

Tip〉쑥 섭취 시 주의해야 할 점?

쑥은 채소로 분류하지 않고 백 가지 병을 구한다 하여 '의초'로 불릴 정도로 좋은 식품이다. 하지만 이런 쑥도 체질에 맞지 않는다면 오히려 독이 될 수 있다. 쑥은 몸을 덥게 하므로 열성 체질은 피해야 하며 월경 기간 중에도 먹지 말아야 한다.

vegetable recipe

쑥을 이용한 조리법 | 쑥달걀전 |

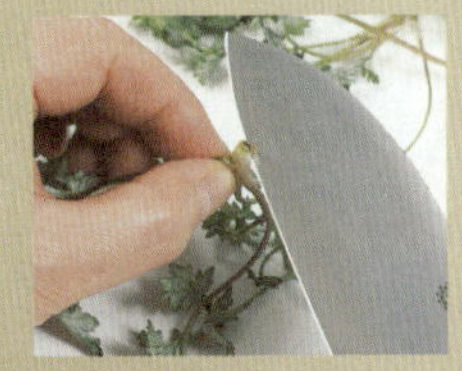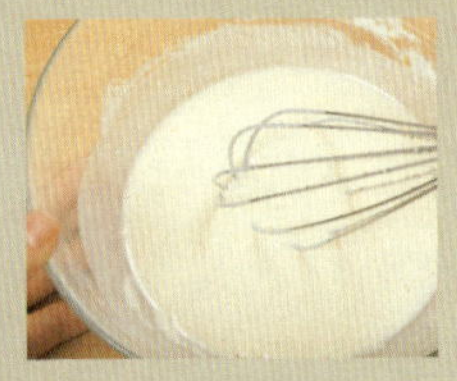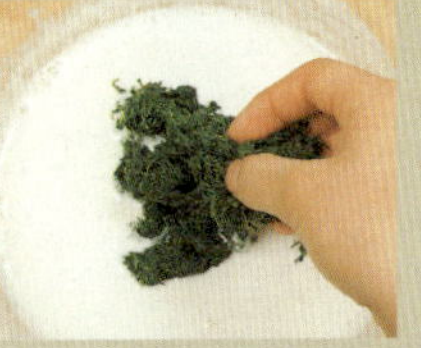

재료_ 쑥 200g, 달걀 2개, 밀가루 1컵, 육수 1/2컵, 소금 조금

만들기_1 쑥을 손질한 다음 잎만 떼어내 데친다. 쑥을 데칠 때는 소금을 조금 넣고, 데친 후 찬물에 헹궈낸다.
2 데친 쑥을 잘게 다진다.
3 볼에 달걀을 풀고 육수, 밀가루, 소금을 넣고 골고루 섞어 반죽을 만든다.
4 만들어 둔 반죽에 다져둔 쑥을 넣어 잘 섞은 다음 팬에 기름을 두르고 노릇노릇해질 때까지 지진다.

쑥갓 crown daisy

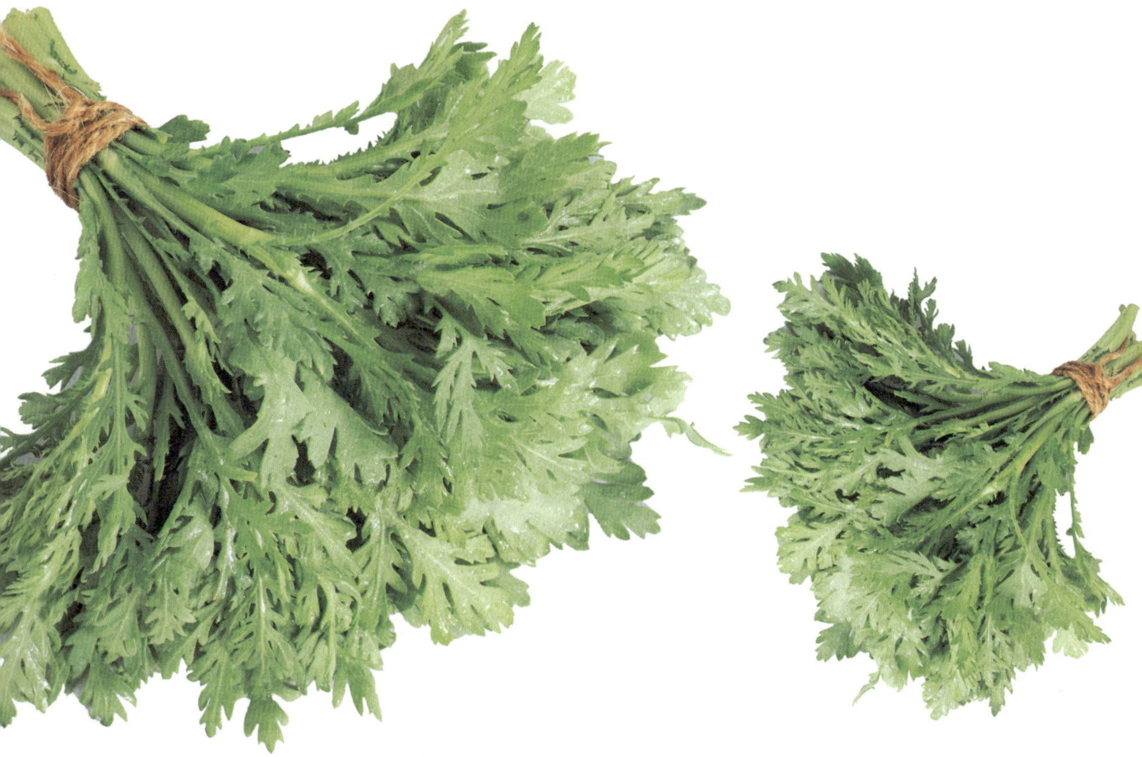

1 **영양이 높은 제철 시기**

향이 좋은 쑥갓의 제철은 4~5월. 하지만 요즘은 비닐하우스에서 재배해 1년 내내 싱싱한 쑥갓을 맛볼 수 있다.

2 **고르는 방법**

잎이 많고 싱싱한 것, 줄기를 손으로 꺾어 보아 부러지는 것이 신선하다. 잎이 길고 엉성하며 줄기가 굵은 것은 뻣뻣하고 맛이 없으므로 피한다. 또한 줄기가 긴 것 역시 너무 자라 억세기 때문에 피하는 것이 좋다.

3 영양

쑥갓은 예로부터 위를 따뜻하게 하고 장을 튼튼하게 하는 채소로 알려져 있다. 또한 비타민 A와 B군, 비타민 C를 비롯해 칼슘, 철분, 칼륨 등 무기질이 다른 녹황색 채소에 비해 많은, 영양 밸런스가 좋은 채소이다. 특히 칼슘과 비타민 A가 많아서 쑥갓 120g 정도만 먹으면 하루에 섭취해야 할 비타민 A를 필요량만큼 섭취하고도 남는다.

4 손질법

시든 잎을 정리하고 깨끗이 다듬은 다음 흐르는 물에 씻어 물기를 빼 둔다. 뿌리를 손질하지 않은 채 파는 것은 밑동을 잘라내고 씻는다. 잎과 줄기는 굵기가 달라 익는 시간이 차이가 나므로 손질할 때 잎과 줄기를 분리해 두는 것이 좋다. 데칠 때는 끓는 물에 소금을 조금 넣고 쑥갓을 잠깐 넣었다 꺼내는 정도로만 살짝 데친다. 줄기와 잎을 나누지 않고 데칠 때는 줄기를 먼저, 잎을 나중에 넣어야 고르게 데칠 수 있다.

5 보관법

쑥갓은 조금만 건조해도 금방 시들어 버리기 때문에 사 온 즉시 조리하는 것이 좋다. 보관할 때는 분무기로 물을 뿌린 후 신문지나 키친타월에 싸서 냉장 보관한다. 좀 더 오래 보관하려면 소금물에 살짝 데쳐 물기를 뺀 다음 한 번 먹을 만큼씩 랩에 싸서 냉동실에 둔다. 비닐에 넣어 냉장 보관할 때는 입구를 막지 않은 상태로 보관하는 것이 좋다.

Q&A 쑥갓 궁금증!

혈압에 좋은 쑥갓 섭취법은?

쑥갓에는 노화된 혈관을 강화하는 비타민 A와 C의 함량이 풍부하며, 혈압을 내려 주는 칼륨 함량도 높다. 쑥갓에 모세혈관을 튼튼하게 해 주는 귤을 첨가해서 즙을 내어 마시면 고혈압 증세에 효과가 있다. 쑥갓 5줄기, 귤 3개, 레몬즙 1큰술, 물 1컵을 준비한 다음 쑥갓과 귤의 과육만 갈아 즙을 내 먹는다. 이 즙에 레몬즙을 조금 섞으면 더욱 좋다. 쑥갓의 떫은맛이 싫다면 살짝 데쳐서 사용해도 된다.

〈쑥갓〉 동의보감

쑥갓은 맛이 매우면서도 달며 성질이 평이하고 독이 없기 때문에 누구에게나 잘 맞는 음식이다. 특히 비타민이 풍부한 알칼리성 식품으로 세린, 아스파라긴산, 알라닌, 글루타민, 바린, 페닐알라닌 등을 함유하고 있다.

쑥갓의 독특한 향기는 방향 정유 성분으로 비위를 편안하게 하고 위와 장을 따뜻하고 튼튼하게 한다. 또한 이 성분은 입맛을 돋우며 소화를 촉진하는 역할도 한다. 쑥갓의 식물성 섬유는 장을 자극하여 변통을 좋게 하기 때문에 변비가 있는 사람들에게 특히 권할 만한 채소이다. 또한 쑥갓은 모세혈관을 확장하여 혈압을 떨어뜨리며 심장 기능도 활성화한다. 또 세균에 대한 저항력을 높여 주기 때문에 가래 등 담음(비 생리적인 체액)을 없애며, 심신을 안정시키는 효과도 있다. 이러한 모든 효과는 기력을 보충해 주는 데 도움이 되며 지친 심신에 기운을 북돋워 준다.

쑥갓의 약효 : 성인병, 고혈압, 담음, 소화불량, 변비, 심장기능 강화

〈쑥갓〉의 음식궁합

쑥갓+아스파라거스 : 쑥갓과 아스파라거스를 배합하면 동맥경화에 좋다. 쑥갓과 마찬가지로 아스파라거스에도 루틴이 많아 모세혈관을 튼튼하게 하는 성분이 들어 있다. 또한 이 두 가지 재료 모두 알칼리성 식품이기 때문에 체질이 산성화되었을 때 오는 다양한 증상, 즉 쉽게 피로를 느끼거나 면역력이 약화돼 잦은 병치레를 하는 사람들에게 좋다.

쑥갓+두부 : 쑥갓은 다른 녹황색 채소에 비해 미네랄이 풍부하며 두부 역시 필수아미노산이 풍부하고 콜레스테롤을 저하시키는 리놀레산이 들어 있어 성인병 예방에 좋다.

쑥갓+씀바귀 : 쑥갓과 씀바귀를 배합하면 봄을 타는 춘곤증에 좋다. 이 두 가지 재료 모두 심신을 안정시키는 효능이 있기 때문에 함께 조리하면 영양의 상승 효과를 얻을 수 있다.

쑥갓+참기름 : 쑥갓과 참기름을 배합하면 영양분의 흡수율을 높일 수 있다.

쑥갓+셀러리 : 쑥갓과 셀러리를 함께 조리하면 고혈압에 효과적이다. 쑥갓에는 모세혈관을 확장하고 혈압을 강하하는 마그네슘이 풍부하며, 셀러리 역시 혈압강하에 효과가 있고 이뇨 작용과 피를 맑게 하는 정혈 작용을 한다. 이 두 가지 채소를 배합해 생즙을 내어 꿀을 타서 마시면 영양의 상승 효과를 얻을 수 있다.

〈쑥갓〉의 영양을 지키는 조리법 & 섭취법

여린 쑥갓은 조리를 하지 않고 샐러드나 쌈으로 먹으면 맛있다. 대가 세어진 쑥갓은 데쳐서 나물이나 무침으로 먹거나 궁합이 맞는 식재료와 함께 조리해 먹는다. 찌개에 넣어 먹을 때는 조리의 마지막 단계에 넣어야 비타민 손실을 줄이고 쑥갓의 향을 제대로 즐길 수 있다. 때문에 쑥갓은 찌개가 끓고 난 다음 불 끄기 직전에 넣는 것이 좋다. 나물이나 무침용으로 데칠 때는 엽록소 파괴를 막기 위해서 소금을 조금 넣고 뚜껑을 연 채 데치는 것이 좋으며 데친 후에는 곧바로 찬물에 헹궈 주어야 한다.

Tip〉 쑥갓 데칠 때 주의해야 할 점?

쑥갓은 데친 다음에 꼭 짜야 한다. 그렇지 않으면 무침이 질척거리고 수분으로 인해 음식이 싱겁고 맛이 없어진다. 또한 쑥갓을 먹기 좋은 크기로 자를 때는 쑥갓의 마디를 자르는 것이 좋다. 그러면 잎과 줄기를 골고루 섭취할 수 있을 뿐 아니라 풍미를 더할 수 있다.

vegetable recipe

쑥갓을 이용한 조리법 | 쑥갓두부무침 |

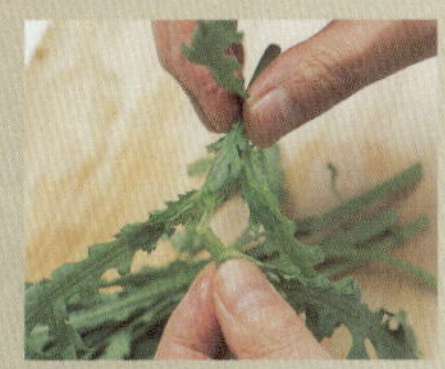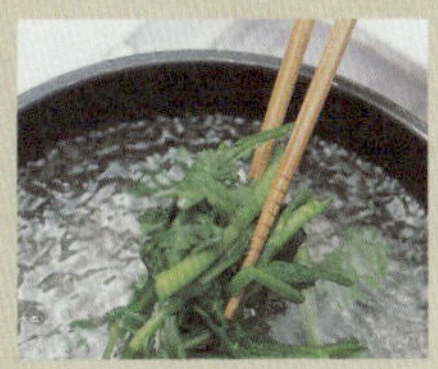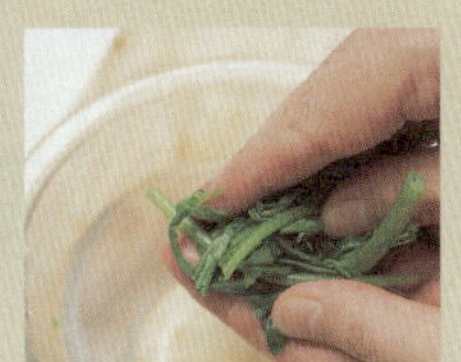

재료_ 쑥갓 250g, 두부 200g
무침양념_ 소금 2작은술,
다진마늘 1/2큰술,
참기름 1큰술 반, 다진파 1큰술,
깨소금 1큰술, 설탕 1작은술

만들기_1 쑥갓의 연한 잎 부분만 잘라서 손질해 둔다.
2 손질한 쑥갓은 소금물에 살짝 데친다.
3 데친 쑥갓은 찬물에 넣어 살짝 헹군 다음 물기를 꼭 짠다.
4 두부는 통째로 끓는 물에 삶아서 체에 건져 물기를 없앤 다음 칼의 면으로 눌러 으깬다.
5 쑥갓과 두부에 준비한 양념을 모두 넣고 버무려 완성한다.

양배추 cabbage

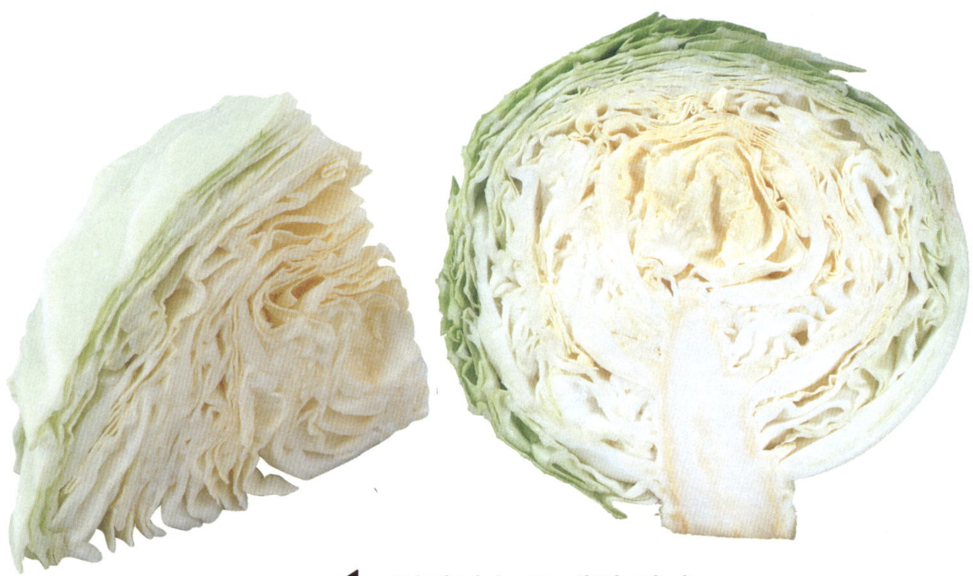

1 영양이 높은 제철 시기

비닐하우스 재배로 1년 내내 먹을 수 있지만 영양이 높은 제철시기 즉, 자연 출하 시기는 4~6월이다.

2 고르는 방법

들었을 때 묵직한 느낌이 드는 것이 속이 꽉 차고 좋은 것. 흰 속잎만 남은 것은 오래되어 겉잎을 떼어 낸 것이므로 되도록 푸른 잎이 많은 것을 고른다. 뿌리 쪽이 불룩 튀어나온 것은 줄기가 자란 증거이므로 피하는 것이 좋다. 또한 반 갈라서 파는 것은 속이 너무 구불거리지 않고 가지런한 것을 고른다. 너무 울퉁불퉁한 것은 잎을 떼어낼 때 찢어지기 쉽고 채 써는 요리 이외에는 사용하기가 쉽지 않다.

3 영양

양배추는 위를 보호하는 비타민 U가 많이 들어 있는, 대표적인 위장 질환에 좋은 채소이며 칼슘, 칼륨도 풍부한 알칼리성 식품이다. 녹색이 짙은 바깥쪽 잎에는 비타민 A, 속의 하얀 잎에는 비타민 C가 풍부하게 들어 있다. 또 혈액을 응고시키는 비타민 K와 무기질, 식물성 섬유도 풍부하다. 특히 비타민 K는 출혈을 막고 조혈 작용을 하므로 임신이나 출산 후 수유기 때 충분히 섭취하면 좋다. 또한, 성장에 필요한 필수아미노산이 많아 성장기의 어린이에게도 매우 좋다. 이 밖에 양배추에 들어 있는 비타민 C는 감기예방이나 피로회복에 도움이 되며 식물성 섬유와 칼륨은 변비를 막고 정장 작용을 도와준다.

4 손질법

양배추의 심을 도려낸 후 겉잎부터 한 장씩 벗겨서 물에 깨끗이 씻어 조리에 이용한다. 심을 자를 때는 칼끝으로 심 주변의 단단한 부분에 칼집을 깊숙이 넣어 도려낸다. 부드러운 잎에 비해 단단한 잎줄기는 더디게 익으므로 칼로 굵은 잎줄기를 잘라내는 것이 좋다.

5 보관법

겉잎과 심이 있는 부분부터 시들거나 썩어 들어가므로 상처 난 겉잎이라도 떼어 버리지 말고 그대로 두는 것이 좋다. 사용할 때 겉잎을 떼어버리고 나면 속은 아무 이상 없이 사용할 수 있기 때문이다. 오래 두고 먹어야 한다면 신문지에 싸서 어둡고 서늘한 곳에 보관한다.

Q&A 양배추 궁금증!

양배추는 위궤양에 좋다던데, 섭취 방법은?

양배추즙에 우유를 섞어 마시면 위궤양 치료에 효과가 있다. 양배추에 들어 있는 비타민 U는 단백질과 결합하면 새로운 단백질을 합성하는 작용을 하는데, 이로 인해 위산으로 손상된 위벽을 보호해 준다. 우유 역시 위산을 중화해 위장의 상태를 안정시키는 작용을 한다. 우유 1컵에 양배춧잎 2장 정도를 넣고 갈아 마시면 효과가 있다. 기호에 따라 꿀을 조금 넣는 것도 좋다.

〈양배추〉 동의보감

양배추는 맛이 달고 성질이 평이하여 독이 없으며 비타민 A · C · K 가 풍부하다. 3대 장수식품(요구르트, 올리브, 양배추) 중 하나로 양배추에 함유되어 있는 이온과 염소, 이 두 미네랄은 강력한 정화작용을 한다. 따라서 체내 노폐물이 분해되어 장과 피부가 깨끗해지고, 피가 맑아져 간이 튼튼해진다.

또한 양배추의 비타민 U는 항궤양성 비타민으로 단백질과 결합해 손상된 위벽을 보호하기 때문에 소화성 궤양을 치료하고 세포를 튼튼하게 만들어 준다. 또 원기를 돋우고 뼈를 강하게 만드는 역할을 하기도 한다.

양배추는 암세포를 파괴하는 TNF(종양괴사인자) 인자가 들어 있어 암을 예방하는 데도 효능을 발휘한다. 양배추의 플라보노이드, 페놀산, 메틸-메치오닌-술포늄클로라이드 등의 작용으로 백혈구가 늘어나면서 그 기능이 강화되어 TNF를 많이 만들어 내기 때문이다. 또 발암성호르몬이 세포의 표면에 붙지 못하게 하는 역할도 하기 때문에 항암 효과가 있다. 이런 양배추를 가장 효과적으로 섭취하려면 공복에 먹는 것이 가장 좋다.

양배추의 약효 : 위궤양, 원기회복, 항암 효과

〈양배추〉의 음식궁합

양배추+자몽 : 양배추에 들어 있는 '이소티오시아네이트' 는 웬만한 항암제보다 더 강력한 항암 효과를 가진다는 최근 발표가 있었다. 이런 양배추에 비타민 C가 풍부한 자몽을 더하면 항산화 효과를 이중으로 얻을 수 있다.

양배추+당근 : 양배추와 당근을 함께 섭취하면 피부미용에 좋다. 양배추는 '미용 비타민' 이라 불릴 만큼 피부미용에 좋은 성분이 풍부하며, 당근 역시 '만병의 묘약' 이라고 할 만큼 영양의 균형을 이루고 있는 채소이다. 이 음식을 함께 먹으면 혈액의 흐름이 좋아진다.

양배추+파인애플 · 사과 : 양배추의 식물성 섬유와 칼륨이 장의 활동을 돕고, 파인애플에 있는 브로멜린이라는 단백질 분해 효소가 장내의 부패물을 분해하기 때문에 양배추와 파인애플을 배합하면 장 정화 작용이 활발해진다. 또한 사과의 식물성 섬유인 펙틴과 칼륨은 장내의 유익한 세균 번식을 도와 장을 튼튼하게 한다.

양배추+오징어 : 양배추는 섬유질이 풍부한 저칼로리 식품이고 오징어는 타우린이 풍부한 고단백저칼로리 식품이기 때문에 두 식품을 배합하면 다이어트에 효과적이다.

<양배추>의 영양을 지키는 조리법 & 섭취법

양배추는 날로 먹어도 좋고 익혀서 먹어도 좋다. 단, 양배추에 들어 있는 비타민 U는 불에 익히지 않고 그대로 먹어야 섭취율이 더 높다. 하지만 몸이 찬 사람에게는 살짝 데치거나 찐 양배추가 더 좋다.

Tip〉 영양을 지키는 양배추 찌는 요령

양배추는 삶거나 데치는 것보다 찜통에 찌는 것이 더 맛있다. 또 생으로 먹을 때와는 달리 찌는 동안 여분의 수분과 떫은맛도 없어지게 된다. 무엇보다 중요한 것은 찌는 조리 방법이 데치거나 삶는 것보다 영양 손실이 적다는 사실이다. 양배추를 찔 때는 잎을 하나하나 떼어낸 다음, 김이 오른 찜통에 넣어 반투명한 빛이 날 때까지 그대로 두면 된다.

vegetable recipe

양배추를 이용한 조리법 ㅣ양배추피클ㅣ

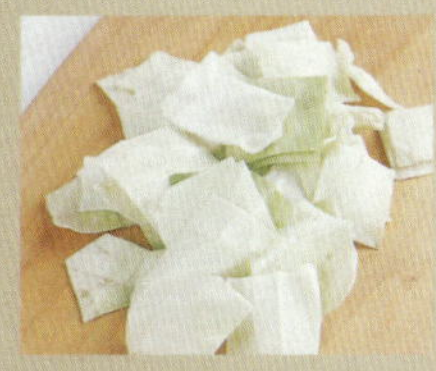 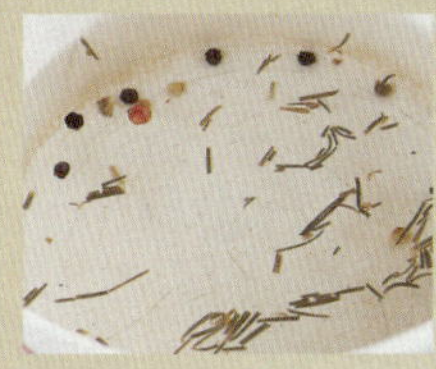 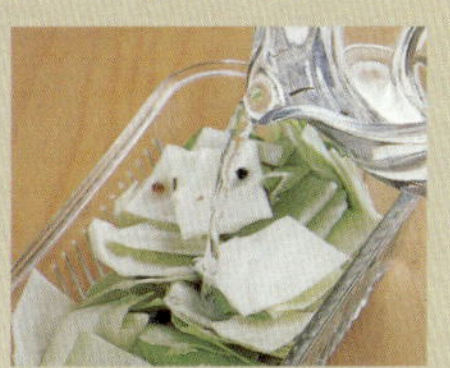

재료_ 양배추 1/4통, 소금 2작은술
양배추 절임물_ 식초 1/3컵,
　설탕 1/3컵, 물 4컵, 통후추 2알,
　마른 로즈마리 2작은술

만들기_ 1 양배추는 심을 도려내고 한잎씩 떼어서 먹기 좋은 크기로 네모나게 썬다.
2 양배추를 넓은 그릇에 담고 소금을 뿌려 30분 정도 절인다. 너무 오래 절이면 아삭한 맛이 약해지므로 간이 살짝 밸 정도로만 절인다.
3 냄비에 물을 담고 식초와 설탕, 통후추, 마른 로즈마리를 넣어 팔팔 끓여 양배추 절임물을 만든다.
4 절인 양배추를 건져 그릇에 담고 한김 식힌 절임물을 넣어 반나절 정도 삭힌 후 냉장고에 넣어 보관한다.

양상추 *lettuce*

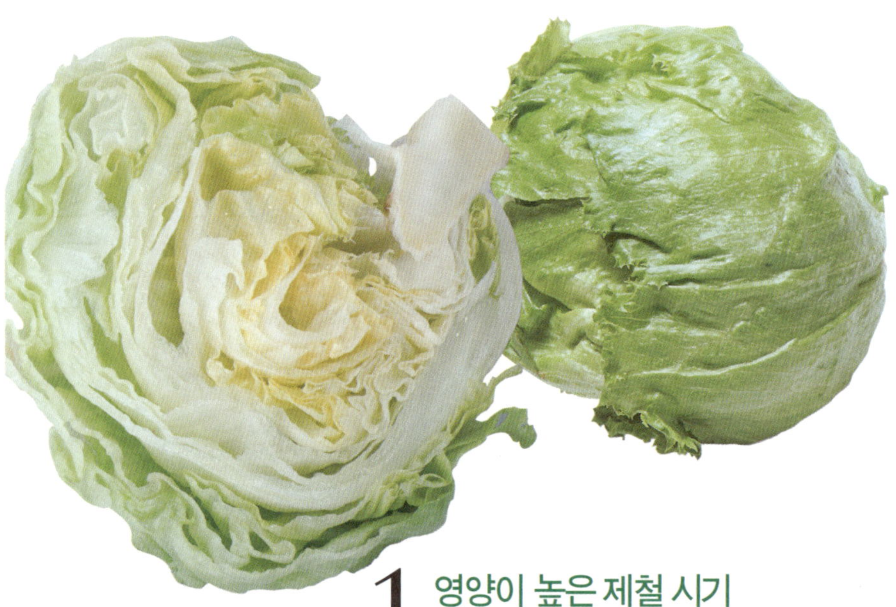

1 영양이 높은 제철 시기

아삭아삭 씹히는 맛이 상큼한 잎채소로, 영양이 풍부할 뿐 아니라 적당한 크기로 뚝뚝 잘라 소스를 얹어 내면 돼 간편하게 먹을 수 있다. 다른 잎채소와 마찬가지로 여름 에서 늦가을 사이가 제철이다.

2 고르는 방법

양상추는 상추처럼 국화과에 속하는 식물. 그러나 상추 와는 달리 잎이 둥글고 넓으며 양배추처럼 덩어리를 이 루고 있다. 양상추는 상추를 개량하여 샐러드용으로 만 든 품종으로 붉은 것, 녹색, 로메인 레터스 등 그 종류가 다양하다. 싱싱한 양상추를 고르려면 우선 밑동을 살펴 본다. 뿌리를 베어낸 곳이 싱싱하고 흰 것이 좋은 것.

또한 잎이 연한 초록빛으로 윤기가 돌고 부드러운 것을 고르도록 한다. 잎이 너무 얇으면 양상추 특유의 아삭거리며 씹히는 맛을 즐길 수 없으므로 잎이 연하고 적당히 도톰한 것을 고르는 것이 좋다.

3 영양

카로틴 함량이 풍부하며 비타민 $B_2 \cdot C$, 칼슘, 철분, 칼륨 등 무기질 함량도 높은 편이다. 특히 비타민 C가 풍부해 스트레스 해소에 효과가 있으며 칼슘, 철분 등은 골다공증과 빈혈의 예방, 치료에 좋다.

뿐만 아니라 골격과 치아 형성에 중요한 기능을 하는 칼슘이 풍부하므로 여성호르몬이 부족하여 칼슘이 유출되는 갱년기 여성이나 칼슘 흡수가 늦어지는 노인들에게 좋은 식품이다. 양상추는 내장의 열을 식히는 작용을 하며, 이뇨 효과도 뛰어나다.

4 손질법

양상추는 손질이 어렵지 않은 채소 중 하나. 시든 겉잎은 떼어낸 다음 흐르는 물에 헹궈서 열을 가하지 않은 상태로 먹는다. 우선 양상추의 심 둘레를 둥글게 칼로 도려낸 다음 바깥쪽 큰 잎부터 한 장씩 떼어낸다. 떼어낸 잎은 손으로 뚝뚝 찢어 물에 담가 두면 싱싱해진다.

5 보관법

양상추는 잎이 연해 건조한 곳이나 바람 부는 곳에 두면 시들기 쉬우므로 신문지에 싸서 어둡고 시원한 곳에 보관한다. 냉장고에서 보관할 때는 랩에 싸거나 위생백에 넣어 수분이 빠져 나가지 않도록 한다.

〈양상추〉 동의보감

양상추는 상추와 비슷해 찬 성질을 가지고 있으며 약간 쌉쌀한 맛과 감칠맛이 있다. 비타민 A · C · E가 풍부하며 엽록소를 많이 함유하고 있다. 또한 나트륨, 칼슘, 인, 요오드 등 무기질이 다양하게 들어 있어 갱년기 여성이나 노인들에게 좋다. 이 밖에도 양상추에 들어 있는 마그네슘은 점막과 근육 조직을 튼튼하게 하고 신진대사를 활발하게 하며 혈액순환을 돕는다. 이러한 양상추의 효과는 저혈압, 빈혈 등의 증상을 개선하며 냉증을 없애 준다. 양상추의 섬유질은 변비를 해소하고 구취를 없앨 뿐 아니라 뇌나 신경조직의 신진대사를 활발하게 해 불면증이나 불안증에도 효과적이다. 또한 어혈을 풀어 주고 철분이 풍부해 혈액을 늘리는 역할을 하기도 한다.

양상추의 약효 : 여성의 갱년기 증상, 혈액순환, 저혈압, 빈혈, 냉증

〈양상추〉의 음식궁합

양상추+팥 : 양상추와 팥을 배합하면 이뇨 효과가 상승하여 방광염이나 혈뇨에 좋다. 이 두 가지를 따로 달인 뒤 섞어 마시면 방광염으로 인한 하복통에도 효과적이다.

양상추+무 : 양상추와 무를 함께 먹으면 체열을 떨어뜨린다. 또한 체열에 의한 구취를 없앨 수 있는 식품 배합이다.

양상추+파슬리 : 양상추에 파슬리를 배합하면 빈혈에 효과가 있다. 양상추 자체가 다량의 철분을 함유하고 있기 때문에 보혈 작용을 하며, 파슬리 역시 철분이 풍부하여 빈혈에 도움이 된다. 또한 양상추와 파슬리는 여드름 치료에도 좋을 뿐만 아니라 피부결을 부드럽게 하는 데에도 효과적이다.

양상추+셀러리 : 양상추와 셀러리를 함께 섭취하면 불안증과 불면증에 효과가 있다. 양상추는 불안증과 신경과민 증상을 완화하고 불면증에 좋으며, 마찬가지로 셀러리의 독특한 향인 알비올 성분은 신경을 안정시키는 작용을 한다.

양상추+우유 : 양상추는 칼슘 흡수가 필요한 여성이나 노인들에게 좋은 식품이다. 양상추를 우유와 함께 먹으면 우유에 있는 단백질과 젖당이 칼슘 흡수를 좋아지게 하므로 골다공증 예방에 효과적이다.

〈양상추〉의 영양을 지키는 조리법 & 섭취법

양상추는 생으로 먹어야 조리로 인한 영양 손실을 막을 수 있으므로 샌드위치 사이에 끼워 먹거나 샐러드를 만들어 먹는 것이 좋다. 또한 불고기나 생선회를 먹을 때 싸서 먹기도 하고 식초, 소금, 설탕으로 간을 한 밥에 햄, 오이, 치즈, 참치 등을 넣고 주먹밥을 만들어 양상추에 둘둘 말아 싸서 먹는 것도 별미다.

Tip〉 상추씨의 효능

모유가 부족할 때 상추씨는 효과적이다. 한방에서는 상추씨를 '와거자' 라 하여 유즙이 나오게 하고 소변을 시원하게 배출하는 약재로도 사용한다. 이 상추씨와 찹쌀을 섞어 미음을 만들어 먹으면 효과를 볼 수 있다. 찹쌀 1컵에 상추씨 1컵을 믹서 넣어 걸쭉하게 간 다음 냄비에 담아 미음을 끓인다. 마지막 단계에서 감초가루를 넣어 맛을 살린다.

vegetable recipe

양상추를 이용한 조리법 | 참치양상추쌈 |

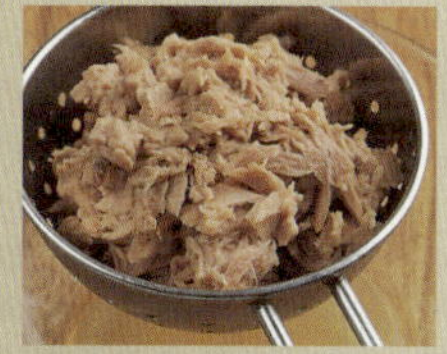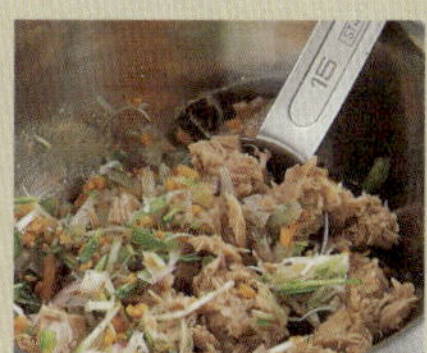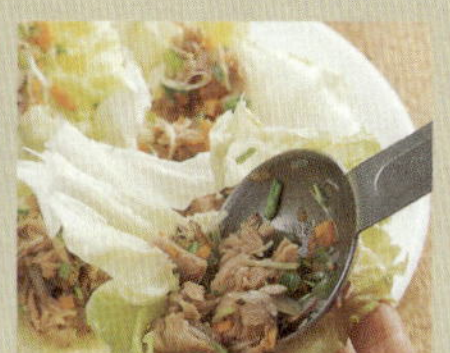

재료_ 통조림 참치 1캔, 양상추 1/2통, 당근 1/3개, 양파 1/2개, 부추 한 움큼, 소금 약간

만들기_1 참치 통조림을 준비해 체에 밭쳐 국물을 쏟아낸다.

2 양상추는 심을 자르고 한 잎씩 뗀 후 다시 적당한 크기로 잘라 찬물에 씻어 물기를 뺀다.

3 당근과 양파, 부추는 손질해 굵직하게 다진 후 기름 뺀 참치에 넣어 고루 섞고 소금으로 간을 맞춘다.

4 뜯어 놓은 양상추에 양념한 참치를 한 숟가락씩 떠 담고 접시에 예쁘게 담아낸다.

잎 채소를 이용한
쌈밥 다이어트

우리가 쌈밥에 이용하는 각종 쌈 채소에는 식이섬유가 풍부하게 들어 있다. 대부분의 사람들은 이런 식이섬유가 변비에만 좋다고 알고 있다. 하지만 식이섬유는 변비뿐 아니라 다이어트, 피부미용에도 효과가 있으며 비만, 당뇨, 심혈관계 질환, 암 예방을 하는데도 중요한 역할을 한다. 또한 쌈 채소는 생으로 먹거나 살짝 데쳐서 먹기 때문에 영양소 파괴가 적어, 우리 몸에 부족해지기 쉬운 각종 비타민이나 미네랄, 야채에 풍부한 각종 항산화 물질들을 충분히 공급해 준다.

'쌈밥 다이어트' 어떻게 할까?

어떻게 먹을까? 쌈밥(잡곡밥+잎채소)+쌈장

얼마나 먹을까? 다이어트를 위한 쌈밥은 밥 반 공기 정도가 적당하다. 반 공기라면 150kcal 정도. 야채는 칼로리가 적으므로 양에 제한을 둘 필요가 없다. 쌈장 역시 칼로리가 없는 것은 아니지만 적게 넣어 먹으므로 큰 문제가 되지 않는다.

언제 먹을까? 시간적인 여유가 있는 식사시간이라면 언제든 OK!

쌈밥 다이어트라고 해서 복잡하거나 어려울 것은 없다. 단지 하루 한 끼는 쌈밥을 만들어 먹는 것이다. 세 끼 중 어느 시간을 선택해도 상관은 없다. 하지만 시간에 쫓기는 아침보다는 상대적으로 여유가 있는 저녁시간이 더 편할 것이다. 잎채소는 대부분 쌈밥에 활용할 수 있다. 단 호박잎이나 양배추 같은 채소는 살짝 찌거나 데쳐서 먹는다. 야채를 다양하게 준비해 두면 좋겠지만 번거로울 수 있으므로 한 번에 한두 가지만 준비해도 충분하다. 쌈장은 미리 넉넉히 만들어 놓는다. 쌈장은 취향에 따라 여러 가지 만들어 놓아도 좋다. 쇠고기를 볶아 넣어도 좋고, 견과류를 빻아 넣어도 색다른 쌈장이 된다. 밥은 찬밥을 이용해도 된다. 잡곡밥이 흰밥(백미밥)보다 영양적인 면에서 더 훌륭하므로 잡곡밥을 이용하면 더욱 훌륭한 건강식이 될 수 있다.

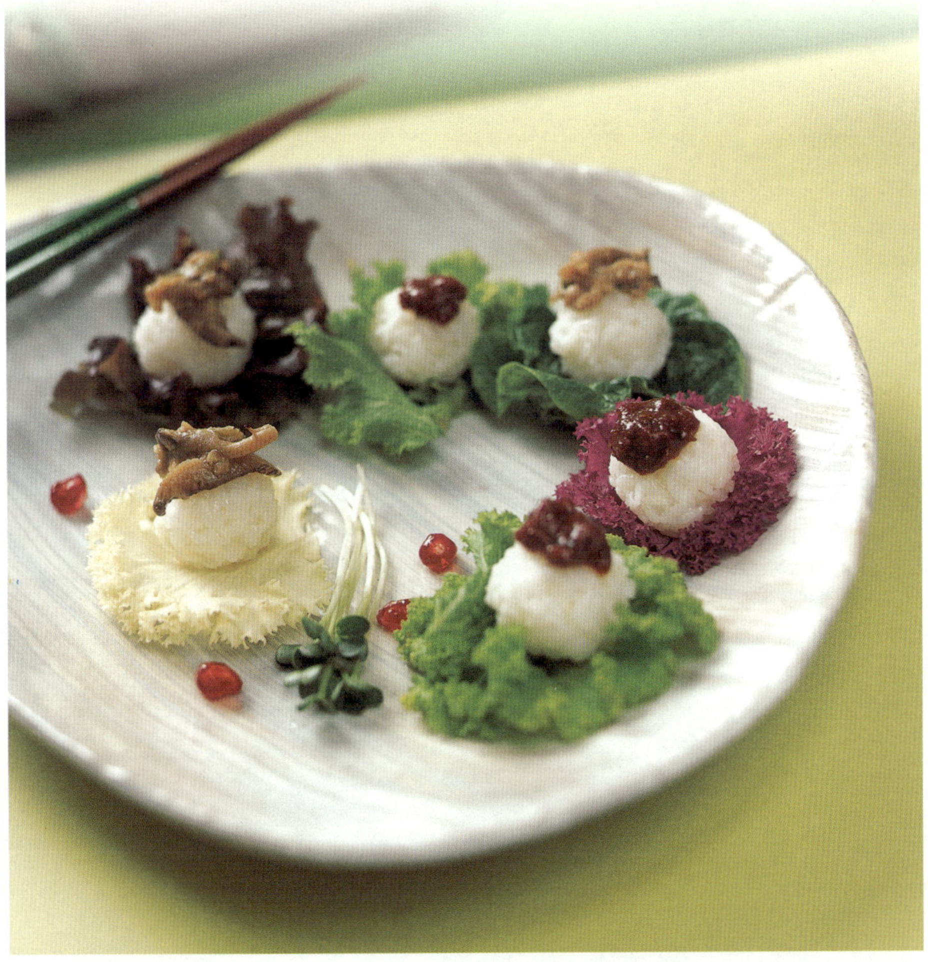

다이어트 POINT

쌈밥 다이어트의 포인트는 '야채는 많이, 밥은 적게' 이다. 쌈밥을 먹다 보면 김밥을 먹을 때처럼 생각보다 많은 양의 밥을 먹게 되는 경우가 많다. 때문에 먹을 양을 일정하게 정해놓고 먹어야 과식하는 것을 막을 수 있다. 또한 쌈을 만들어 먹으면 잘 안 씹고 삼키는 경우가 있는데 너무 쌈을 크게 만들지 말고 20번 이상 씹는다는 생각으로 꼭꼭 씹어 넘긴다. 여러 번 씹어야 소화도 잘되고 위에 부담도 적으며 포만감도 빨리 느끼게 된다.

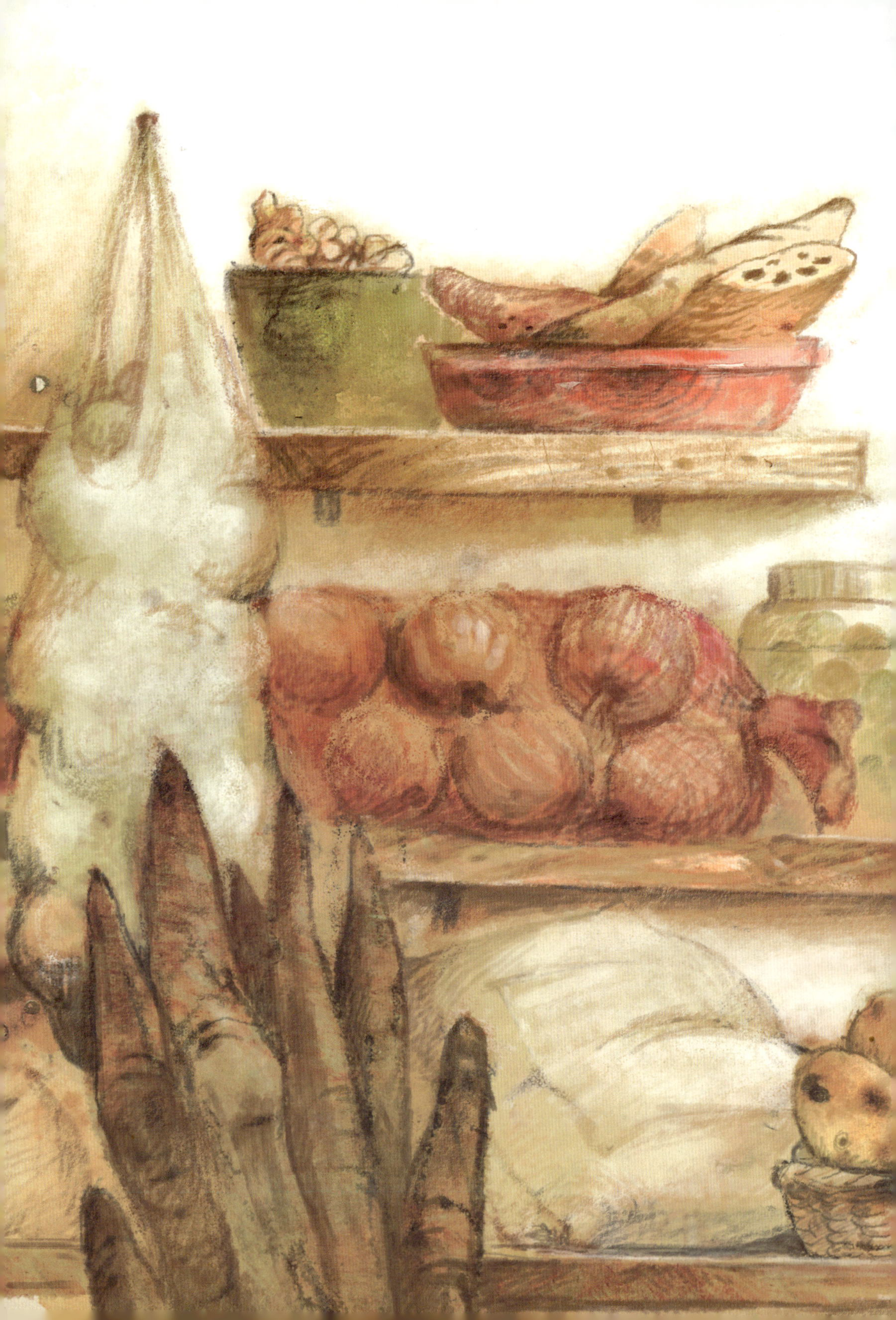

뿌리를 먹는 야채

땅 속에서 자란 뿌리채소는 대체로 섬유소가 많고 칼로리가 낮다. 또한 채소마다 각각의
영양분이 풍부하고 저장성이 좋기 때문에 손질법과 조리법만 잘 익혀 둔다면 두고두고
먹을 수 있는 저장성 채소가 된다. 특히 뿌리채소 가운데는 약용으로도 활용할 수 있는 것도
적지 않으므로 그 종류와 활용법을 잘 알아 두면 도움이 된다.

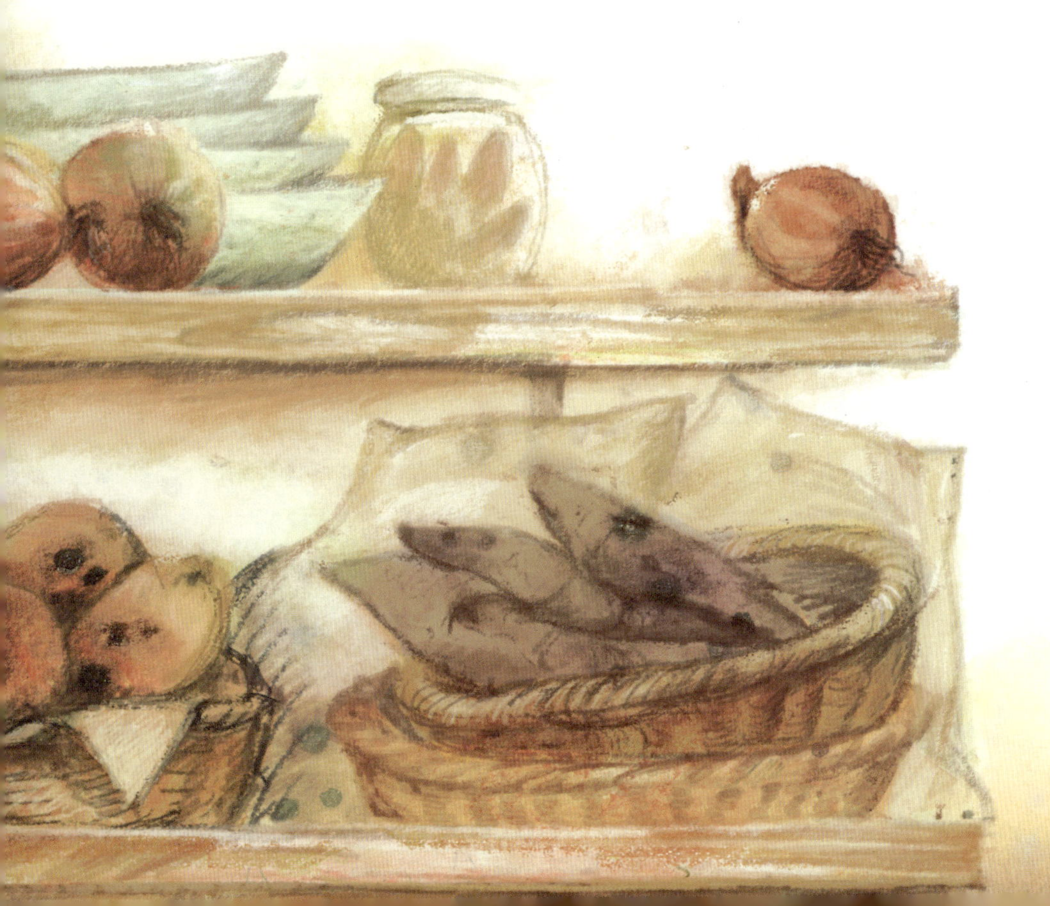

감자 potato

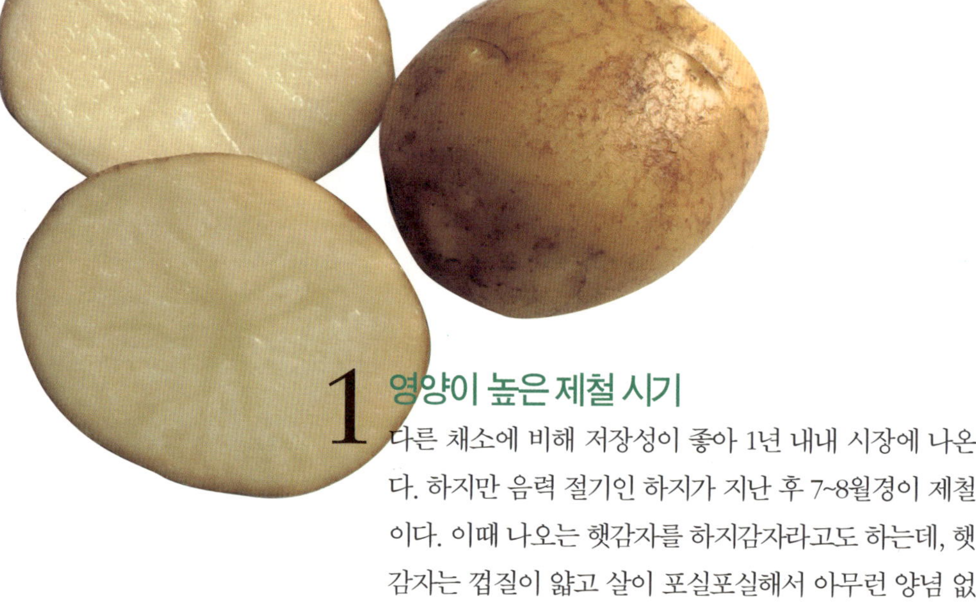

1 영양이 높은 제철 시기

다른 채소에 비해 저장성이 좋아 1년 내내 시장에 나온다. 하지만 음력 절기인 하지가 지난 후 7~8월경이 제철이다. 이때 나오는 햇감자를 하지감자라고도 하는데, 햇감자는 껍질이 얇고 살이 포실포실해서 아무런 양념 없이 그냥 쪄 먹어도 맛있다.

2 고르는 방법

수분이 적고 속살이 노란 밭감자가 맛있다. 껍질이 얇고 단단하며 눈 자국이 깊지 않으며 울퉁불퉁하지 않고 둥근 것을 고르도록 한다. 깨끗하고 반질반질한 것보다는 흙이 묻어 있는 것이 더 싱싱할 가능성이 높다. 껍질이 녹색을 띠는 것은 아릿한 맛이 강하므로 피한다. 싹이 나오거나 단단하지 않고 주름이 생긴 것은 묵은 것이므로 구입하지 않는 것이 좋다.

3 영양

감자는 탄수화물이 주 성분인 알칼리성 식품이다. 중간 정도의 크기 2개면 밥 1공기분의 열량이 있기 때문에 식사 대용으로 활용하기에 적당하다. 흔히 감자에는 탄수화물 외에 영양분이 없을 거라 생각하지만 의외로 비타민과 칼륨 함량이 높다. 특히 감자에 들어 있는 비타민 C는 삶아도 파괴가 되지 않는 장점이 있으며 칼륨은 밥의 16배나 된다. 칼륨은 체내에 있는 여분의 나트륨을 배출하는 작용을 하므로 고혈압 예방과 치료에 효과가 있다. 감자에는 식물성 섬유의 일종인 펙틴도 들어 있어 변비 치료에도 효과적이다.

4 손질법

감자를 손질할 때 가장 주의해야 할 것은 감자의 싹이다. 감자 싹에는 솔라닌이라는 유독 성분이 있으므로 껍질을 벗긴 후 싹이 생긴 감자의 눈은 반드시 도려내도록 한다. 햇감자는 수세미로 문지르거나 수저 등으로 긁기만 해도 껍질이 벗겨지지만 이렇게 겉의 얇은 껍질만 벗기면 아린맛이 강하므로 필러로 벗기는 것이 좋다.

5 보관법

감자는 햇볕 드는 곳에 두면 싹이 나므로 어둡고 서늘하며 바람이 잘 통하는 그늘에 저장하는 것이 좋다. 특히 날씨가 무더울 때는 상온에 두면 금방 싹이 돋아난다. 며칠 내로 쓸 경우라면 냉장고에 두어도 상관없지만 오랫동안 보관할 때는 종이상자나 종이봉투에 보관하는 것이 좋다.

〈감자〉 동의보감

감자는 맛이 달고 성질이 평이해 어떤 체질에게나 잘 맞는 국민채소다. 면역능력을 도우며 부신피질 호르몬의 생산을 촉진하여 스트레스를 완화해 준다. 감자는 특히 소음인에게 잘 맞는 식품이다. 소음인은 식독·수독·혈독에 의해 '담음'을 잘 형성하여 소위 '다크 서클'로 불리는 눈 밑의 검은 증상이 생기 쉽고, 금방 피로한 증상을 느끼고 몸이 잘 붓는다. 감자는 소음인의 이런 증상에 효과적이다.

또한 감자는 산성 체질을 알칼리성 체질로 개선해 주는 식품이며 칼슘을 많이 함유하고 있다. 감자에는 판토텐산이 함유되어 있는데 이것은 부신에 비타민 C를 축적하게 하며 점막의 회복을 빠르게 하고 감염증에 대한 저항력을 갖게 한다. 이러한 작용으로 인해 풍치와 충치도 예방하며, 소화기능을 돕고 설사에도 효과가 있다.

날감자를 간 즙이나 감자수프를 꾸준히 먹으면 고혈압이나 위궤양, 신장병에 의한 부기에 효과가 있다. 다만 만성 신장염 때문에 칼륨을 제한해야 하는 환자에게는 적당하지 않으니 주의한다.

감자의 약효 : 담음, 피로회복, 위궤양, 부기, 감염증, 고혈압

〈감자〉의 음식궁합

감자+우유·치즈 : 감자와 우유, 감자와 치즈는 궁합이 좋은 식품. 삶은 감자를 으깨서 우유와 설탕, 소금을 섞어 음식을 만들거나 혹은 삶은 감자를 으깨어 치즈를 섞어 먹으면 좋다. 이는 감자에 부족한 단백질과 지방을 보충해 영양을 높일 수 있는 조리방법이다.

감자+돼지뼈·돼지콩팥 : 돼지뼈에 감자를 넣은 감자탕은 궁합이 아주 좋은 식품. 돼지뼈에는 단백질, 칼슘, 비타민 B 등이 풍부하기 때문에 혈액이 약해져 뼈가 허약할 때 이를 보호해 준다. 체력 소모가 심할 때 돼지뼈나 돼지콩팥에 감자를 넣어 먹으면 기력을 충전할 수 있으며, 허리와 무릎이 새큰거리고 힘이 없고 아플 때도 효과를 볼 수 있다.

감자+당근 : 감자의 칼륨 성분은 위 속의 위산, 염기의 균형에 영향을 주므로 과산성 위염에 도움이 되며 점막 세포의 점액이 정상적으로 분비되도록 돕는다. 또한 당근은 비타민 A의 보고로 우리 몸 각종 기관의 상피 조직을 건강하게 유지하는 데 필수적인 채소이다. 이 두 가지 채소의 생즙에 물을 붓고 꿀을 약간 넣어 먹으면 위염 치료에 좋다.

〈감자〉의 영양을 지키는 조리법&섭취법

감자의 비타민은 삶아도 파괴가 되지 않으므로 다양한 음식에 활용해도 좋다. 볶음이나 탕, 찜 요리에 많이 사용하며 알이 작은 알감자는 간장에 조려 먹어도 맛있다. 감자를 채 썰어 튀김을 해도 아이들 간식으로 좋으며, 감자를 갈아서 전을 부쳐 먹어도 감자의 맛과 영양을 함께 섭취할 수 있다. 감자 속 칼륨은 삶으면 국물에 배어 나오므로 감자로 국물요리를 했을 때는 국물째 먹는 것이 좋다.

Tip〉 감자를 오래 보관하는 방법

감자를 보관할 때 감자 속에 사과 1~2개를 함께 넣어 두면 날씨가 더워도 싹이 잘 나지 않는다. 이는 사과에 들어 있는 에틸렌이란 효소 성분이 감자 싹이 나는 것을 억제하기 때문이다. 감자는 오래되어 다소 시들었어도 껍질과 싹을 제거하면 먹을 수 있다.

vegetable recipe

감자를 이용한 조리법 ┃ 감자빈대떡 ┃

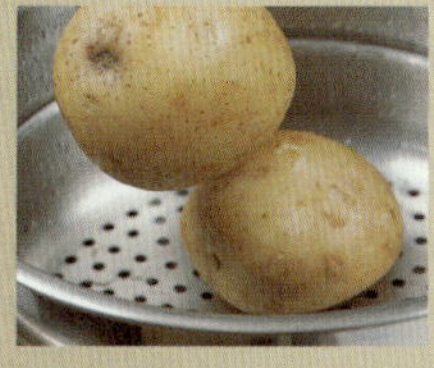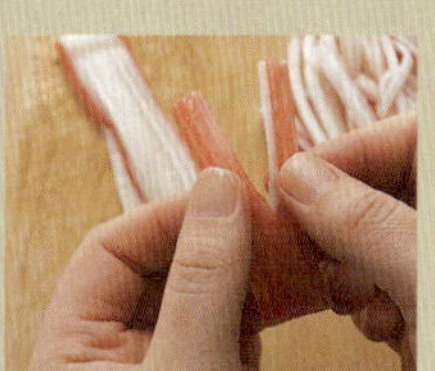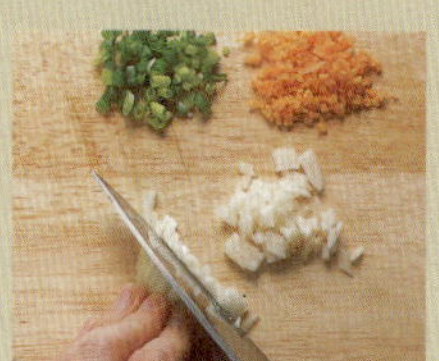

재료_ 감자 2개(중간 크기), 찐 감자 3개(중간 크기), 맛살 30g, 양파 1/4개, 실파 4뿌리, 달걀 2개, 튀김가루 3큰술, 육수 3큰술, 소금 · 후춧가루 · 식용유 조금씩

만들기_ 1 감자는 껍질을 벗겨 얇게 썰고, 찐 감자는 으깬 후 체에 내린다.
2 맛살은 결대로 찢은 다음 잘게 썰어 준비한다.
3 실파는 송송 썰고, 양파는 다진다.
4 준비한 재료에 달걀과 육수를 넣고 섞은 다음, 튀김가루를 넣고 반죽을 만든다. 간은 소금으로 맞춘다.
5 식용유를 두른 팬에 반죽을 한 숟가락씩 동그랗게 떠놓고 노릇하게 지진다.

고구마 Sweet potato

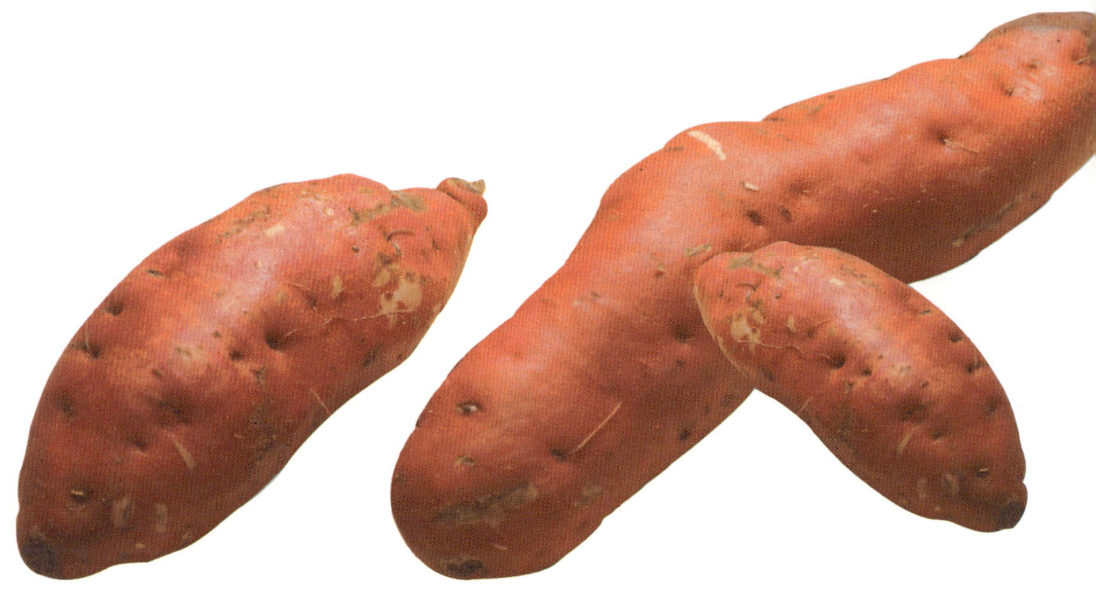

1 영양이 높은 제철 시기

늦여름에서 가을인 8~10월이 제철. 가을에 수확한 뒤 겨우내 두고 먹을 수 있을 만큼 저장기간이 길다. 또한 식사 대용으로도 충분할 만큼 포만감이 느껴지기 때문에 다이어트식으로 많이 먹는다.

2 고르는 방법

잔털이 많지 않고 모양이 곱고 매끈한 것이 좋으며 색이 진한 것이 맛있다. 대개 길쭉한 것은 섬유질이 많아 말랑말랑하고 달착지근하며 동글동글한 것은 전분이 많아 밤맛이 난다.

3 영양

칼로리가 높고 칼륨이 풍부한 알칼리성 식품으로 성장기 아이들의 간식으로 좋다. 뿌리채소 중에서 식물성 섬유가 가장 많이 들어 있어 변비 해소에도 효과가 있다. 섬유질뿐 아니라 수지 성분이 있어서 배설을 촉진한다. 고구마를 먹으면 피부가 고와진다고 알려져 있는 것도 바로 이렇게 변통을 좋게 하는 성질 때문이다. 단, 고구마의 주성분은 당질이므로 비만증이 있는 사람이나 당뇨병, 심장 질환을 앓는 사람은 많이 먹지 않는 것이 좋다.

4 손질법

흙을 털어내고 깨끗한 수세미로 문질러 씻은 뒤 위에서 아래를 향해 길게 껍질을 벗긴다. 움푹 파인 곳은 특히 흙이 많이 들어 있으므로 칼의 밑동을 이용해서 파내도록 한다. 씻은 뒤 용도에 따라 썰어 사용한다. 껍질을 벗겨서 그대로 놔두면 표면이 검게 변하는데, 옅은 설탕물에 담가 두면 색이 변하는 것을 막을 수 있다.

5 보관법

고구마는 추위에 약한 채소이므로 보관할 때 냉장고에 넣지 않는 것이 좋다. 가장 좋은 저장법은 30~35℃, 습도 90% 이상의 방에 4~6시간 두었다가 10℃ 정도의 서늘하고 어두운 곳에 보관하는 것이다. 이렇게 하면 껍질이 단단해져서 병균이 침입하지 못한다. 1~2개 정도라면 신문지에 싸서 15℃ 정도의 실온에 두었다가 먹는다.

〈고구마〉 동의보감

고구마는 맛이 달고 성질이 평이해 어떤 체질에나 잘 맞는 채소. 특히 호박고구마(물고구마와 호박을 교접한 것)는 달면서 부드러워 많은 사람들에게 인기가 많다. 고구마에 많이 들어있는 베타카로틴 성분은 호흡기를 강화한다. 또한 고구마에 함유되어 있는 칼륨 성분은 혈액 속의 여분의 염분(나트륨 성분)을 소변과 함께 배출시키므로 고혈압을 비롯한 성인병 예방에 좋다. 또한 비타민 B군과 C의 함유량은 뿌리채소 중에서 단연 으뜸이다. 특히 고구마의 세라핀과 섬유질이 변통을 부드럽게 해 준다. 이런 유효한 성분은 껍질에 많이 있기 때문에 고구마는 깨끗이 씻어 껍질째 먹는 것이 좋다. 특히 껍질에 있는 미네랄은 당분의 이상 발효를 억제하기 때문에 껍질째 먹으면 먹고 나서도 속이 쓰리지 않는다. 또한 고구마 생즙은 발암물질인 스트론튬의 발생 및 흡수를 막아 주면서 우리 몸을 보호해 주는 효과가 있다.

고구마의 약효 : 호흡기 강화, 성인병 예방, 변비, 피로회복

〈고구마〉의 음식궁합

고구마+귤 : 고구마와 귤은 둘 다 비타민 C의 보고. 감기에는 비타민 C가 가장 좋은 영양 성분으로 이 두 가지를 배합해 조리해 먹으면 감기 예방과 치료에 도움이 된다.

고구마+마 : 고구마와 마는 쇠약해진 몸을 보양하고 기력을 보충하며 비위를 튼튼하게 한다. 고구마와 마를 함께 먹으면 비위가 허약하고 수족이 찬 경우에 좋다. 같은 양의 고구마와 마를 잘게 썰어 함께 볶아 먹는다. 또는 각각 말린 뒤 가루를 내어 섞은 다음 미음에 타서 먹어도 영양을 그대로 섭취할 수 있다.

고구마+김치 : 고구마의 질 좋은 섬유질과 칼륨이 김치 안에 있는 나트륨 성분을 배설해 주기 때문에 함께 먹으면 좋다.

고구마+우유 : 고구마와 우유는 둘 다 칼륨이 풍부한 식품. 칼륨은 혈액 속에 남아 있는 여분의 나트륨 성분을 소변과 함께 배출하므로 고혈압을 비롯한 성인병에 좋다. 삶은 고구마에 우유를 넣어 간 다음 소금을 살짝 넣어 먹으면 맛있다.

〈고구마〉의 영양을 지키는 조리법& 섭취법

고구마는 그대로 쪄서 먹든지 아이들이 좋아하는 간식인 맛탕이나 샐러드로 만들어 먹어도 좋다. 볶거나 조릴 때는 감자와 마찬가지로 물에 담갔다가 조리한다. 이렇게 하면 전분질이 우러나와 그릇에 들러붙거나 부서지지 않아 깔끔하다.

Tip〉고구마와 함께 조리하면 안 되는 식품

땅콩 · 쇠고기 : 고구마와 땅콩은 둘 다 호흡기에 좋은 식품이다. 그러나 땅콩을 전분이 많이 함유된 고구마와 함께 먹으면 '상극' 작용을 일으킨다. 쇠고기 역시 함께 먹으면 좋지 않다. 쇠고기와 고구마는 소화에 필요한 위산의 농도가 다르기 때문에 유효한 성분을 소화하고 흡수하는 것을 서로 방해한다.

vegetable recipe

고구마를 이용한 조리법 | 고구마채소조림 |

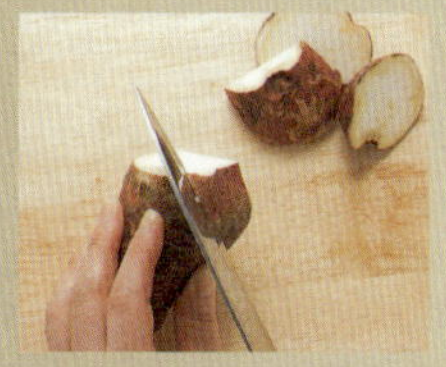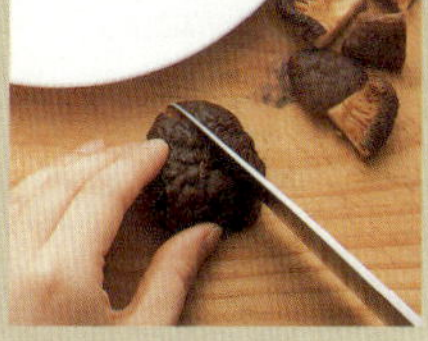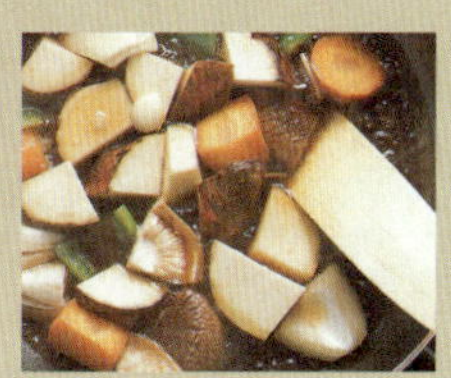

재료_ 고구마 2개, 당근 1/2개, 양파 1/2개, 피망 1개, 표고버섯 2~3개, 물 1/2컵, 통깨 조금, 간장 3큰술, 설탕 1작은술, 저민마늘 2쪽

만들기_ 1 고구마는 씻어 먹기 좋은 크기로 썰고 당근과 양파, 피망도 손질한 후 깨끗이 씻어 고구마와 비슷한 크기로 썬다.
2 표고버섯은 기둥을 떼어내고 4등분한다.
3 두꺼운 팬에 물을 조금 붓고 고구마, 당근, 양파, 피망, 표고버섯을 넣고 볶는다.
4 재료들이 어느 정도 익으면 남은 물을 모두 넣고 간장, 설탕, 저민마늘을 넣어 뚜껑을 덮고 중불에서 조린다.
5 채소들이 익으면 약한 불에서 뚜껑을 열고 윤기 나게 조린 후 그릇에 담고 통깨를 뿌린다.

식사 대용 든든 다이어트
감자·고구마 다이어트

감자와 고구마의 비타민 C는 가열해도 잘 파괴되지 않는 장점이 있다. 또 고구마는 칼륨이 풍부하기 때문에 고혈압 환자에게도 좋으며, 철분도 풍부하여 편식하는 아이들이나 다이어트를 하는 여성들에게 좋다. 특히 철 결핍성 빈혈 해소에 도움이 되기 때문에 다이어트하면서 생길 수 있는 빈혈 등 부작용을 걱정할 필요가 없다. 감자는 필수아미노산을 골고루 가지고 있으며 감자의 껍질에는 비타민 C가 많기 때문에 감자를 삶을 때에는 껍질째 삶는 것이 좋다. 고구마는 식이섬유가 풍부해 변비 해소에 큰 도움이 된다. 감자·고구마의 이런 성분들은 피부를 맑고 깨끗하게 만들어 준다.

'감자&고구마 다이어트' 어떻게 할까?

어떻게 먹을까? 감자 또는 고구마 + 저지방 우유 한 잔

얼마나 먹을까? 감자나 고구마 1개 정도면 어느 정도 포만감도 느끼면서 칼로리 섭취를 줄일 수 있다. 특히 우유와 함께 마실 때는 저지방 우유를 선택한다.

언제 먹을까? 저녁식사 대용으로 든든하게!

감자나 고구마 한 개와 저지방 우유 한 잔을 곁들여서 저녁 대용으로 먹는다. 감자나 고구마는 충분한 포만감과 에너지를 주기 때문에 다이어트할 때 가장 중요한 저녁식사 시간에 먹는 것이 좋다. 대신 아침이나 점심은 다른 좋아하는 음식을 먹는다. 살이 찌는 사람들을 보면 주로 저녁에 과식을 하는 경우가 많다. 그렇다고 무조건 저녁식사를 거르거나 적게 먹으면 잠자리에 들 때 속이 허전하고 힘이 없기 때문에 다음날 일상생활에 지장을 주게 된다. 하지만 저녁식사로 감자나 고구마를 먹으면 포만감이 쉽게 느껴져서 적은 열량으로도 속이 든든해진다. 또한 여기에 저지방 우유를 곁들이면 감자나 고구마에 부족한 영양소를 보충할 수 있을 뿐 아니라 특히 여성들에게 부족한 칼슘까지 섭취할 수 있어 좋다.

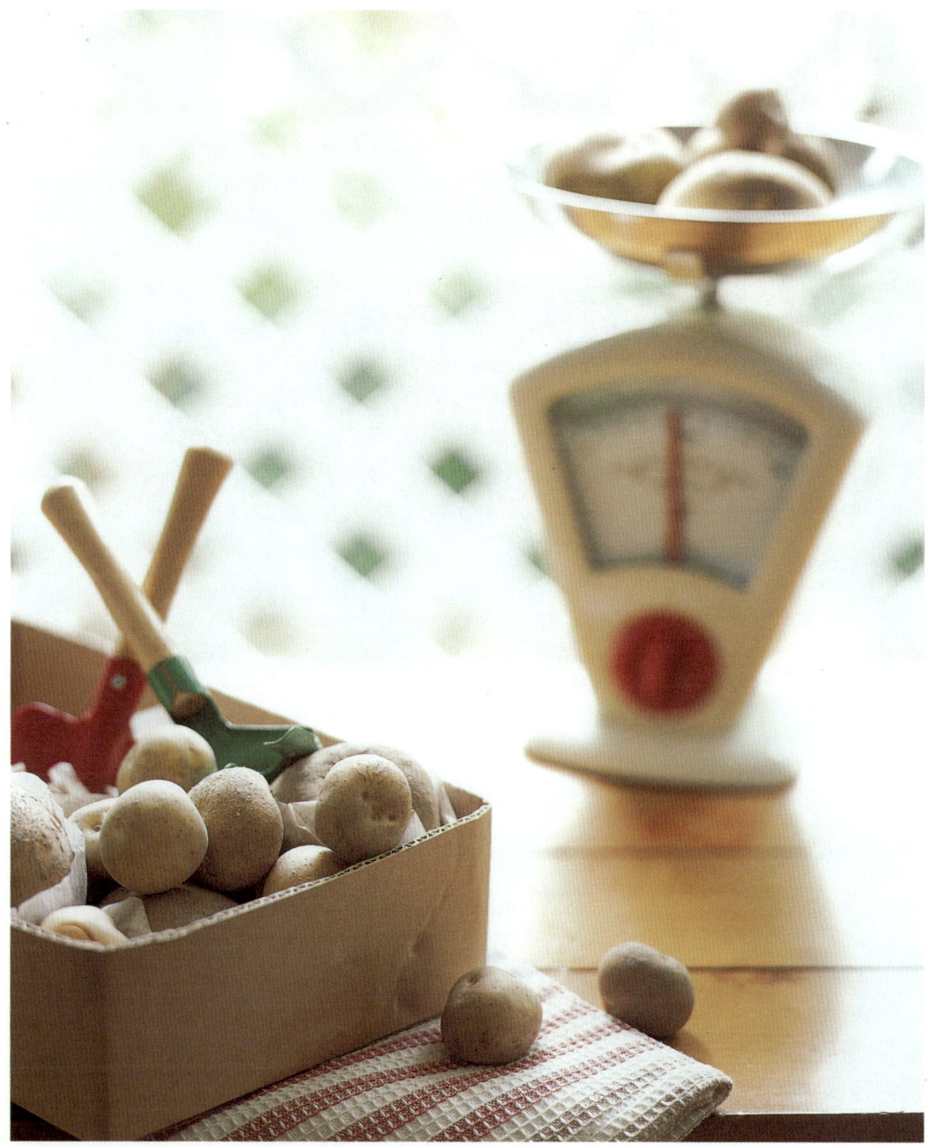

다이어트 POINT

감자와 고구마는 탄수화물이 많은 채소이기 때문에 열량이 적은 것이 아니다. 100g당 감자는 약 80Kcal, 고구마는 130Kcal이다. 달걀보다 조금 큰 정도가 100g 정도이며, 대개 중간 크기 감자 하나가 100kcal, 중간 크기 고구마 한 개는 170 Kcal 정도된다. 때문에 먹을 때마다 번거롭긴 하지만 먹을 만큼만 삶거나, 양을 정해두고 먹는 것이 좋다. 또 일반 우유는 지방 함량이 높아 열량도 높기 때문에 감자·고구마와 함께 마실때는 저지방 우유를 마시는 것이 좋다.

당근 *carrot*

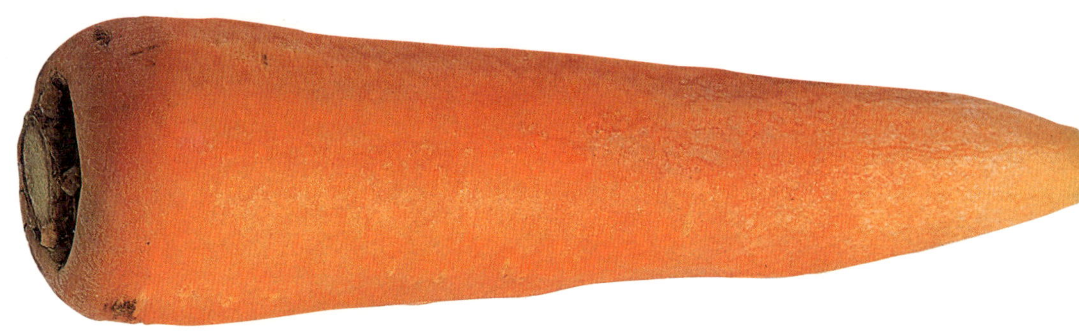

1 영양이 높은 제철 시기

9~12월이 제철. 이때 나온 당근이 가장 즙이 많고 단맛이 강하다. 저장성이 좋아 1년 내내 먹을 수 있다.

2 고르는 방법

표면이 너무 울퉁불퉁하지 않고 손으로 잡아서 묵직한 느낌이 드는 것이 싱싱한 것. 또한 빛깔이 선명하고 껍질이 매끈매끈한 것을 고른다. 엷은 주황색보다는 붉은색이 도는 것이 단맛이 더 강해 맛있다. 잎이 난 머리 쪽이 검은 색으로 변한 것은 수확한 지 오래된 것이고, 너무 큰 것은 섬유질이 억세므로 피한다. 깨끗이 손질한 것보다는 흙이 묻어 있는 것이 신선하다.

3 영양

당근에 들어 있는 카로틴은 우리 몸 안에서 비타민 A로 바뀌기 때문에 당근을 비타민 A의 보고라고 부른다. 당근 1/3 조각만 먹어도 하루에 필요한 비타민 A를 충분히 섭취할 수 있다. 이외에도 당근에는 비타민 E를 제외한 거의 모든 비타민과 철분, 칼슘, 칼륨, 식물성 섬유 등이 균형 있게 들어 있다.

당근에 많이 들어 있는 비타민 A와 철분은 조혈을 촉진하고 혈액의 흐름을 좋게 하므로 빈혈은 물론 허약 체질인 사람에게 좋으며 피로회복에도 도움이 된다.

4 손질법

당근은 손질이 편한 채소이기 때문에 특별한 손질법이 필요없다. 흙을 털어내고 필러로 껍질을 벗긴 뒤 원하는 모양으로 썰어서 사용한다.

색이 예뻐 써는 방법만 달리 해 조리해도 음식을 한층 돋보이게 할 수 있다. 당근의 겉면에 적당한 간격으로 칼집을 넣어 슬라이스하면 꽃 모양을 낼 수 있으며 막대 모양, 다이아몬드 모양 등 다양하게 모양을 만들어 조리에 사용할 수 있다.

5 보관법

저장성이 좋으므로 냉장고 채소칸이나 햇볕이 들지 않는 서늘한 곳에 두면 오랫동안 보관할 수 있다. 여름에는 비닐봉지나 랩에 싸서 냉장고에, 겨울에는 상온이나 햇볕이 들지 않는 서늘한 곳에 보관하면 된다. 흠집이 있거나 물기가 닿으면 썩기 쉬우므로 물에 씻지 말고 흙이 묻은 채로 보관한다.

〈당근〉 동의보감

당근은 성질이 따뜻하기 때문에 몸이 냉한 사람이 섭취하면 좋다. 또한 허약하고 무기력하며, 감기에 잘 걸리고, 간장이 약한 사람, 식욕이 없고 눈이 침침하며 치아와 뼈가 약한 사람, 점막의 저항력이 떨어져 천식 등이 쉽게 걸리는 사람에게 좋은 건강 채소다.

당근에는 펙틴이라는 식물성 섬유가 들어 있으며 비피더스균을 활성화하는 성분도 들어 있어 장의 기능을 정상화하기 때문에 변비, 설사에 좋다. 또한 당근에는 물에 녹지 않는 식물성 섬유도 있어 변통을 좋게 하므로 위장이 좋지 않은 사람에게 좋은 식품이다. 암세포 성장을 억제하는 베타카로틴 및 노화를 방지하는 엽산, 비타민 B군, Bx(파라아미노안식향산) 등이 다량 함유되어 있고 그루코코르티코이드 물질도 함유되어 있어 항염증 작용 및 항알레르기 작용도 돕는다. 또한 당근의 카로틴 성분은 피부나 점막을 튼튼하게 하기 때문에 피부가 약하거나 건조해 가려운 사람이라면 매일 조금씩 먹는 것이 좋다. 단, 당근에는 비타민 C를 분해하는 아스코르비나아제 성분이 함유되어 있기 때문에 생식할 때는 다른 채소와 함께 먹는 것을 피한다.

당근의 약효 : 감기, 허약체질, 무기력증, 변비와 설사, 알레르기 질환, 위장 질환

〈당근〉의 음식궁합

당근+기름 : 당근에 많이 들어 있는 카로틴은 지용성 비타민이므로 기름과 함께 조리해야 소화흡수가 잘된다.

당근+레몬 : 당근주스를 만들 때 레몬을 조금 넣으면 레몬 속의 구연산이 당근에 들어 있는 비타민 C를 분해하는 효소의 작용을 억제하기 때문에 더욱 좋다. 나른한 오후, 기운이 떨어졌을 때 당근 간 것에 레몬즙을 넣어 주스를 만들어 먹으면 피로회복에 효과가 있다.

당근+강낭콩 : 당뇨병성 지방간이 있을 때는 인슐린의 원료가 되는 아연을 함유하고 있는 강낭콩을 당근과 함께 섞어서 음식을 만들어 먹으면 효과가 있다.

당근+된장 : 된장은 단백질과 비타민 E를 다량 함유하고 있어서 피부에 잡티와 주름이 생기는 것을 예방하고 피부 재생 및 보습에도 효과적이다. 따라서 당근을 된장에 찍어 먹으면 피부미용에 더욱 효과적이다. 또한 당근은 식이섬유가 풍부해 변비 치료에 효과적이며 포만감을 줄 수 있기 때문에 다이어트 식품으로도 좋다.

〈당근〉의 영양을 지키는 조리법 & 섭취법

당근은 날것으로 먹는 것보다는 살짝 데치거나 식물성 기름을 조금 두르고 살짝 볶아 먹는 것이 좋다. 또한 당근은 껍질째 조리하는 것이 더 좋다. 당근을 잘게 자르거나 으깨면 당근 속의 산화효소인 리포옥시다제에 의해 카로틴이 급속히 산화해버린다.

Tip〉당근과 함께 조리하면 안되는 식품

오이+양배추 : 당근과 오이를 배합하면 아스코르비나제 성분이 비타민 C를 파괴하므로 날것으로 함께 먹는 것은 좋지 않다. 당근과 양배추를 배합해도 마찬가지. 날것으로 섞을 때는 식초를 조금 넣어 주면 비타민 C의 파괴를 막을 수 있다.

vegetable recipe

당근을 이용한 조리법 | 당근양파피클 |

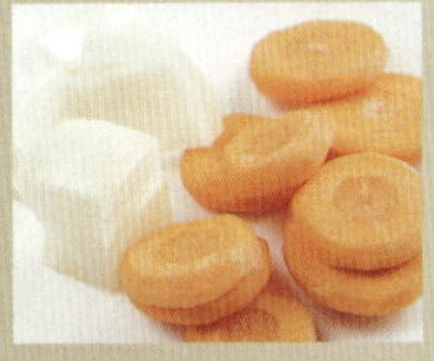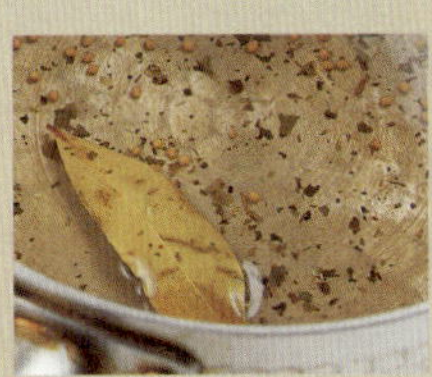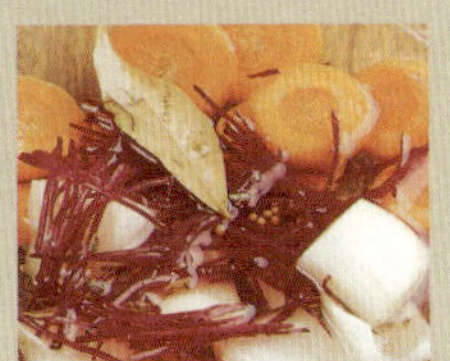

재료_ 당근 2개, 양파 1개, 비트 15g,

절임물_ 식초 1/3컵, 설탕 5큰술, 물 2컵, 통후추 2큰술, 마른 오레가노 1큰술, 월계수잎 1장, 소금 약간

만들기_ 1 당근과 양파는 먹기 좋은 크기로 자른다.

2 비트는 껍질을 씻은 후 곱게 채 썰어 물에 살짝 담갔다가 건진다.

3 절임물 재료를 준비하여 냄비에 담고 한소끔 끓인 후 식힌다.

4 절임물에 손질한 당근과 양파, 비트를 넣어 간이 배도록 잰다.

5 입구가 넓은 유리병에 담아 냉장고에 넣어 차게 보관한다.

더덕 Codonopsis lanceolata

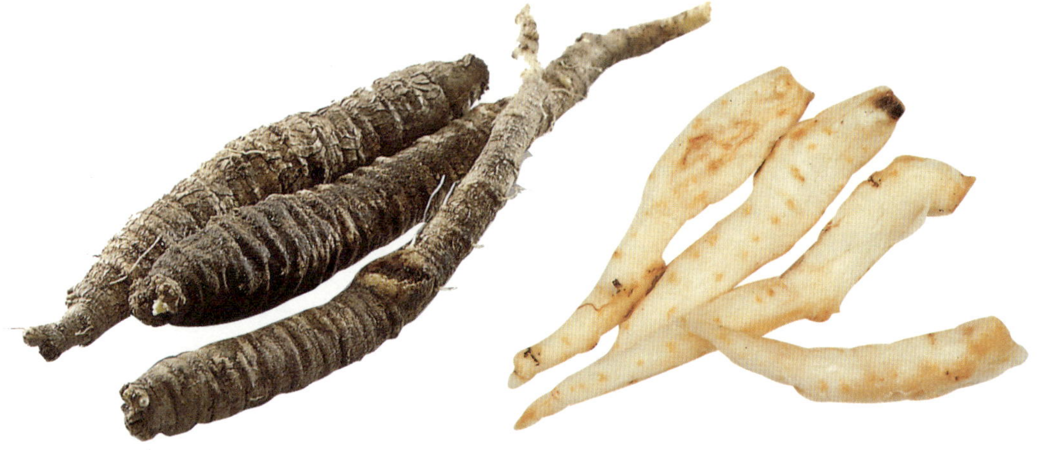

1 영양이 높은 제철 시기

자연산 더덕은 이른 봄부터 여름에 걸쳐 나온다. 이른 봄에 캔 것이 가장 맛이 좋고 영양가도 높으며 봄이 지나 캔 것은 아린맛이 강하다.

2 고르는 방법

뿌리가 희고 굵으며 몸 전체가 곧으면서 쭉 뻗은 것이 싱싱하면서 맛도 좋다. 또한 표면 주름이 너무 깊지 않고 잔가지가 많지 않은 것이 좋은 것. 지나치게 울퉁불퉁하거나 몸체가 너무 짤막하고, 굵거나 가는 것은 피한다. 더덕을 찾는 이유는 뭐니 뭐니 해도 특유의 향 때문. 따라서 더덕을 고를 때 향이 진한 것을 선택하는 것이 좋은 더덕을 구입할 수 있는 방법이다. 수입더덕은 대체로 주름이 깊고 울퉁불퉁하며 고유의 향이 약하다.

3 영양

더덕에는 칼슘, 인, 철분 등 무기질이 풍부하며 식물성 섬유도 많이 들어 있다. 또한 단백질, 당질, 비타민이 골고루 들어 있는, 영양이 풍부한 고칼로리 식품이다. 흔히 더덕을 '사삼' 이라고 하는데 이는 더덕에 인삼의 주성분인 사포닌이 들어 있기 때문이다. 이 성분은 위와 장을 튼튼하게 해 주기 때문에 건위제, 강장제로 많이 쓰이며 거담, 기침에도 좋은 효과가 있다.

4 손질법

흙을 털어내고 씻은 후 껍질을 옆으로 돌려가면서 벗긴다. 그대로 조리하면 쓰고 아린맛이 강하므로 소금물에 잠시 담가 쓴맛을 적당히 우려내는 것이 좋다. 손질할 때는 반 갈라 편 다음 두드려 살을 부드럽게 해 무침이나 구이, 튀김 등에 이용한다. 방망이로 더덕을 직접 두들기면 더덕이 부스러지기 쉬우므로 행주로 잘 감싼 후 살살, 자근자근 두들겨서 편다. 이렇게 더덕 살을 부드럽게 펴 주어야 양념이 고루 배어 맛있다.

5 보관법

어둡고 서늘한 땅속에 묻어 보관하면 가장 오래 또 신선하게 보관할 수 있다. 하지만 요즘에는 이렇게 보관하기가 쉽지 않으므로 흙이 묻은 채로 신문지에 싸서 냉장고에 보관하도록 한다. 더덕은 마르지 않게 보관하는 것이 중요하다. 하지만 보관을 잘못해 더덕의 껍질이 말랐다면 잠시 물에 불린 뒤 껍질을 벗겨 비닐백에 담아 두면 며칠 더 보관할 수 있다.

Q&A 더덕 궁금증!

더덕으로 술을 담그려면?

더덕은 체력을 키워 주고 쌓인 피로를 풀어 주며 열을 내리는 데 좋다. 더덕주 역시 자양·강장 효과를 볼 수 있다. 더덕주는 특히 자기 전에 마시면 더 좋은 약효를 기대할 수 있다. 우선 더덕 100g을 깨끗이 씻어 준비한 다음 공기가 통하지 않게 밀봉할 수 있는 병에 담는다. 이 더덕에 소주 3.6ℓ (20컵)을 부어 공기가 통하지 않도록 완전히 밀봉한 다음 서늘한 곳에 보관하면 된다.

〈더덕〉 동의보감

초롱꽃과에 속하는 더덕은 전국적으로 분포하고 있으며 깊은 산속의 덤불 속에서 나는데 굵게 살찐 덩이뿌리와 덩굴, 그리고 초록빛의 꽃으로 이루어져 있다. 더덕하면 사삼이라 불리는 뿌리 부분이 강장식품으로 가장 유용하게 쓰인다. 쌓인 피로를 풀거나 체력을 튼튼하게 보강해야 할 때, 열을 내리는데 큰 효과가 있다.

더덕은 맛이 달면서 약간 쓰고 성질은 약간 찬, 향긋한 방향성 식물로 태음인과 궁합이 잘 맞으며 지나치게 찬 체질의 사람에겐 잘 맞지 않는다. 더덕에는 칼슘, 인, 철분, 비타민 $B_1 \cdot B_2$ 등이 함유되어 있으며, 100g당 340Kcal 정도의 칼로리가 있다. 더덕은 호흡기 기능을 보강해 주는 효과가 있어 기침, 가래가 심할 때 약으로 쓸 수 있다. 이 외에도 심장을 보하고 성인병을 예방하는 데도 좋은 약재로 널리 알려져 있다. 〈동의보감〉에는 "더덕은 간기를 보한다. 때문에 달여서 먹거나 나물을 만들어 먹으면 좋다."고 했으며 〈본초강목〉에는 "더덕은 위장의 기능을 돕고, 고름과 종기를 삭혀 주며 오장의 풍기를 고르게 한다."고 했을 정도로 약효가 뛰어나다. 그래서 예로부터 음낭통, 백대하, 화농성 질환에 많이 쓰였다. 오래 묵어 진득진득한 노란 물이 가득 든 더덕은 산삼 못지않게 좋은 효과가 있으며 정액의 양을 늘리고 모유분비를 촉진한다.

더덕의 약효 : 기침, 가래, 성인병, 화농성질환

〈더덕〉의 음식궁합

더덕+고추장 : 더덕과 고추장은 모두 태음인에게 좋은 식품. 고추장은 더덕의 찬 성질을 중화해 주기 때문에 이 두 가지를 배합하면 누구나 부담없이 즐길 수 있다.

더덕+돼지고기 : 더덕과 돼지고기를 함께 먹으면 모유가 적을 때 좋다. 더덕의 줄기를 자르면 하얀 즙이 나온다 해서 예로부터 모유가 부족한 산모에게 먹였다.

더덕+맥문동 : 더덕과 한약재인 맥문동을 함께 달여 먹으면 체력이 떨어져 진땀을 많이 흘리며, 마른기침이 잦고, 허리와 다리에 힘이 없어지면서 통증이 있을 때 효과적이다. 맥문동을 달일 때는 말린 뿌리를 사용해야 한다. 맥문동은 그대로 사용하지 말고 물에 담가 조금 부드러워지면 가운데 박힌 심을 꺼낸 다음 다시 말려 물에 넣고 끓이면 된다.

〈더덕〉의 영양을 지키는 조리법 & 섭취법

더덕은 약용으로 먹는 경우가 아니라면 대부분 납작하게 두들겨 양념이 잘 배어들 수 있도록 손질한 다음 사용한다. 사포닌 성분으로 인해 쓰고 아린맛이 강하기 때문에 소금물에 담가 적당히 쓴맛을 없앤 후 조리한다. 더덕은 주로 고추장으로 양념을 해 구워 먹거나 튀겨 먹는다. 또 궁합이 좋은 돼지고기와 함께 꼬치에 꿰어 적으로 만들어 먹기도 한다. 약으로 쓸 때는 더덕 뿌리 위에 있는 '노두'라고 하는 뿌리 꼭지를 떼어내고 물에 씻은 다음 햇볕에 말려 사용한다. 또한 더덕을 잘 말린 다음 가루내어 약용하면 피로 회복에 좋다. 이 외에도 더덕의 잎을 말려 두었다가 차로 마시거나 술을 담궈 마셔도 자양·강장 효과를 얻을 수 있다.

vegetable recipe

더덕을 이용한 조리법 | 더덕고추장구이 |

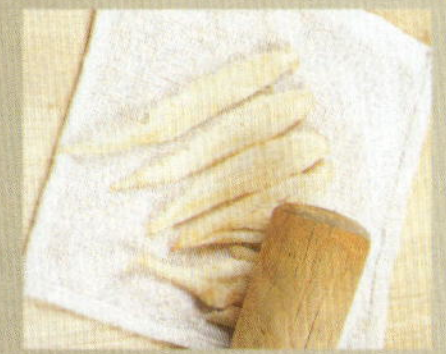 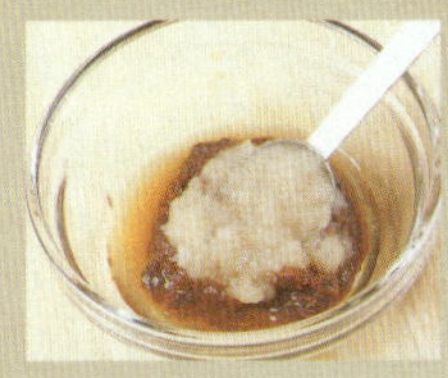 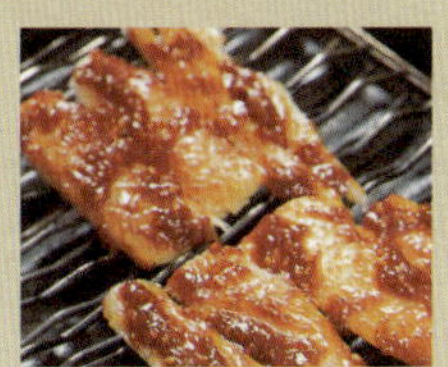

재료_ 더덕 150g, 참기름 2큰술

양념장_ 고추장 3큰술, 고춧가루·다진마늘·다진파 1큰술씩, 간장·설탕 1큰술씩, 깨소금·참기름 조금씩

만들기_ 1 더덕은 껍질을 벗기고 소금물에 담가 아린맛을 없앤 다음 두들겨 납작하게 만든다.
2 더덕에 참기름을 바르고 이중 석쇠에 끼워 애벌구이를 한다. 한 번 살짝 구운 다음 양념장을 바르면 훨씬 고소한 맛이 난다.
3 분량의 재료를 섞어 양념장을 만든 다음 살짝 구운 더덕에 골고루 바르고 더 굽는다. 불은 강하지 않게 한다.

Tip〉 불 조절을 잘해야 타지도 않고 더덕 고유의 향을 유지할 수 있다.

도라지 bellflower

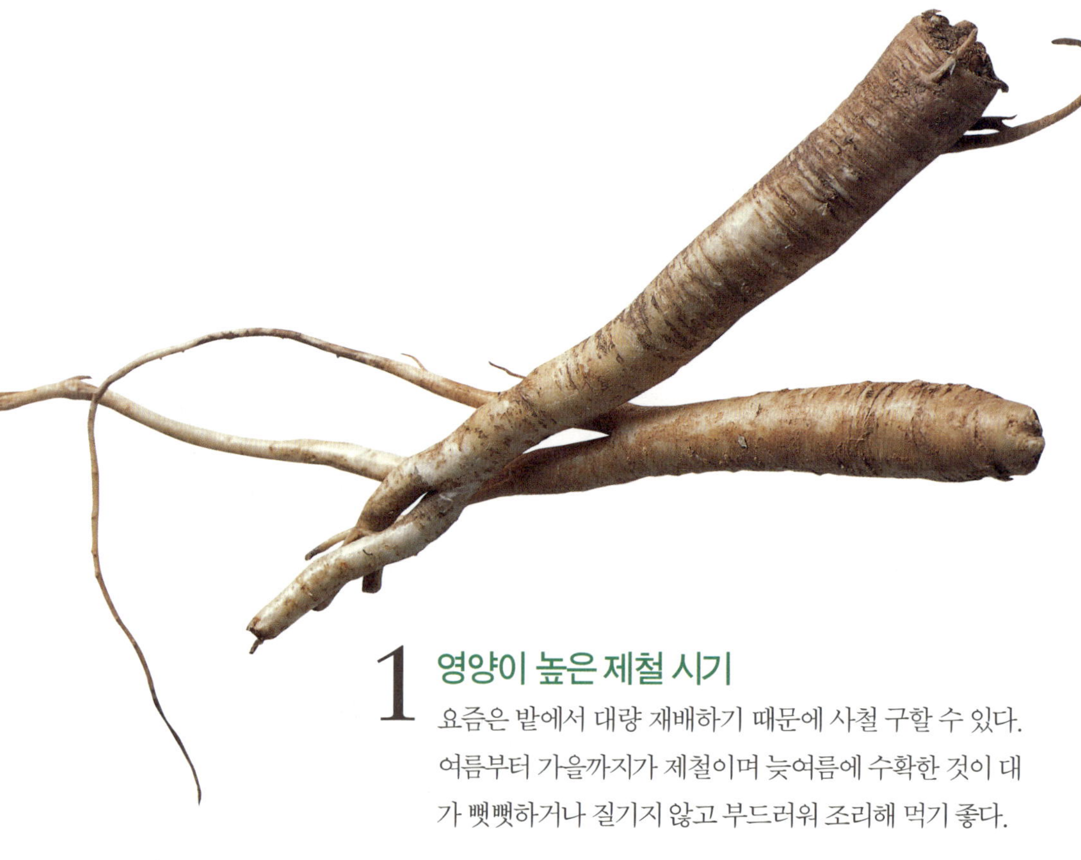

1 영양이 높은 제철 시기

요즘은 밭에서 대량 재배하기 때문에 사철 구할 수 있다.
여름부터 가을까지가 제철이며 늦여름에 수확한 것이 대
가 뻣뻣하거나 질기지 않고 부드러워 조리해 먹기 좋다.

2 고르는 방법

뿌리가 곧게 뻗어 있고 통통하며 속이 흰빛을 띠는 것이
좋은 것. 가지가 여러 갈래로 뻗어나간 것이나 잔뿌리가
많은 것, 중간 중간 옹이가 진 것은 피하도록 한다. 껍질
을 벗겨서 파는 것보다는 벗기지 않은 통도라지가 향이
훨씬 강하며 맛도 좋다.

3 영양

당질과 섬유질, 무기질이 풍부한 알칼리성 식품. 특히 칼슘 함량이 높으며 철분도 다른 채소에 비해 많이 들어 있다. 그 밖에 단백질, 비타민이 함유되어 있으며 사포닌 성분이 있어 거담작용(기관지 점막의 분비를 촉진해 가래를 묽게 하여 삭이는 작용)을 한다. 때문에 예로부터 한방에서는 호흡기 질환의 약재로도 널리 사용되어 왔다.

4 손질법

잔뿌리를 떼어내고 칼로 긁어서 껍질을 벗긴 뒤 물에 깨끗이 헹군다. 껍질 벗긴 도라지는 잘게 찢어서 소금을 뿌리고 바락바락 주물러 쓴맛을 뺀 뒤 물에 담가 놓는다. 도라지를 이렇게 소금으로 주무르면 아린맛이 적당히 제거되고 부드러워진다.

생채를 할 때는 잘게 찢어 초고추장 양념에 무치면 되고, 숙채를 할 때는 끓는 물에 살짝 데쳐서 사용한다. 전을 부치거나 양념구이를 할 때는 통도라지를 반으로 갈라 방망이로 두들겨 납작하게 편 후 사용한다.

5 보관법

보관할 때는 껍질을 벗기지 않은 채 신문지에 싸서 냉장고 채소칸이나 서늘하고 바람이 잘 통하는 곳에 둔다. 껍질을 벗긴 도라지는 물에 담가 두어야 색이 변하지 않는다.

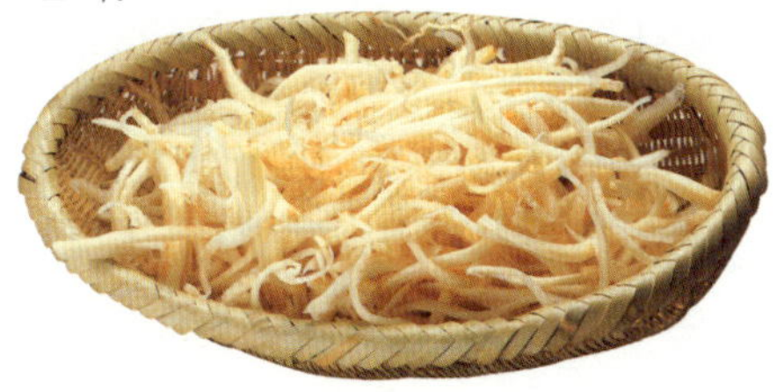

Q&A 도라지 궁금증!

도라지를 약용할 때는 어떻게 조리해야 할까?

도라지는 다양한 영양 성분 외에도 사포닌이 많이 들어있어 가래가 끓고 기침이 심한 경우나 오한, 더위를 먹었을 때, 호흡기 질환, 기관지염에 약효가 있다. 주로 뿌리줄기 부분이 약재로 쓰이는데 말린 도라지 2~4kg에 물 3컵 정도를 붓고 달이거나 가루로 내어 복용한다. 혹은 도라지와 귤껍질, 생강을 넣고 달인 물을 하루 3~4회 나눠 마신다. 주의할 것은 도라지에는 독성이 있기 때문에 한꺼번에 많이 먹으면 좋지 않다.

〈도라지〉 동의보감

맛은 쓰고 맵고 성질은 약간 따뜻하다. 쌉쌀한 맛이 입맛을 돋우며, 건위 · 정장 · 강장 효능이 있다. 도라지는 사포닌이 풍부하여 기관지의 점액 분비를 촉진해 가래를 삭이는 데 특효가 있어 진해 · 거담의 묘약으로 잘 알려져 있다. 한방에서는 도라지는 '길경'이라 하여 예로부터 상기도감염증, 급성기관지염, 폐렴, 폐농양, 천식, 결핵 등에 약재로 사용해왔다.

태음인과 궁합이 잘 맞으며, 작은 상처도 곪기 쉬운 체질을 개선해 준다. 탁한 피를 체외로 배출하는 작용도 하고, 배농 작용으로 곪은 상처의 고름을 빠지게 해 상처를 아물게 한다. 이러한 약효 때문에 도라지는 인후염이나 편도선염으로 목이 많이 부었거나, 마비됐거나 통증이 있을 때 먹으면 좋다.

단, 만성기침에는 쓸 수 없고, 각혈할 때는 오히려 더 악화할 수 있으므로 쓰지 않는 것이 좋다. 특히 도라지가 위장 점막을 자극할 수 있으므로 위궤양에는 사용하지 않는다.

도라지의 약효 : 인후염이나 편도선염, 가래, 폐렴, 천식, 결핵, 기관지염

〈도라지〉의 음식궁합

도라지+감초 : 도라지만 끓여 마시면 약효가 강해서 구토를 일으킬 수 있으므로 감초를 배합해 푹 우려 마시는 것이 좋다. 이렇게 끓인 물은 목이 아프거나 편도선염이 심할 때 약용하면 좋다.

도라지+칡뿌리 : 술을 많이 마셔 어지럽고 속이 쓰릴 때는 도라지와 칡뿌리를 넣고 함께 끓인 다음 꿀을 타서 마시면 속이 풀리고 술독도 없앨 수 있다.

도라지+귤껍질 : 갑자기 오한이 나거나 더위를 먹었을 때 도라지와 귤껍질을 배합해 끓여 마시면 증세가 금방 나아진다.

도라지+치자 : 불면증이 있거나 심장이 약할 때는 도라지와 치자를 함께 끓여 마시면 좋다. 〈동의보감〉에도 도라지가 천식을 다스린다고 나와 있다. 어린 아이라면 도라지를 10g을 끓여서 하루에 여러 번 나누어 먹이고, 어른이라면 20g씩 끓여서 냉장고에 두고 수시로 마시면 약이 된다.

〈도라지〉의 영양을 지키는 조리법 & 섭취법

약간의 독이 있고 쓴맛이 강하므로 약으로 쓸 때는 노두(뿌리 꼭대기)를 제거하고 쌀뜨물에 하룻밤 담갔다가 불에 말려서 사용한다. 통도라지는 갖은 양념을 한 뒤 통째로 구워 먹으면 별미반찬으로 먹을 수 있으며, 먹기 좋게 찢어 놓은 도라지는 양념을 해 생채나 나물, 무침으로 해 먹으면 쌉싸래 하면서도 감칠맛이 있어 입맛을 돋을 수 있다.

Tip〉도라지나물 맛있게 무치는 방법

도라지에 소금을 넣고 바락바락 주물러 쓴맛을 제거한 다음 살짝 데쳐 물기를 꼭 짠다. 그런 다음 팬에 기름을 두르고 도라지, 다진파, 다진마늘을 넣어 볶다가 소금으로 간하고 통깨를 뿌리면 맛있는 도라지나물이 완성된다.

vegetable recipe

도라지를 이용한 조리법 | 도라지오이무침 |

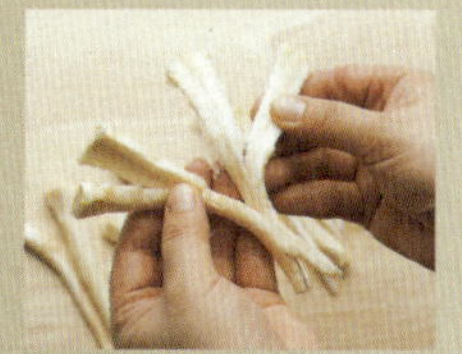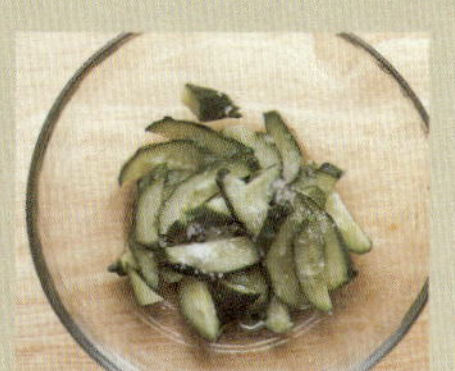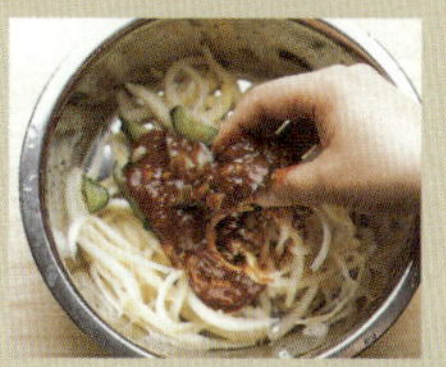

재료_ 도라지 150g, 오이 120g
양념장_ 고추장 1큰술, 고춧가루 1큰술, 다진마늘 1큰술, 다진파 1큰술, 식초 1큰술, 설탕 1큰술반, 소금 1/2작은술

만들기_1 도라지는 가늘게 찢고 오이는 반으로 가른 후 어슷 썰어 각각 소금에 절인다.

2 소금에 절인 도라지와 오이는 각각 찬물에 씻어 물기를 빼 베보에 싼 다음 뭉그러지지 않을 정도로 물기를 짠다.

3 볼에 재료를 분량대로 섞어 무침 양념장을 만든다.

4 넓은 그릇에 도라지와 오이를 담고 양념장으로 도라지에 먼저 물을 들인 후 오이를 섞어 새콤달콤하게 무친다.

생강 *ginger*

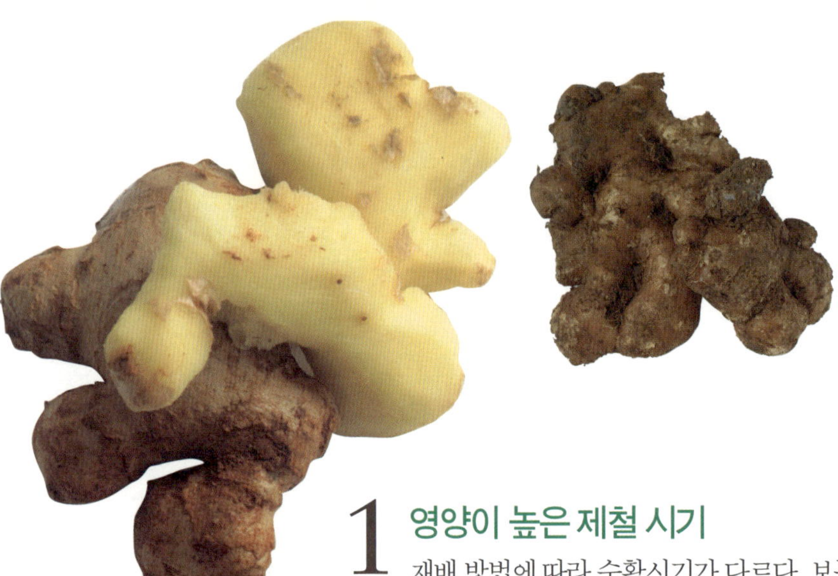

1 영양이 높은 제철 시기

재배 방법에 따라 수확시기가 다르다. 보통 4월~5월경에 파종해서 8월~11월, 때에 따라서는 12월에 수확한다. 여름철에 나오는 햇생강의 경우 잎생강은 매운맛이 약하며 뿌리생강은 심이 적고 연하다.

하지만 대부분의 뿌리생강은 뿌리가 완전히 비대해지는 가을까지 기다려 수확하기 때문에 10~12월에 나온다. 때로는 저장했다가 이듬해에 출하되기도 한다.

2 고르는 방법

뿌리생강은 껍질에 주름이 없고 윤기가 나는 것이 좋다. 또한 황갈색 생강(저장했다가 이듬해에 출하되는 묵은 생강)은 껍질에 흠집이 없고 표면이 울퉁불퉁하지 않고 매끄러운 것이 좋다. 햇생강은 붉은빛이 돌면서 색이 너무 어둡지 않은 것이 싱싱한 것이다.

3 영양

생강에는 특별한 영양 성분은 없다. 하지만 매운맛과 독특한 향 때문에 음식의 양념으로 많이 사용된다. 생강의 매운맛에는 겐게튼이라는 성분과 함께 쇼가올, 킨키베를, 킨기베렌, 치트랄 등의 성분이 있다. 이는 모두 땀이 나게 하는 발한작용을 하며 위액의 분비를 촉진하고 구토 및 숙취를 다스리는 데 효과가 있다.

미국 〈캔서 리서치〉라는 암 전문지에 의하면 생강에 포함되어 있는 기름이 암을 차단하는 효과가 있는 것으로 알려졌다. 또한 진저롤과 쇼가올 등 향 성분은 살균 작용도 한다.

4 손질법

흐르는 물에 깨끗이 씻은 다음 껍질을 쉽게 벗기기 위해 움푹 들어간 마디를 자른 뒤 칼로 껍질을 긁어낸다. 껍질은 성질이 차므로 몸을 따뜻하게 해야 할 때는 껍질을 벗겨 사용하고 몸을 차갑게 해야 할 때는 껍질째 사용한다. 생강은 주로 다지거나 편으로 사용하기 때문에 용도에 맞게 손질해 둔다.

5 보관법

생강을 가장 오래, 싱싱하게 보관할 수 있는 방법은 흙 속에 묻는 것. 하지만 요즘은 흙을 구하기도 어려울 뿐 아니라 집에서 사용하기는 꽤 번거롭다. 때문에 생강을 오래 두고 먹으려면 구입한 생강을 한꺼번에 껍질을 벗긴 다음 다지거나 편으로 썬 다음 냉동 보관해 두었다가 필요할 때마다 꺼내 쓰는 것이 좋다.

Q&A 생강 궁금증!

생강을 오래, 간편하게 보관할 수 있는 아이디어!

생강의 껍질을 벗긴 다음 다진 후 얼음판에 1큰술씩 담아 얼음 모양이 되도록 얼린다. 얼린 생강 조각을 한꺼번에 비닐백에 넣어 두고 필요할 때마다 꺼내 쓰면 간편하다. 얼음판 대신 플라스틱 메추리알 용기를 사용하는 것도 아이디어. 생강차를 끓이기 위해 보관하고 싶다면 껍질 벗긴 생강을 얇게 썰어 햇볕에 바싹 말려 비닐백에 담아 보관한다. 그냥 썰어 보관해도 되지만 이렇게 말려서 보관하면 맛과 향이 훨씬 오래간다.

〈생강〉 동의보감

생강은 생강과의 여러해살이 식물로 '새앙'이라고도 한다. 원산지는 아시아의 열대지방이며 우리나라에서는 1018년 이전부터 생강을 재배해 왔다. 맛은 맵고, 껍질을 벗긴 생강의 성질은 따뜻하다. 생강은 풍기, 냉기, 습기를 없애 주며 감기, 기침, 가래에 효과가 있다. 또한 생강의 독특한 향은 입맛을 돋우고 위장 연동운동을 순조롭게 해 가스를 풀어 주고 숙취와 구취, 구토, 딸꾹질 등도 다스린다.

생강의 또 다른 효능은 건뇌작용이다. 생강은 뇌를 튼튼하게 하고, 체액을 조절해 땀이 나게 하며, 부기를 빼 주는 기능도 한다. 또한 우리 몸 속에 있는 여분의 수분과 함께 체지방도 줄여 주기 때문에 몸을 날씬하게 해 준다.

생강에는 소변을 시원하게 나오게 하는 효능도 있다. 단, 소변을 원활하게 하는 데는 생강보다 생강껍질이 더 효과가 있다. 생강의 진저롤 성분은 아스피린처럼 강력한 항혈전 작용을 하기 때문에 혈중 콜레스테롤을 억제하며 혈전도 예방한다.

생강의 약효 : 감기, 기침, 가래, 구토, 숙취, 콜레스테롤 억제

〈생강〉의 음식궁합

생강+육류·어류 : 생강과 육류·어류는 궁합이 잘 맞는다. 생강은 돼지고기나 쇠고기 등 육류의 소화를 촉진하며, 생선의 비린내를 없애고, 어류에 의한 식중독을 예방한다. 단, 생선 비린내를 없애려면 생선을 한소끔 끓인 다음 생강을 넣어야 한다. 처음부터 생강을 넣고 끓이면 생선 단백질과 생강 성분이 결합되어 냄새를 없애는 작용이 떨어진다.

생강+아욱 : 생강과 아욱을 배합하면 생강의 이뇨 작용이 상승한다. 또 아욱은 변비에 효과가 있어 아욱 생즙에 생강 생즙을 3:1의 비율로 타서 마시면 대변이 원활해진다.

생강+정향 : 생강과 정향을 배합하면 메스껍고 토할 때 좋다. 정향은 향신료로 많이 쓰는데, 소화 장애나 하복부 냉증에 효과가 있다. 이 두 가지를 배합하면 구취나 알코올 중독에도 좋다.

생강+꿀·설탕 : 생강에 꿀·설탕을 배합하면 위액분비가 촉진되고 식욕이 생기며 메스꺼움도 가라앉는다. 〈동의보감〉에서는 "오래된 딸꾹질이나 중초에 열이 있어서 음식을 먹지 못할 때에도 좋다."고 했다. 또한 기침이 나고 숨이 찬 데 좋으며 헛기침에 효과가 있다.

생강+계피 : 생강과 계피를 배합하면 복부나 손발이 차고, 설사가 잦거나 월경 중 복통이 심할 때 효과가 있다. 늘 헛배가 불러 갑갑할 때도 좋다.

생강+배 : 생강과 배를 배합하면 육류 소화에 도움이 된다. 생강에는 특유의 향이 있어 고기 냄새를 없애 주고 단백질 분해 작용도 한다. 또 배는 소화효소가 풍부해 육질을 연하게 해 준다. 따라서 고기를 잴 때 생강즙과 배즙을 함께 넣어 주면 맛도 영양도 높일 수 있다.

〈생강〉의 영양을 지키는 조리법 & 섭취법

생강은 육류가 들어간 음식에 양념으로 많이 사용하지만 그에 못지않게 술이나 차로도 많이 마신다. 또한 생강단자, 생강엿, 생강장아찌, 생강편 등을 만들어 먹을 수도 있으며 생강순으로 정과를 만들어 먹어도 별미. 하지만 많이 먹지 말아야 하며 잠자기 전에는 피하는 것이 좋다.

vegetable recipe

생강을 이용한 조리법 | 생강죽 |

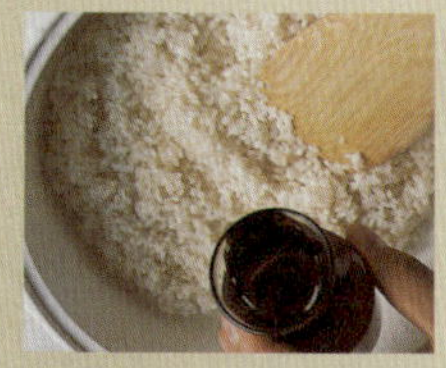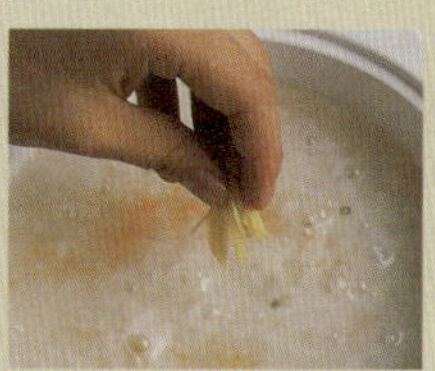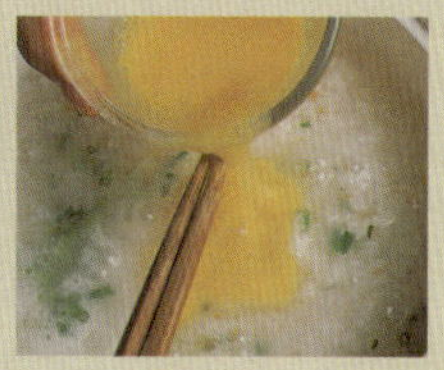

재료_ 생강 20g, 불린 쌀 1컵, 다진당근 10g, 달걀 1개, 참기름 2큰술, 실파 1줄기, 소금 적당량

만들기_ 1 생강은 껍질을 벗겨 곱게 채 썰고, 당근은 잘게 다진다.
2 쌀은 씻어 불려서 물기를 뺀 다음 냄비에 담고 참기름을 넣어 천천히 볶는다.
3 볶은 쌀에 물 6컵을 붓고 천천히 저어가면서 20분 정도 끓인다.
4 끓는 죽에 잘게 다진당근과 채 썬 생강을 넣는다.
5 실파를 송송 썰어 끓고 있는 죽에 넣고, 달걀을 풀어 줄알을 친다. 소금으로 간을 맞춰 완성한다.

양파 *onion*

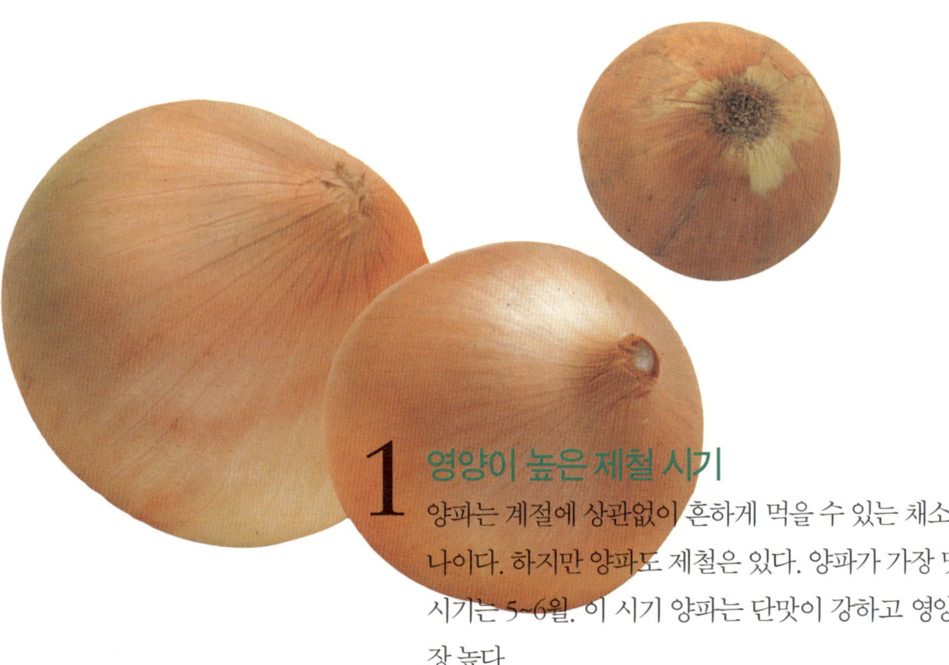

1 영양이 높은 제철 시기

양파는 계절에 상관없이 흔하게 먹을 수 있는 채소 중 하나이다. 하지만 양파도 제철은 있다. 양파가 가장 맛있는 시기는 5~6월. 이 시기 양파는 단맛이 강하고 영양도 가장 높다.

2 고르는 방법

껍질이 잘 마르고 광택이 있으며 단단하고 들어 보았을 때 묵직한 것을 고른다. 마른 겉껍질이 누런 것보다는 붉은빛이 도는 것이 신선하고 맛도 좋다. 줄기 자른 부분을 눌러 보아 물렁물렁한 것은 심이 썩은 것이므로 피하도록 한다. 너무 작은 것보다는 적당한 크기의 것이 다루기도 쉽고 음식의 모양을 내기에도 편하다. 꽃대가 튀어나온 것이 '수양파'인데 이것은 오래 두면 썩기 쉬우므로 꽃대가 튀어나오지 않은 '암양파'를 구입해서 오래 보관하고 먹는다.

3 영양

당질을 많이 함유하고 있어 달착지근한 맛이 난다. 양파의 당질에는 포도당과 설탕, 과당, 맥아당 등이 많이 들어 있기 때문에 단맛이 나는 것이다. 그 밖에 비타민 $B_1 \cdot B_2 \cdot C$와 칼슘, 인 등의 무기질이 들어 있다. 양파 특유의 매운맛과 자극적인 냄새는 유화알릴이라는 성분으로, 소화액의 분비를 돕고 신진대사를 원활하게 하며 비타민 B_1의 흡수를 돕는다. 따라서 음식을 먹을 때 양파를 곁들여 먹으면 다른 음식물에 들어 있는 비타민까지 효과적으로 섭취할 수 있다.

4 손질법

뿌리 부분을 잘라내고 마른 껍질을 벗긴 후 용도에 따라 썰어서 사용한다. 음식에 많이 이용하는 방법은 채 썰기, 링 썰기, 잎 모양으로 큼직하게 썰기, 다지기 등이다. 양파는 층이 나눠져 있어 무턱대고 다지려고 하면 크기도 일정하지 않고 시간도 오래 걸린다. 따라서 양파를 다질 때는 우선 양파를 반으로 자른 다음, 면이 아래로 오도록 엎어 놓고 끝을 조금만 남기고 촘촘하게 칼집을 넣은 다음 썰어 준다.

5 보관법

종이봉지나 망사자루에 넣어 서늘하고 바람이 잘 통하는 곳에 둔다. 습기가 많은 곳에 두면 뿌리가 자라나고 심지 부분에서 푸른 싹이 나와 영양분을 빼앗기게 된다. 이렇게 자라면 시들시들하고 맛이 없어진다. 따라서 오래 저장할 때는 냉장고에 두지 말고 종이봉지에 담아 서늘한 곳에 두어 건조한 상태를 유지하는 것이 좋다.

Q&A 양파 궁금증!

양파를 생으로 먹을 수 있는 좋은 방법은?

양파에 들어 있는 주요한 유효 성분들은 대체로 휘발성 유황 화합물이다. 날 양파를 썰거나 다지면 코를 찌르고 눈물이 나는 것도 이 때문이다. 때문에 양파의 유효 성분들을 최대한 섭취하려면 날것으로 먹는 것이 좋다. 양파를 찬물에 담갔다가 매운맛을 빼고 샐러드에 넣어 먹거나 양파 생즙을 내어 마시면 좋다. 양파즙을 낼 때는 어성초를 배합해 마시는 것도 좋다.

〈양파〉 동의보감

양파는 맛이 달면서 맵고, 성질은 따뜻한 채소이다. 포도당, 과당, 인, 비타민 A · B · C가 들어 있어 피로회복에 좋으며 뇌와 신경에 필요한 에너지를 공급하여 기억력을 향상시키고 마음을 편안하게 한다. 또한 양파에 들어 있는 알리신은 체내에서 비타민 B_1과 결합하여 신진대사를 원활하게 하고 세포에 활력을 불어넣어 준다. 이는 심근을 부활시키고 모세혈관을 튼튼하게 해 피의 흐름을 부드럽게 하는 데도 좋다. 따라서 고혈압 · 동맥경화 · 정맥류를 개선하며, 혈전을 예방하고 이미 생긴 혈전은 녹여 준다. 양질의 콜레스테롤은 늘리고 나쁜 콜레스테롤은 줄이며, 혈압도 떨어뜨린다. 또 양파는 간 속의 지질도 줄여 주기 때문에 간을 튼튼하게 하고 만성 피로를 풀어 주는 데도 효과가 있다. 양파의 유화알릴 등은 발암물질을 해독하는 효소에 좋은 자극을 주며 백혈구를 증가시킨다.

증상에 따른 효과 : 신경안정, 피로회복, 고혈압, 동맥경화, 정맥류 개선

〈양파〉의 음식궁합

양파+식초 : 양파와 식초를 배합하면 불면증에 좋은 음식이 된다. 양파의 유화알릴 성분이 신경을 안정시키며 식초도 항스트레스 작용을 하는 부신피질 호르몬의 분비를 촉진하기 때문이다.

양파+오미자 : 양파와 오미자를 배합한 음식은 피로회복에 좋다. 양파의 비타민 성분과 오미자의 유기산이 피로를 느끼게 하는 물질인 젖산을 해독해 준다.

양파+고기 : 양파는 고기를 연하게 할 뿐만 아니라 고기에서 나는 좋지 않은 냄새도 없애 준다. 갈비찜을 할 때 양파를 넣으면 고기가 부드러워지고, 뼈로 곰국을 끓일 때 양파를 넣으면 뼈 성분이 잘 우러난다.

양파+당근+호박 : 양파와 당근, 호박을 배합하면 변비에 좋다. 양파의 통변작용이 호박이나 양파의 섬유질에 의해 더욱 활발해지기 때문이다.

양파+콩 : 양파와 콩은 당뇨병에 좋다. 양파는 인슐린 분비를 촉진하고 콩의 필수아미노산이 클리코겐을 합성하므로 당뇨병에 의한 피로도 풀 수 있다.

양파+꿀 : 양파와 꿀을 배합하면 양파가 우리 몸에 당분이 흡수되는 시간을 단축해 주므로 피로회복과 자양강장제로 그만이다.

<양파>의 영양을 지키는 조리법 & 섭취법

양파의 유효 성분인 유화알릴을 그대로 섭취하고 싶다면 날로 먹는 것이 가장 좋다. 양파에 열을 가하면 유화알릴이 프로필메르캅탄이라는 물질로 변해 설탕의 50배나 될 정도로 단맛이 강해진다. 때문에 각종 음식에 부재료로 많이 쓰인다. 또한 독특한 향을 지니고 있어 음식의 좋지 않은 냄새를 없애 주므로 쇠고기나 돼지고기, 닭고기 등의 고기 요리에 많이 이용한다.

Tip〉양파를 맛있게 먹는 방법

양파와 사과는 궁합이 좋은 음식. 사과와 양파를 혼합해 맛탕을 만들어 보자. 사과 특유의 향과 양파의 달콤한 맛이 어우러져 맛있고 영양 많은 간식이 된다.

vegetable recipe

양파를 이용한 조리법 ｜ 양파돼지고기조림 ｜

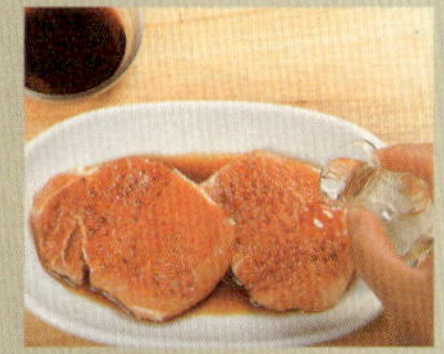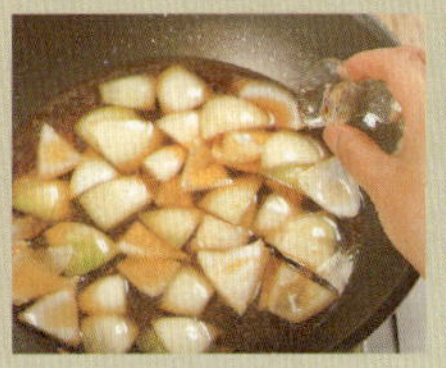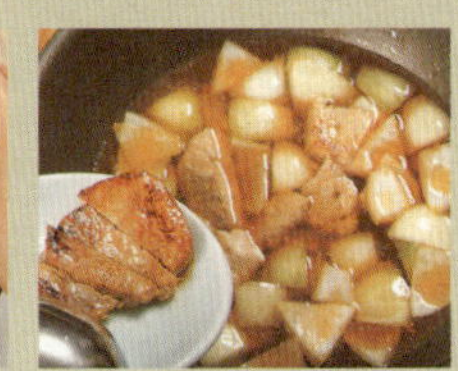

재료_ 양파 1개, 돼지고기 200g
고기양념_ 간장 2큰술, 청주 2큰술
조리양념_ 닭육수 1컵, 간장 1큰술, 청주 1큰술, 녹말물 1큰술, 식물성 기름 조금

만들기_ 1 돼지고기는 알맞은 크기로 썰어 분량의 고기양념으로 밑간한다.
2 팬에 기름을 두르고 간이 스며든 고기를 팬에 굽는다.
3 양파는 껍질을 벗겨 한입 크기로 썰고, 구운 돼지고기도 양파와 같이 한입 크기로 썰어 둔다.
4 냄비에 준비한 닭육수 1컵을 붓고 양파 썬 것과 돼지고기 썬 것을 넣어 한 번 끓으면 간장, 청주, 녹말물을 넣고 다시 한 번 조린다.

연근 lotus root

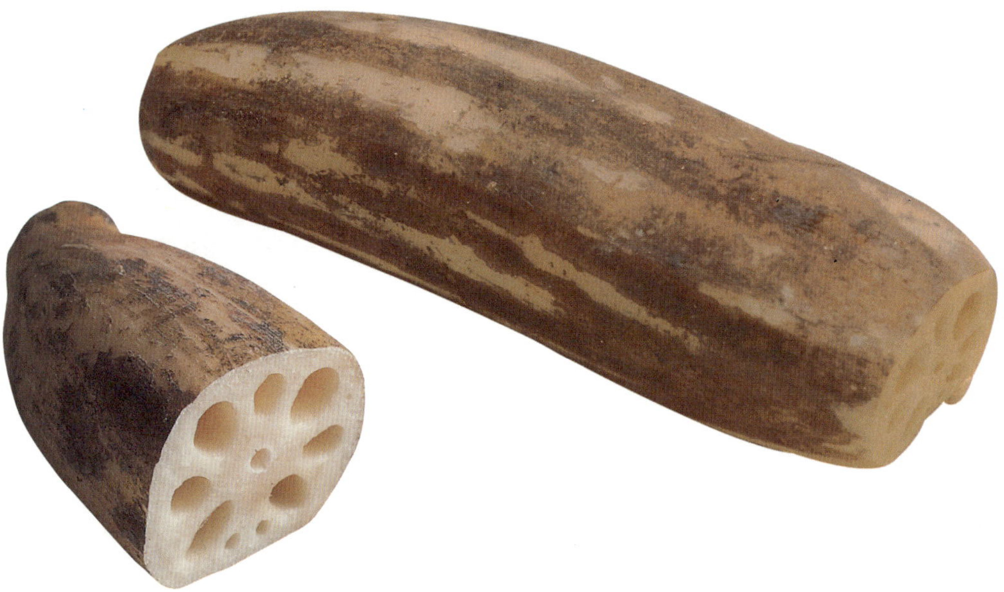

1 영양이 높은 제철 시기

연근은 얕은 연못이나 깊은 논에서 자라는 연의 뿌리줄기. 가을부터 초봄에 걸쳐 뿌리줄기를 파내 수염뿌리를 없앤 후 사용한다. 11월경부터 맛이 좋아지기 시작해 한겨울에 가장 맛있다.

2 고르는 방법

마디 사이에 상처가 없이 매끈하고 통통하며, 들었을 때 묵직한 느낌이 드는 것이 좋다. 너무 가는 것은 섬유질이 억세므로 피한다. 겉으로 봤을 때 흠집이 적은 것을 선택한다. 껍질을 벗겨서 파는 것은 표백한 것일 수도 있으므로 되도록 흙이 묻어 있는 것을 구입하는 것이 좋다.

3 영양

주성분은 탄수화물이며 식물성 섬유도 풍부하게 들어 있다. 특히 연근의 식물성 섬유는 장벽을 적당히 자극해 장운동을 활발하게 하며 콜레스테롤 수치를 떨어뜨리는 작용을 한다. 또한 뿌리채소로는 드물게 비타민 $C \cdot B_{12}$ 가 풍부하며, 조리 시 쉽게 파괴되지 않는 장점이 있다. 연근을 잘라 두면 검게 변하는데 이것은 타닌과 철분 때문이다. 이 철분과 타닌 성분은 소염 작용이 뛰어나 점막 조직의 염증을 가라앉혀 주므로 코피가 잘 나는 사람이 먹으면 효과를 얻을 수 있다. 하지만 열이 있거나 만성 설사증이 있는 사람은 많이 먹지 않는 것이 좋다.

4 손질법

껍질을 벗길 때는 칼이나 필러를 이용해 길게 벗겨내며 구멍 속의 이물질은 젓가락이나 꼬챙이로 파내고 흐르는 물에 씻는다. 연근은 구멍이 뚫려 있어서 썰어 두면 그 단면이 예쁘기 때문에 다른 손질이 필요 없다.

5 보관법

연근을 보관할 때는 껍질을 벗기거나 씻지 말고 흙이 묻은 채로 신문지에 싸서 냉장고에 두면 며칠간 싱싱하게 먹을 수 있다. 만약 껍질 벗긴 것을 구입했다면 물에 넣어 날마다 물을 갈아 주어도 꽤 오래 보관할 수 있다. 손질한 연근은 식촛물에 담가 두어야 변색을 막을 수 있다. 옅은 식촛물에 담갔다가 랩에 싸서 냉장고에 두면 손질 후에도 2~3일은 보관할 수 있다.

Q&A 연근 궁금증!

감기에 걸렸을 때 연근 섭취법은?

연근의 비타민 C 함량은 레몬에 버금갈 만큼 높다. 때문에 감기는 물론 스트레스, 숙취 등에도 효과가 있다. 연근에 생강을 배합하면 감기에 잘 걸리고 기침이나 가래가 끓거나 호흡기가 약한 경우에 효과가 있다. 연근 30g을 깨끗이 씻어 껍질을 벗긴 다음 강판에 곱게 간다. 가제나 면보에 연근 간 것을 넣은 다음 짜면 고운 연근 생즙이 나온다. 이 생즙에 생강즙 1작은술을 넣고 뜨거운 물을 부어 마시면 된다.

〈연근〉 동의보감

연근은 지혈 작용, 정혈 작용, 생혈 작용을 돕는 채소다. 즉 출혈을 멈추게 하고 어혈을
제거하고 피를 맑게 하며 새로운 피를 생성한다. 따라서 기침을 하면서 피를 토하는 해
혈을 비롯해 토혈, 코피, 혈뇨, 혈변, 자궁 출혈 등을 다스릴 수 있는 채소가 연근이다.
또한 항염 작용을 돕기 때문에 피부를 수축해 염증을 방지해 준다. 기침을 다스리며 대
소변이 잘 나오게 할 뿐 아니라 비위기능을 돋우고 뛰어난 강정 작용도 하기 때문에 여
러모로 몸에 이로운 채소라 할 수 있다. 특히 위궤양 초기에는 배가 고픈 듯도 하고 아픈
듯도 하면서 가슴이 답답하고 트림이 자주 나오는 증상을 보이는데 연근이 이러한 증상
을 다스리기도 한다.
또한 연근은 신경의 피로를 회복시키는 작용이 있어 스트레스로 인한 불면증이나 신경
이 불안정할 때 효과가 있다. 연근즙을 먹으면 체내의 신경균형이 유지되고 스트레스로
인한 질병을 예방할 수 있다.
연근의 약효 : 코피, 혈뇨, 혈변, 염증방지, 기침, 위궤양

〈연근〉의 음식궁합

연근+아보카도 : 연근과 아보카도를 배합해 조리하면 변비를 해소할 수 있다. 연근과 아보
카도의 풍부한 섬유소가 장벽을 자극하여 장의 활동을 촉진하기 때문이다. 또 이 두 가
지를 배합하면 콜레스테롤을 떨어뜨리는 효과도 있다.

연근+소금 : 연근과 소금을 배합하면 지혈 작용이 더 활발해져 각종 출혈성 질환을 다스
린다. 특히 월경기에 자궁을 통해 출혈하는 대신 입이나 코로 출혈하는 역경(대상월경)에
효과가 있다. 연근을 깨끗이 씻은 후 껍질째 강판에 갈아 즙을 짠 다음 간간할 정도로 소
금간을 맞춰 마시면 된다.

연근+요구르트 : 연근과 요구르트를 배합하면 피도 정화되고 피 속의 스트레스 화기를
떨어뜨린다. 또한 머리가 아프고 나른하며 조금만 무리해도 코피가 날 때 특히 좋다.

연근+인삼 : 연근과 인삼을 배합하면 빈혈에 효과가 좋다. 연근은 장내 유산균의 성장을
촉진하고 체소로서는 드물게 비타민 B12가 많아 혈액을 생성하므로 수술 후 빈혈에 효
과가 있다.

〈연근〉의 영양을 지키는 조리법 & 섭취법

연근에는 떫은맛이 있는데 이는 타닌 성분 때문. 조리할 때 식촛물에 잠시 담갔다가 데치면 떫은맛이 사라진다. 연근은 주로 조려 먹지만 튀김옷을 입혀 튀겨도 맛있다. 연근을 튀길 때는 170℃의 기름에 노릇하게 튀겨낸다. 또한 연근을 조릴 때는 말린 조갯살이나 마른 새우 등 건어물과 함께 조리면 맛있으며 생선이나 무 같은 채소를 함께 넣어 조려도 맛이 잘 어우러진다.

Tip〉연근만큼 영양 높은 연꽃씨

연근만큼이나 영양이 높은 연꽃씨는 우리 몸의 오장을 보하는 기능이 있다. 연꽃씨에 쌀을 섞어 죽을 쒀 먹으면 강장 효과 및 정장 작용이 더 활발해진다. 병 후 위가 약해져 소화가 안 될 때도 효과가 있다.

vegetable recipe

연근을 이용한 조리법 | 연근튀김샐러드 |

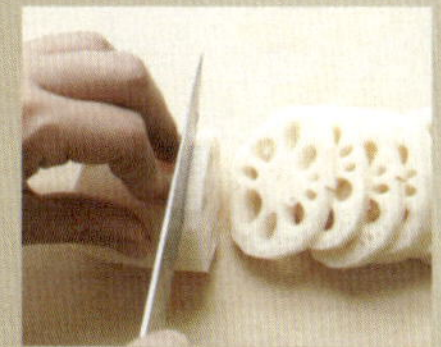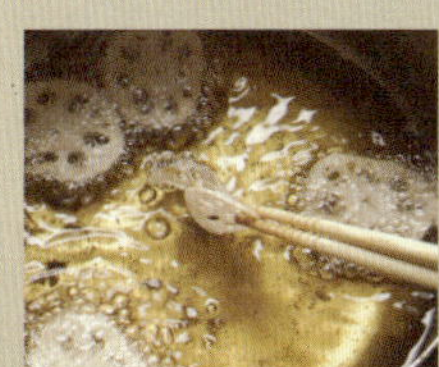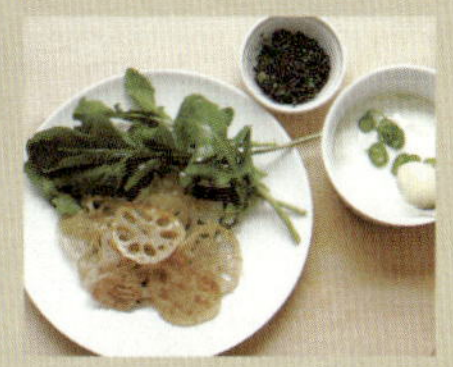

재료_ 연근 200g, 아몬드 · 땅콩가루 1/4컵씩, 빵가루 1/3컵, 샐러드 용 채소 100g, 달걀흰자 조금, 식용유 적당량

드레싱_ 간장 1큰술, 설탕 1작은술, 머스터드소스 1/2작은술, 참기름 1작은술, 올리브유 1큰술, 레몬즙 1작은술, 소금 · 후춧가루 조금씩

만들기_1 연근은 껍질을 벗겨 3mm의 두께로 썰어 식촛물에 담갔다가 건진다.

2 샐러드 용 채소는 찬물에 헹군 후 물기를 털어 그릇에 담는다.

3 연근에 달걀흰자, 아몬드, 땅콩가루, 빵가루를 묻혀 튀김옷을 입힌다.

4 튀김팬에 식용유를 넣고 달군 다음 튀김옷을 입힌 연근을 튀긴다.

5 그릇에 튀긴 연근과 채소를 담고 분량의 재료를 섞은 드레싱을 뿌린다.

우엉 burdock

1 영양이 높은 제철 시기

파종 시기에 따라 재배하는 시기가 다르다. 하지만 1~3월이 제철이기 때문에 이때 나오는 우엉이 억세지 않고 맛있다.

2 고르는 방법

너무 굵거나 가는 것은 피한다. 지름이 2cm 정도 되는 것이 적당하다. 껍질에 흠이 없고 틈이 갈라지지 않는 것이 좋은 상품이다. 뿌리가 힘이 있고 단단한 것이 신선한 것이며 껍질의 흙이 말라 있거나 시들시들한 것은 심지가 생겨 질기고 맛이 없다.

3 영양

우엉의 주성분은 당질이며 식물성 섬유가 풍부하고 철분과 비타민 C, 칼슘, 칼륨이 조금씩 들어 있다. 우엉의 주성분인 당질은 다른 것과는 달리 녹말이 적고 대부분이 이눌린이라는 성분으로 구성되어 있다. 이 이눌린 성분은 신장 기능을 높이고 이뇨 효과가 있어 당뇨병 환자에게 아주 좋다. 또한 우엉에 많이 들어 있는 식물성 섬유는 변통을 촉진해 변비를 예방해 주고 장내 유익한 세균이 번식하는 것을 도와주며 비타민 합성을 활발하게 한다. 이 밖에도 우엉에는 떫은맛을 내는 타닌 성분이 들어 있는데 이것이 소염·지혈·살균 작용을 한다. 우엉의 떫은맛은 식촛물에 담그면 없어진다.

4 손질법

껍질을 벗기고 원하는 모양대로 썰어 식촛물에 담갔다가 떫은맛을 빼고 조리한다. 껍질을 벗길 때는 조금 무딘 칼로 긁어내듯이 벗기면 된다. 우엉은 연근과 마찬가지로 껍질을 벗긴 채 그냥 두면 거뭇거뭇하게 색이 변하므로 옅은 식촛물에 잠깐 담그는 것이 좋다. 하지만 우엉 껍질에 영양가가 많고 맛도 좋으므로 될 수 있는 대로 흙이 묻어 있는 우엉을 골라 깨끗이 씻은 다음 껍질째 익히거나 볶아서 먹는 것이 좋다.

5 보관법

손질하지 않은 채로 신문지에 싸서 냉장고에 두거나 흙 속에 묻어 둔다. 껍질을 벗긴 경우는 데쳐서 냉장고에 두면 1~2일 정도 보관이 가능하다.

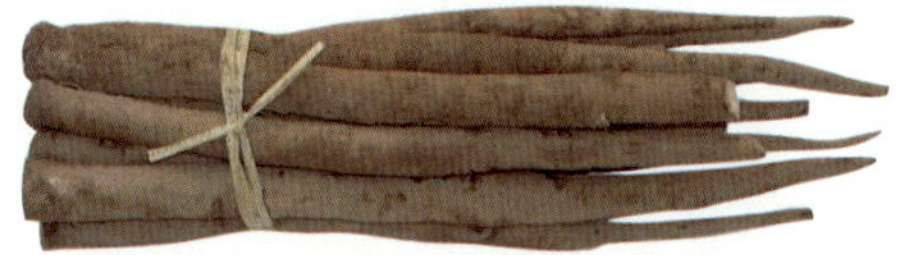

Q&A 우엉 궁금증!

우엉씨를 약재로 사용하는 방법을 알려 주세요.

우엉씨는 풍열로 인한 기침이나 목이 붓고 피부가 가렵고 두드러기나 종기가 나는 것을 없애 주며 이뇨 작용이 있어 부종에 좋다. 특히 얼굴이 부었을 때 우엉씨를 볶아 가루 내어 먹으면 부기가 가라앉는다. 볶은 우엉씨와 날 우엉씨를 함께 가루 내어 먹으면 인후염, 편도선염에 좋으며 우엉씨와 감초를 함께 끓여 마시는 것도 효과적이다. 또한 우엉씨를 진하게 달여 식전이나 취침 전에 마시면 신경통으로 팔다리가 저리고 아픈 데 좋다.

〈우엉〉 동의보감

우엉은 맛이 쓰고 성질이 차다. 수분이 약 70%, 당분이 약 25%이며 다량의 이눌린을 함유하고 있다. 이 이눌린 성분은 신장 기능을 도와 몸에 쌓여 있는 노폐물이 순조롭게 배설되도록 돕는 이뇨 작용을 한다. 또한 타닌, 리그닌, 비타민 A·B·C 등을 함유하고 있다. 우엉은 가을에 열매가 여물면 씨가 맺히는데 이 씨도 약용한다.

뿌리는 검푸르고 길며, 자랄수록 땅 속으로 60cm정도 길게 뻗어 들어간다. 독특한 향이 있고 양분이 많아서 식용할 수 있다. 우엉은 풍열을 제거하는 효능이 탁월하다. 풍열로 얼굴이 붓고 종기가 잘 생기며 어지럽거나 인후가 붓고 열이 나며 통증이 있을 때 좋으며, 기침을 가라앉히고 종기를 다스리는 데도 효과가 있다.

또한 우엉은 성 호르몬 분비를 촉진하고 혈액순환을 원활히 하여 오래된 피를 내보내는 작용을 하기 때문에 생리를 원활하게 하며 생리불순·생리통이나 혈액이 탁해서 여기저기 쑤시는 증상에 좋은 약이 된다. 또 셀룰로오스와 리그닌 등 식물성 섬유가 변통을 촉진하여 변비를 풀어 주고, 장내 유익한 세균이 번식하는 데도 도움을 준다.

우엉의 약효 : 풍열제거, 인후통, 종기, 생리불순, 생리통, 변비

〈우엉〉의 음식궁합

우엉+도라지 : 우엉과 도라지를 배합하면 편도선염이나 인후가 붓고 통증이 있을 때 좋다.

우엉+다시마 : 입 안에 염증이 생겼거나 잇몸이 붓고 염증이 생겼을 때 우엉과 다시마를 함께 넣고 달인 물로 양치질을 하거나 혹은 우엉과 소금을 넣고 달인 물로 양치질을 하면 염증을 치료할 수 있다.

우엉+더덕·연근 : 우엉과 더덕·연근을 배합하면 좋다. 우엉에는 이눌린 성분이 많아 장에서 칼슘 흡수를 돕는다. 칼슘이 듬뿍 든 식품과 우엉을 함께 먹으면 흡수율을 높일 수 있다.

우엉+꿀 : 우엉과 꿀 또는 우엉과 율무를 배합하면 소변불리 현상에 좋다. 우엉 생즙에 꿀을 넣고 끓여 마시거나 우엉과 율무를 혼합해 죽을 쒀 먹는 형태로 섭취하면 된다. 특히 우엉과 율무를 함께 먹으면 이뇨 작용이 활발해져서 체내 노폐물을 배설하고 사마귀나 피부 검버섯 등을 없앨 수 있으며 신진대사를 촉진할 수 있다. 이 밖에도 변비에 좋으며 식욕이 감소해 다이어트에도 효과가 있다.

〈우엉〉의 영양을 지키는 조리법&섭취법

우엉은 된장찌개에 넣거나 간장, 설탕에 조려 반찬으로 먹어도 좋고 된장에 박아서 장아찌로 먹어도 맛있다. 이 밖에도 우엉구이나 찜 등을 해 먹기도 한다. 구이를 할 때는 칼등이나 방망이로 두들겨 납작하게 펴 조리하면 양념이 고루 스며들어 맛이 더욱 좋아진다. 우엉을 쌀뜨물에 삶아 낸 뒤 우엉조림을 하면 맛도 좋고 빛깔도 고와지며, 우엉의 떫은맛도 없앨 수 있다.

Tip〉우엉과 함께 조리하면 안되는 식품
바지락 : 우엉의 섬유질이 철분 흡수를 방해하기 때문에 우엉과 바지락을 함께 조리하면 좋지 않다.

vegetable recipe

우엉을 이용한 조리법 | 우엉채볶음 |

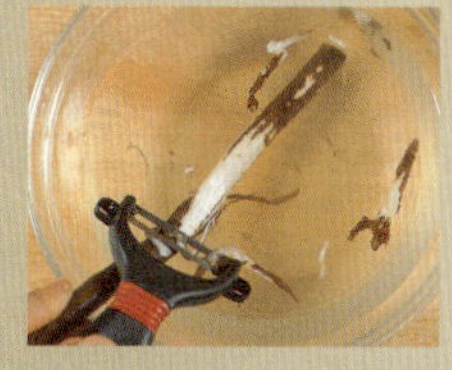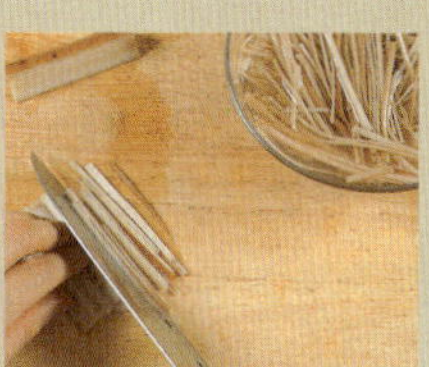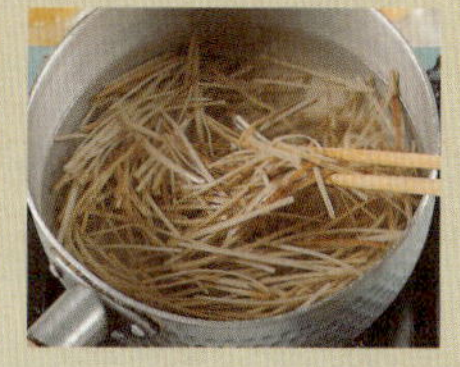

재료_ 우엉채 200g, 식초 조금, 실파채 · 참기름 조금씩, 식용유 적당량

무침양념_ 간장 1큰술, 다진마늘 1큰술, 청주 1/2작은술, 소금 · 후춧가루 · 깨소금 · 참기름 조금씩

만들기_ 1 우엉은 껍질을 벗긴 다음 식촛물에 담가둔다. 그래야 색이 변하는 것을 막을 수 있으며 떫은맛을 없앨 수 있다.
2 우엉을 건져 6cm 길이로 잘라 옆으로 저며 썬 다음 나란히 잡아 채 썬다.
3 우엉의 색을 제대로 내기 위해 끓는 물에 식초를 조금 넣고 데친다.
4 데친 우엉은 물기를 뺀 다음 무침 양념에 무친다. 상에 낼 때 실파채를 함께 얹어 낸다.

죽순 *bamboo shoot*

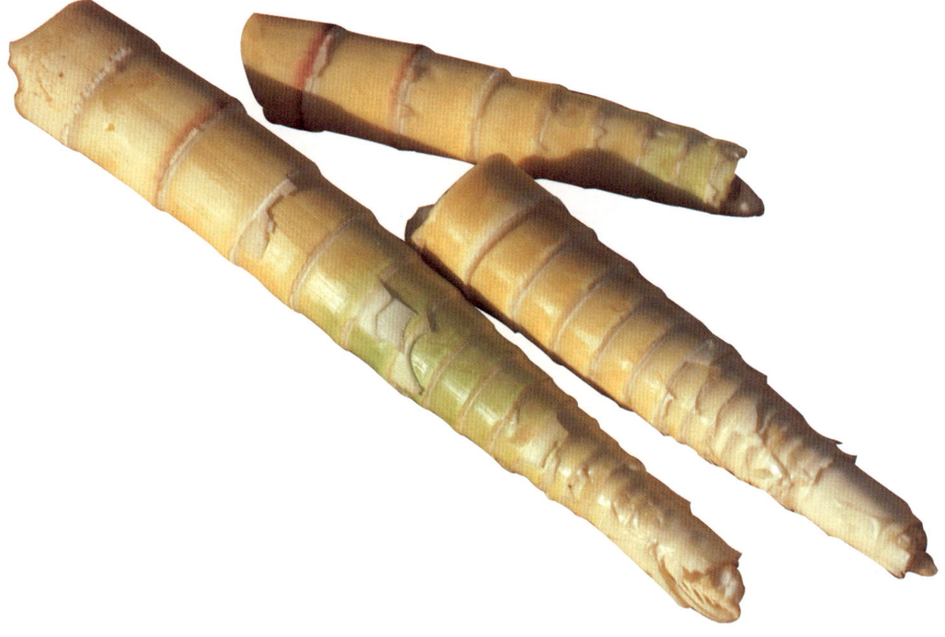

1 영양이 높은 제철 시기

죽순이 나는 시기는 4월 중순에서 6월 하순 사이. 품종에 따라서 출하시기가 조금씩 다른데, 대개 4월 말부터 8월 까지 출하된다.

2 고르는 방법

겉껍질이 벗겨진 것은 변색되기 쉽고 오래된 것이므로 껍질이 단단히 붙어 있는 것을 고른다. 죽순 껍질은 처음 에는 짙은 녹색이었다가 차차 갈색으로 변하게 된다. 따 라서 껍질 전체가 녹색을 띨수록 싱싱한 것이며 갈색을 띠는 것은 오래된 것이므로 피하는 것이 좋다.

3 영양

죽순의 주성분은 당질과 단백질, 섬유질이다. 단백질의 70%는 티로신, 아스파라긴, 발린, 글루타민산 등 아미노산과 베타인, 콜린 등이다. 이 글루타민산이 죽순 특유의 독특한 맛을 낸다. 단백질 외에도 비타민 $A \cdot B_1 \cdot B_2$와 무기질이 조금씩 들어 있다. 죽순에 들어 있는 칼륨은 염분의 배출을 도와주므로 혈압이 높은 사람에게 특히 좋다. 반면 죽순에 들어 있는 수산 성분은 결석이 있는 사람이나 알레르기 체질인 사람에게는 좋지 않으므로 되도록 피하는 것이 좋다.

4 손질법

흙과 먼지를 털어내고 밑동을 자른 후 겉껍질을 벗겨 깨끗이 씻는다. 죽순 특유의 떫은맛이 있으므로 조리하기 전 냄비에 쌀뜨물을 넉넉히 부은 뒤 손질한 죽순을 넣고 뚜껑을 덮고 삶아 준다. 이때 죽순을 골고루 잘 익히려면 칼집을 넣어 주는 것이 좋다. 30분 정도 푹 삶다가 젓가락으로 찔러 보아 쑥 들어가면 냄비에서 꺼내자마자 찬물에 담가 속껍질을 아래쪽부터 위쪽으로 단숨에 벗겨낸다. 마지막으로 1시간 정도 찬물에 담가 떫은맛을 빼고 조리하면 된다.

5 보관법

죽순은 저온에서 장기 보관하면 수분이 날아가 맛이 없어지며 영양이 파괴된다. 따라서 가능한 빨리 먹는 것이 좋다. 하지만 부득이하게 빨리 먹을 수 없다면 썰어서 옅은 설탕물에 담가 보관하면 1~2일 정도 더 보관할 수 있다.

Q&A 죽순 궁금증!

죽순을 오래 두고 먹을 수 있는 방법은?

죽순으로 장아찌를 만들면 오래 두고 먹을 수 있다. 간장, 다시마, 물, 소금, 설탕, 식초, 생강을 섞어 장아찌용 간장을 만든 다음 한 번 끓여 식힌다. 죽순을 항아리에 담은 뒤 장아찌용 간장을 붓고 돌로 눌러 3일 정도 그대로 둔다. 부었던 간장을 다시 따라내어 끓인 후 다시 붓기를 2~3회 반복하면서 죽순 장아찌를 만든다. 매콤한 맛을 원한다면 청양고추를 몇 개를 잘라 넣어도 맛있다. 이렇게 1개월 정도 삭혔다가 먹으면 아삭한 죽순 장아찌가 완성된다.

〈죽순〉 동의보감

죽순은 맛이 달고 성질은 약간 차다. 죽순은 식물성 섬유가 풍부하여 유산균과 같은 유익한 세균이 번식하는 것을 도와 장을 튼튼하게 해 준다. 또한 변비와 대장암 예방에 효과가 있고 콜레스테롤 제거에도 좋다. 따라서 동맥경화, 고혈압, 비만에 효과적이다. 죽순은 또한 입덧을 다스리고 신경 안정에도 좋은 뿌리 채소 중 하나이다. 따라서 "임신 중에 섭취하면 유산을 예방하고 입덧을 다스려 준다."고 예로부터 전해진다. 또 효과가 뛰어난 신경안정제 역할을 하기도 해 별 이유 없이 열이 나고 괜히 울화가 치밀거나 가슴이 두근거리는 증상이 있을 경우, 또는 평소와 달리 초조하고 걱정이 많아 잠을 이루기 어려울 때 신경을 안정시키고 마음을 편하게 해 주는 역할을 한다. 이 외에도 죽순은 이뇨작용을 도와 혈액을 맑게 하고 갈증을 없애며 체액이 원활하게 순환되도록 도와준다. 현기증이 있거나 가래가 끓을 때도 증상을 완화해 준다.

하지만 죽순은 성질이 차므로 저혈압이 있거나 몸이 찬 사람, 입술에 푸른빛이 도는 사람은 많이 먹지 않는 것이 좋다. 또 알레르기 체질이거나 중이염을 앓을 때는 피하는 것이 좋다. 죽순은 섬유질이 많아 소화가 어렵기 때문에 위장이 좋지 않다면 많이 먹지 않는다. 지나치게 먹으면 복부가 차가워진다.

죽순의 약효 : 신경불안, 동맥경화, 고혈압, 비만, 현기증

〈죽순〉의 음식궁합

죽순＋호두 : 죽순과 호두를 배합하면 스트레스로 인한 불면증에 좋다. 호두에는 트립토판 성분이 함유돼 있기 때문에 자양강장 식품이며 불면증에 효과가 있다. 이런 식품을 죽순과 배합하면 스트레스로 인한 불면증에 더없이 좋다.

죽순＋꿀 : 죽순과 꿀로 조청을 만들어 오래 보관해 두고 변비 해소나 정장 목적으로 장복하면 좋다. 죽순을 얇게 썰어 냄비에 넣고 설탕, 소금, 물을 넣고 뚜껑을 연 채로 끓이다가 거품이 생기면 불을 줄인 다음 물이 1/3 정도로 줄었을 때 꿀을 넣어 노릇하게 졸인다. 이것을 보관해 두고 일정량씩 매일 먹으면 변비를 다스릴 수 있다.

죽순＋해삼 : 죽순과 해삼을 배합해서 먹으면 태아 불안 증세를 안정시켜 유산을 방지할 수 있다. 해삼은 콘드리아친 성분을 함유하고 있기 때문에 임신 중 보양식품이다. 이 두 가지 식품을 배합한 죽순해삼탕을 만들어 먹으면 좋다.

죽순+메추라기 : 죽순과 메추라기를 함께 먹으면 비타민 B_1 · B_2, 철, 칼슘 등을 충분히 보충할 수 있고, 죽순의 찬 성질과 메추라기의 따뜻한 성질이 중화되어 어떤 체질에게나 효과 있는 강장제가 된다.

〈죽순〉의 영양을 지키는 조리법 & 섭취법

죽순은 요리하기 전에 쌀뜨물에 담가 죽순 속의 수산이 녹아 나오게 해야 한다. 이렇게 하면 죽순에 들어 있는 여러 성분이 산화되는 것을 막을 수 있으며 쌀겨 안에 있는 효소의 작용으로 죽순이 부드러워져 훨씬 맛있게 조리할 수 있다. 죽순은 간장조림이나, 샐러드, 볶음 등 다양한 방법으로 조리할 수 있으며 장아찌를 담가 두면 오래 두고 먹을 수 있다.

vegetable recipe

죽순을 이용한 조리법 | 죽순나물 |

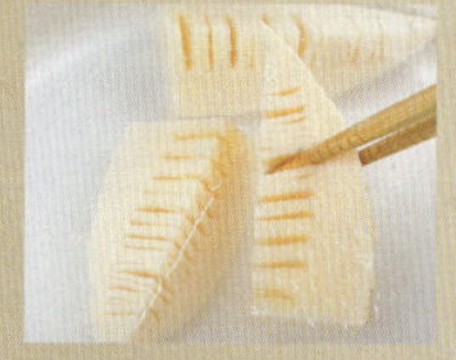 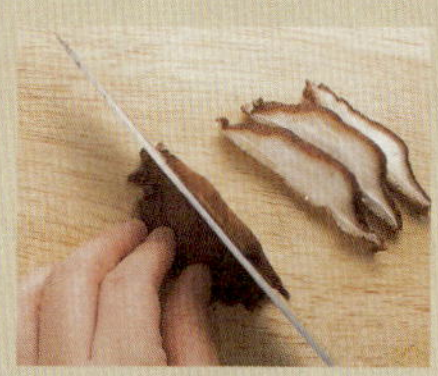 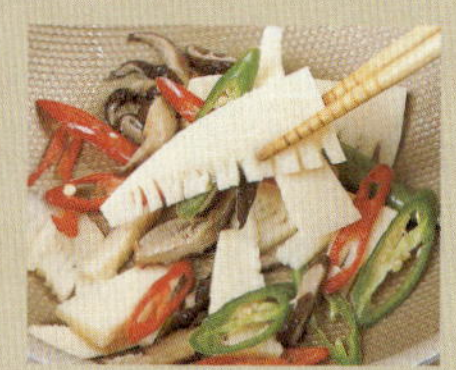

재료_ 죽순 150g, 생표고버섯 3개, 청 · 홍고추 1개씩, 다진파 1/2큰술, 다진마늘 1작은술, 깨소금 1작은술, 참기름 1/2큰술, 소금 조금, 식용유 조금

만들기_ 1 죽순은 반으로 갈라 끓는 쌀뜨물에 넣고 잠깐 데쳐 떫은맛과 불순물을 없앤 다음 얇게 저며 썬다.
2 표고버섯은 밑동을 잘라내고 어슷하게 저며 썬다.
3 청 · 홍고추는 반으로 가른 다음 씨를 털어내고 씻어서 채 썬다.
4 팬에 식용유를 두르고 손질한 재료를 넣은 다음 다진파 · 마늘, 깨소금, 소금, 참기름으로 양념하여 센 불에서 단숨에 볶아낸다.

참마 Yam

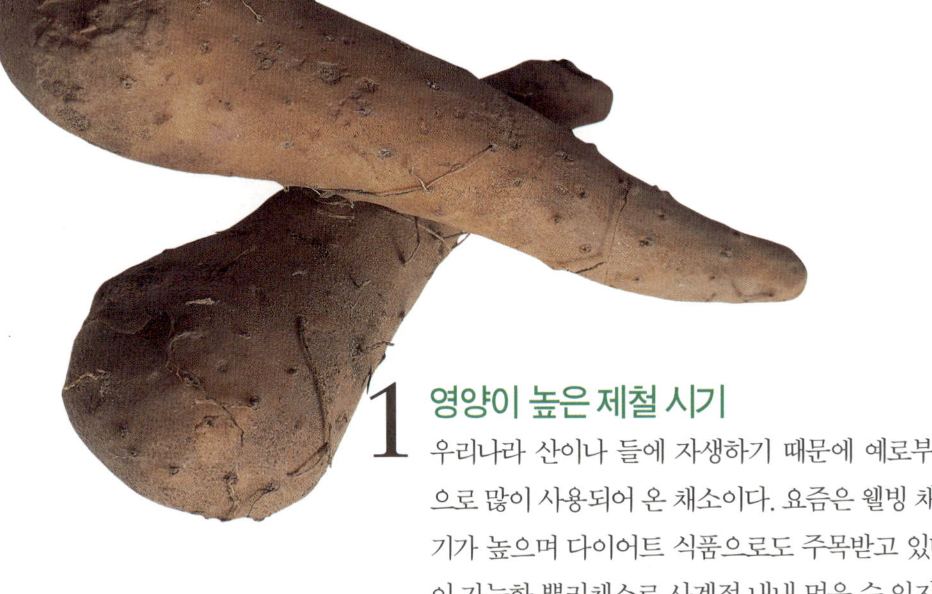

1 영양이 높은 제철 시기

우리나라 산이나 들에 자생하기 때문에 예로부터 약용으로 많이 사용되어 온 채소이다. 요즘은 웰빙 채소로 인기가 높으며 다이어트 식품으로도 주목받고 있다. 저장이 가능한 뿌리채소로 사계절 내내 먹을 수 있지만 제철은 10월~11월, 서리가 오기 전에 수확한다.

2 고르는 방법

껍질이 벗겨져 있는 것보다는 껍질에 흙이 묻어 있는 것을 구입해야 향과 싱싱함이 오래간다. 마는 전체적인 뿌리 모양이 울퉁불퉁하지 않고 흠집이 없는 것을 고르는 것이 좋으며, 껍질이 탱탱하고 들어 보았을 때 묵직한 느낌이 드는 것이 신선한 것이다. 마는 추위에 강하므로 처음 고를 때만 신중히 잘 고르면 오랫동안 보관할 수 있다.

3 영양

마는 전분이 주성분이지만 전분을 분해할 수 있는 효소인 아밀라아제나 디아스타제, 카탈라아제 등이 들어 있어 생식이 가능한 뿌리채소이다. 또한 비타민 C가 풍부하고 아미노산, 칼륨, 철분, 비타민, 단백질, 지방, 인 등 다양한 영양소가 들어 있어 만성적인 피로 회복에 좋으며 몸을 튼튼하게 해 주는 건강 채소라고 할 수 있다. 또한 소화효소를 많이 함유되어 있어 불규칙한 식사로 장이 약해져 있는 사람들에게 좋다. 특히, 특유의 끈적한 점액이 위의 점막을 보호하므로 특히 위가 약한 사람에게 좋은 뿌리채소라 할 수 있다.

4 손질법

참마는 영양이 높지만 손질이 까다로운 것이 단점이다. 참마의 즙은 피부에 닿으면 가려움을 유발할 수 있다. 때문에 껍질을 벗길 때는 씻지 않은 상태에서 면장갑을 끼고 필러를 이용해 껍질을 벗겨낸다. 마를 씻은 다음 껍질을 벗기게 되면 미끈미끈한 점액이 더 많이 나와 손질하기가 나쁘다. 또한 껍질을 벗긴 마는 씻어 식촛물에 담가 갈변되는 것을 막고 먹기 직전에 건져 조리에 사용한다.

5 보관법

최대한 흠집을 내지 말고 하나하나 신문지나 키친타월로 싼 다음 랩으로 한 번 더 감싸 냉장고 채소칸에 보관하면 향을 잃지 않고 오래 두고 먹을 수 있다. 손질한 마는 그때그때 먹는 것이 좋으며 절대로 썰어서 보관하지 않도록 한다. 마를 썰어 두면 단면이 공기와 접촉해 색이 변하고 고유의 향을 잃는다.

Q&A 참마 궁금증!

참마가 여성에게 좋다던데 그 이유는?

영양 성분이 골고루 들어간 참마는 남녀를 불문하고 모두에게 좋은 채소다. 하지만 특히 여성에게 더 좋다고 하는 이유는 생리불순이나 여성에게 생기기 쉬운 방광염의 증상을 완화해 주기 때문이다. 마를 강판에 갈아 그 즙에 참기름과 소금을 조금 뿌려 먹거나 이 즙에 달걀 하나를 깨뜨려 섞어 먹으면 생리불순이 있을 때 좋다. 또 마를 갈아 죽으로 끓여 먹으면 소변이 자주 마려운 방광염 증상에 좋다.

〈참마〉 동의보감

참마는 자양강장과 불로장생의 식품으로 맛이 달고 성질은 따뜻하다. 비타민 C가 풍부하며, 단백질 활용을 돕는 무틴과, 소화를 촉진하고 식욕을 증진하는 디아스타제도 풍부하다. 특히 소화 효소인 디아스타제는 무의 3배나 들어 있기 때문에 소화가 잘된다. 영양분이 효율적으로 이용되기 때문에 식은땀을 많이 흘리는 허약체질이나 병을 앓고 난 후의 체력 회복에 효과적이다. 또한 몸이 냉하고 소화가 잘 안 되며 속이 더부룩 할 때, 트림이 잦고 방귀가 잦으며 설사를 할 때 좋다. 몽정이나 조루 등 정력이 감퇴하며, 소변실금이나 야간빈뇨증 등으로 소변을 찔끔거릴 때도 효과적이다. 또 여성의 생리불순이나 대하증이 있을 때, 그리고 몹시 여위고 기력이 없을 때 좋은 식품이다.

참마는 고혈압, 중풍, 심장병, 비만증, 당뇨병 등에도 좋다. 특히 당뇨병으로 신경쇠약 증세를 보일 때 무척 효과가 있다. 또 폐 기능을 보강하는 작용도 대단하다. 그래서 기침, 천식, 식은땀, 폐결핵, 숨가쁨 등에 좋다. 심신을 안정시키며, 미열을 항상 느끼거나 땀이 많을 때도 좋다.

참마의 약효 : 당뇨병, 고혈압, 비만증, 중풍, 생리불순, 설사, 소화불량

〈참마〉의 음식궁합

참마+우유 : 동의보감에는 "참마(생것)를 풀지게 갈아서 졸인 후 유즙에 타서 죽을 쑤어먹으면 좋다."고 나와 있다. 이 두 가지 식품을 배합한 것은 몸이 여윈 것을 보하여 체력을 보강하는 음식 중 하나이다.

참마+은행 : 참마를 은행과 배합하면 소변이 잦거나 소변실금, 야뇨증에 좋다. 은행 볶은 것과 마 말린 것을 배합하여 달여 복용한다.

참마+산수유 : 참마와 산수유 말린 것을 함께 차로 끓여 먹으면 정력쇠약에 효과가 있으며 소변이 잦은 데도 좋다. 또한 피로회복에도 아주 좋은 차가 된다.

참마+황기 : 혈당강하 작용을 해 당뇨에 효과적이다. 중국 신문화운동의 개척자인 호적은 당뇨병에 참마와 황기를 같이 달여서 마셨더니 효과가 있었다고 발표한 적이 있다.

참마+연꽃씨 : 참마와 연꽃씨는 모두 여성에게 좋은 식품이다. 참마는 여성의 냉을 없애며 월경을 순조롭게 해 주는 역할도 한다. 참마 말린 것을 연꽃씨와 함께 차로 끓여 마시면 월경불순이나 대하증 등 여성질환에 좋다.

〈참마〉의 영양을 지키는 조리법 & 섭취법

마는 당질, 나트륨, 칼슘, 단백질 등이 풍부해 예로부터 강장식품으로 널리 알려졌다. 마는 신진대사를 원활하게 조절하므로 피로회복이나, 자양강장에 좋은 효과가 있으며 소화 작용을 돕는 효소가 많이 들어 있어 소화불량에도 좋다. 때문에 소화가 안 될 때는 마를 식촛물에 담갔다가 갈아서 먹으면 좋고, 체력이 떨어졌을 때는 마찜을 해 먹거나 죽으로 끓여 먹으면 도움이 된다. 또한 마를 으깬 후 같은 분량의 찹쌀가루로 반죽하여 시루에 쪄 먹어도 별미다.

- -

Tip〉참마와 함께 조리하면 안 되는 식품
국수 · 오리알 : 참마는 국수나 버섯과는 궁합이 안 맞고, 오리의 알과 함께 먹으면 복통을 일으킬 수 있다.

vegetable recipe

마를 이용한 조리법 | 마샐러드 |

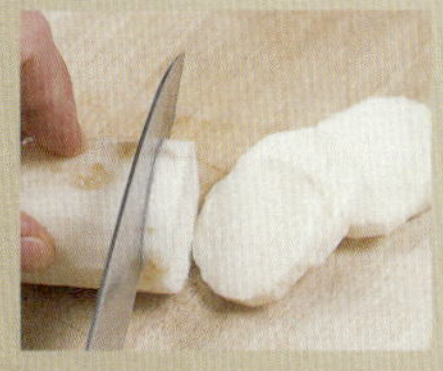 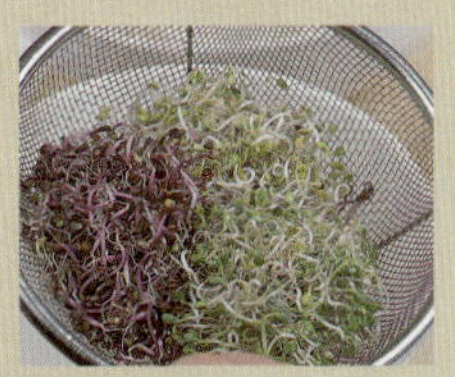 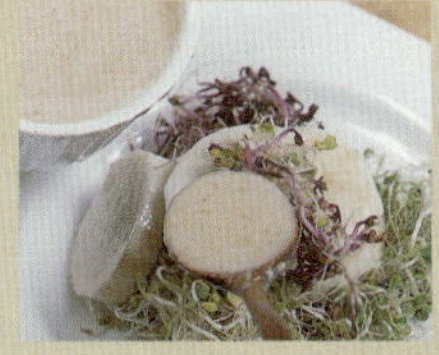

재료_ 마 150g, 모둠 싹채소 (알팔파 · 브로콜리 · 부추 싹 등) 80g
참깨드레싱_ 통깨 4큰술, 참기름 1큰술, 생수 5큰술, 설탕 1/2큰술, 소금 1/3작은술

만들기_1 손질한 후 식촛물에 담가 두었던 마는 껍질을 벗기고 동그랗게 저며 썬다.
2 모둠 싹채소는 체에 밭쳐 흐르는 물에 살살 흔들어 헹궈 물기를 뺀다.
3 준비한 참깨드레싱 재료를 믹서에 곱게 갈아 드레싱을 만든다.
4 싹채소와 마를 담고 드레싱을 듬뿍 끼얹는다.

소화력이 뛰어난
참마 다이어트

마는 칡과 함께 우리나라에서 흔히 볼 수 있는 덩굴 식물이다. 최근 웰빙 열풍이 불면서 건강식품으로서의 마에 대한 관심이 높아졌다. 또한 열량이 적어 다이어트 식품으로 서서히 관심을 모으고 있다. 참마는 뿌리를 먹는 채소로서는 드물게 생식할 수 있으며, 섬유질이 부드럽고 소화가 잘되기 때문에 특히 다이어트 건강식으로 좋다. 참마는 소화도 잘되고 열량도 적다. 또한 장세균총에도 좋은 영향을 주는 것으로 알려져 있다. 많은 여성들이 잦은 다이어트로 인한 변비로 고생하는데 이런 경우에 참마를 꾸준히 먹는 것이 도움이 된다.

'참마 다이어트' 어떻게 할까?

어떻게 먹을까? 참마 주스 1잔(참마+연두부, 참마+잣 · 호두)
얼마나 먹을까? 참마는 100g당 약 110kcal 정도. 참마 150g정도 갈아 즙으로 내면 1잔 정도의 분량이 나온다. 이 참마 주스 한 잔이면 속도 든든해지고 건강도 챙길 수 있다.
언제 먹을까? 아침식사 대용으로 든든하게!

참마의 칼로리는 100g당 약 110kcal 정도이며 뿌리를 먹는 채소들 대부분이 그러하듯이 식이섬유소가 풍부하고, 먹고 나면 속이 든든하다. 또한 참마는 소화가 잘되기 때문에 입맛이 없는 아침에 먹기에 딱 좋은 음식이다. 참마만 갈아 생식하는 것이 가장 좋지만 아무래도 참마에 익숙하지 않은 사람들이 먹기엔 그 맛에 거부감이 있을 수 있다. 이럴 땐 참마를 간 즙에 시럽 또는 꿀을 섞어 따뜻하게 마시면 좀 더 부드럽게 마실 수 있다. 참마를 이용해서 카레를 해먹거나 부침, 튀김 등 여러 가지 음식을 해 먹을 수 있으며이렇게 조리를 해서 먹을 때는 저녁으로 식단을 변경한다. 참마를 이용해 주스를 만들 경우에는 참마에 연두부나 잣, 호두 등을 넣어 믹서에 갈아 마시면 간단한 영양 만점의 주스가 된다.

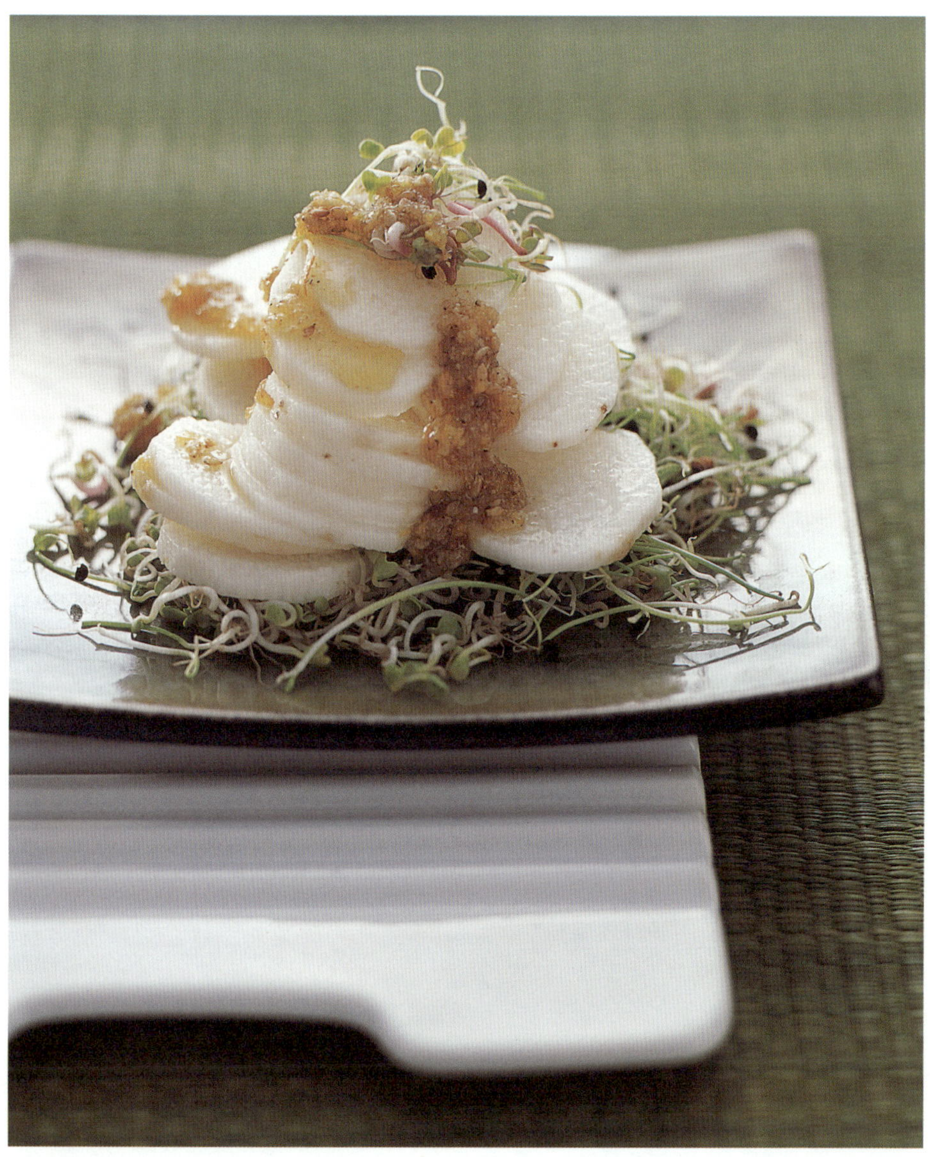

다이어트 POINT

참마로 다이어트를 할 때는 주로 주스로 갈아 식사 대용으로 마시는 경우 많다. 하지만 주스로 즙을 내어 마실 때 주의해야 할 것은 식사하는 동안 걸리는 시간이다. 주스로 마시다 보니 마시는 시간은 짧은데 반해 포만감을 느낄 수 있을 때까지 기다려야 하는 시간은 길다. 주스는 대개 마신 후 10~15분 정도 지나야 포만감을 느낄 수 있다. 때문에 속이 덜 찬 느낌이 들어 많이 갈아 마시게 된다면 오히려 원치 않은 과식을 하게 될 수 있기 때문에 양을 정해 두고 먹는다.

토란 *taro*

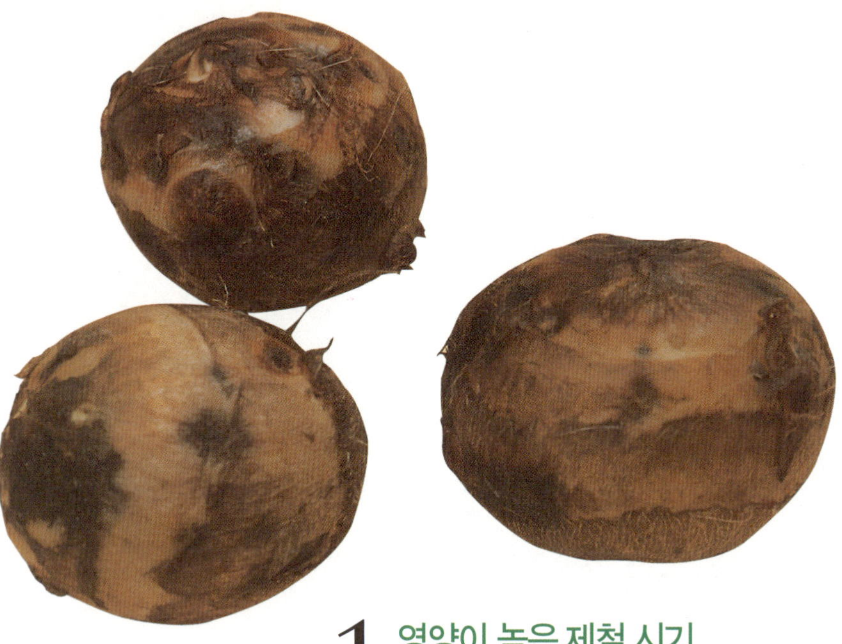

1 ### 영양이 높은 제철 시기

미끈거리면서 물컹거리는 알뿌리로, 맛이 좋은 뿌리채소. 추석 무렵 시장에 많이 나와 겨울까지 볼 수 있다. 말린 상태로 또는 말린 것을 물에 불려서 파는 토란줄기는 사계절 모두 볼 수 있다.

2 ### 고르는 방법

눌러 보아 딱딱한 느낌이 들 정도로 단단하며 둥글고 통통한 것이 맛있고 손질하기도 쉽다. 물론 갓 캐내 껍질에 묻은 진흙이 채 마르지 않은 것이 신선한 것. 껍질을 벗겨서 물에 담가 파는 것은 표백 처리한 것일 수 있으므로 피한다.

3 영양

토란의 주성분은 녹말. 단백질은 적으나 아미노산, 칼륨이 풍부하게 들어 있다. 다른 뿌리채소에 비해 칼로리가 적어 비만 예방에도 좋다. 또한 지방 연소에 필요한 비타민 B_2가 많아 다이어트에 적합한 식품이다. 토란의 미끈거리는 성질은 갈락틴이라는 당질 때문인데 이 성분은 소화가 잘 되지 않는 특징이 있다. 이 특유의 미끈거리는 성분은 뱃속의 열을 내리고 신장을 튼튼히 해주며 노화 방지에도 효과가 있다. 단, 토란은 생으로 먹으면 중독 증세를 보일 수 있으므로 피한다.

4 손질법

토란은 자극이 강하기 때문에 잘못 손질하면 두드러기가 나는 경우가 있다. 때문에 손질할 때는 비닐장갑을 끼거나 손에 기름을 바르고 조금 두껍게 껍질을 벗기는 것이 좋다. 하지만 만약 맨손으로 손질을 하다가 손이 가려울 경우에는 소금물로 씻으면 괜찮아진다. 토란은 쌀뜨물에 담가 두었다가 껍질을 벗겨 소금물에 살짝 데친 다음 찬물에 헹구면 독성이 사라지고 미끈거리는 점성도 줄어든다.

5 보관법

토란을 감싸고 있는 진흙에 물기가 묻어 있으면 깨끗이 털어내고 말린 다음 바람이 잘 통하고 서늘한 곳에 보관한다. 손질되어 있는 토란은 물기를 닦아내고 비닐백에 담아 잘 밀봉해서 냉장고에 보관한다. 토란줄기도 음식 재료로 많이 이용하는데, 토란줄기는 잘 말려 두었다가 무침이나 육개장을 끓일 때 이용한다.

토란줄기(토란대)는 어떻게 먹어야 하나?

토란줄기는 햇볕에 바싹 말려 두었다가 불려서 볶아 먹거나 육개장에 넣어 먹으면 맛있다. 말린 토란줄기는 조리하기 전 미지근한 물에 충분히 불린 후 사용한다. 한 번 삶아서 물에 담가 파는 것도 다시 한 번 불린 후 헹구어야 깨끗하다. 또 말린 토란줄기를 가루 내어 깨소금과 섞어 먹으면 스트레스로 인한 허약체질 개선에 효과적이다. 토란줄기는 잠잘 때 식은땀을 잘 흘리고 작은 일에도 손에 땀이 흥건히 젖는 사람들에게도 좋다. 또한 심장을 강하게 만들어 주며 야뇨증이나 알레르기성 비염 등으로 콧물을 흘리는 경우에도 효과가 있다.

〈토란〉 동의보감

토란은 '땅의 달걀'이라는 이름만큼이나 영양가가 높은 채소다. 맛이 맵고 아리며 성질이 차고 독이 있기 때문에 손질이 조금 까다롭다. 하지만 소화가 잘되는 것이 특징.
〈동의보감〉에도 "토란은 소화기기능을 돕고 갈증을 풀며, 뿌연 소변을 맑게 하는 작용을 한다"고 했다. 또 노화를 방지하는 호르몬의 분비를 촉진하는 작용을 하기도 한다. 토란 특유의 미끈거리는 성분인 무틴은 체내에서 글루쿠론산을 만들어 간장이나 신장을 튼튼하게 해 주고 심장이나 허약 체질을 개선해 준다. 그래서 심장이 괜히 두근거리거나 숨막힘이 심할 때 이를 해소해 준다.
또한 아이들의 야뇨증이나 콧물, 귀울림 등에도 효과가 있다. 토란은 성질이 차기 때문에 몸 안의 열을 식히고 변비에도 좋다. 토란줄기는 칼슘 함량이 높아 성장기 아이들이나 골다공증이 염려되는 중장년층에 좋다. 단 토란이 목의 점막을 자극하거나 가래를 끓게 할 수 있으므로 평소 가래와 기침이 잦다면 토란을 먹지 않는 것이 좋다. 또 수산칼슘이 많이 들어 있어 지나치게 많이 먹는 것은 좋지 않다.
토란의 약효 : 야뇨증, 골다공증, 변비, 소화불량, 허약체질 개선

〈토란〉의 음식궁합

토란+다시마 : 토란의 유해성분과 아리고 떫은맛을 다시마가 제거해 준다. 또 토란의 수산석회는 체내에 쌓여 결석을 만들기 쉬운데, 다시마가 이를 예방해 준다.

토란+붕어 : 토란과 붕어를 배합하면 맛도 좋을 뿐 아니라 토란에 부족한 단백질과 철분, 비타민 B_1 · B_2 등을 공급할 수 있다. 소화기능도 돕고 소변도 순조롭게 하며, 빈혈에도 좋은 효과를 얻을 수 있다.

토란줄기+참깨 : 토란줄기와 참깨를 배합하면 체력 증진과 정력 강화에 효과가 있다. 말린 토란줄기를 가루 낸 다음 참깨와 천일염을 같은 양으로 섞어 양념을 만들어 둔다. 토란줄기 가루와 볶은 깨소금은 같은 양으로 섞거나 2:1의 비율로 섞어 사용하면 된다.

토란+밀가루 : 토란과 밀가루를 배합해 외용하면 류머티즘, 신경통, 오십견, 타박상 등의 통증을 가라앉히는 효과가 있다. 껍질을 두껍게 벗긴 토란을 강판에 간 다음 같은 분량의 밀가루를 섞은 뒤, 마지막으로 생강을 갈아 넣어 준다. 이렇게 만든 토란반죽을 거즈에 고르게 펴 환부에 붙이면 된다.

〈토란〉의 영양을 지키는 조리법 & 섭취법

토란은 아린맛이 있기 때문에 반드시 한 번 삶은 후 조리해야 한다. 삶을 때는 옅은 농도로 탄 소금물에 넣어 살짝 데쳐 주면 아린맛이 제거됨은 물론 독성도 없어지고 토란 특유의 미끈거림도 많이 사라진다. 또한 토란을 쌀뜨물에 담가 떫은맛을 없애고 껍질을 벗긴 다음 다시 쌀뜨물에 삶아 찬물에 헹구는 것도 아린맛은 물론 독성과 미끈거림을 없애는 또 하나의 방법이다. 토란은 주로 탕으로 먹거나 조려 먹는 것이 좋으며, 토란줄기도 나물이나 오래 끓이는 국의 부재료로 많이 이용한다.

vegetable recipe

토란을 이용한 조리법 |토란탕|

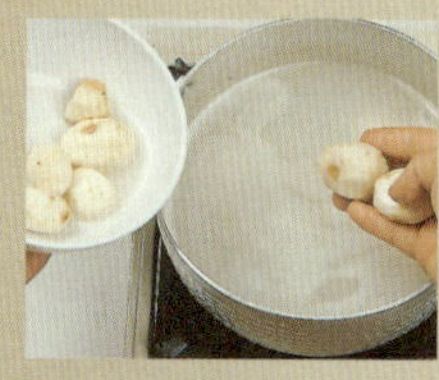 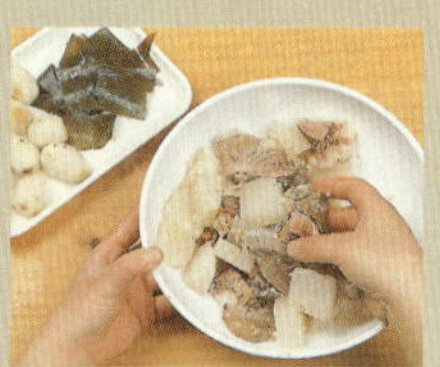 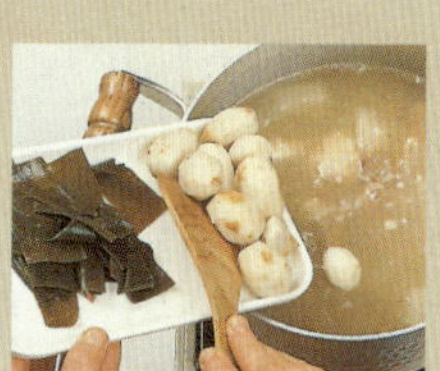

재료_ 토란 20개, 다시마 20cm, 쇠고기 300g, 무 300g, 다진파 2큰술, 다진마늘 1큰술, 후춧가루 조금, 참기름 1작은술, 물 8컵

만들기_ 1 토란은 껍질을 벗기고 소금물에 씻은 후 쌀뜨물에 넣어 삶는다.
2 팔팔 끓는 물에 쇠고기를 덩어리째 넣어 삶다가 고기가 속까지 잘 익으면 다시마와 크게 썬 무를 함께 넣어 삶는다.
3 국물이 끓으면 건더기를 건져내어 고기는 납작하게 썰고 다시마와 무는 나박썰기하여 분량의 양념으로 무친다.
4 건더기를 건져낸 국물을 다시 끓이다가 양념한 쇠고기, 무, 토란, 다시마 순으로 넣어 한소끔 끓인다.
5 국간장으로 간을 맞춘 다음 한소끔 더 끓여 낸다.

야콘 Yacon

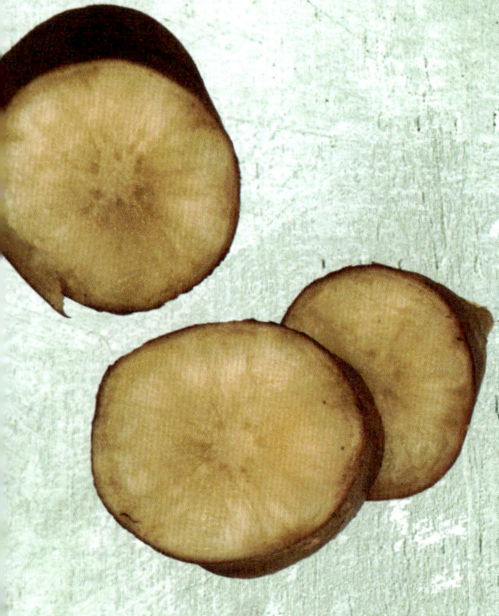

야콘은… 야콘은 얼핏 보아 고구마와 아주 흡사하게 생긴 뿌리채소이다. 고구마처럼 단맛이 나긴 하지만 '땅속의 배'라고 불릴 만큼 수분이 많고 시원한 맛이 있다. 야콘은 뿌리뿐 아니라 잎도 차나 샐러드로도 이용한다. 하지만 아직 우리나라에서는 일반화되지 않았으며 주로 고구마 모양의 덩이뿌리만 조리에 활용되고 있다. 아직은 수입산이 주를 이루지만 강화, 상주, 괴산 등 우리나라 전역의 일부 농가에서도 재배하고 있다.

다른 제철 채소와 다르게 야콘은 수확 직후 먹으면 단맛이 적으며, 적당히 후숙을 거쳐야 당도가 더 높아져 맛있어진다.

야콘 제대로 먹는 법

야콘은 주로 잘게 썰어 샐러드에 넣어 먹으며 야콘 특유의 아삭함 때문에 청량감을 느낄 수 있다. 야콘은 아직 생소해 조리에 활용하는 예가 많지 않지만 감자나 고구마, 우엉이나 무를 조리하는 방법과 같은 방법으로 조리하면 된다.

볶거나 생선조림에 넣어도 맛있게 먹을 수 있으며, 야콘 말랭이, 튀김, 생채 등으로 만들어 먹어도 좋다. 야콘은 구입 후 어둡고, 건조하며 서늘한 곳에 보관한다. 그래야 오래 저장해 두고 먹을 수 있다.

야콘의 효능

야콘은 고구마 비슷하며 과당·포도당·자당 등을 함유하고 있기 때문에도 맛이 달고 성질은 약간 차다. 열량이 낮은 식품이기 때문에 다이어트에도 효과가 있다. 야콘은 국화과에 속하기 때문에 이눌린이 풍부하며 이 이눌린 성분은 혈당을 저하시킬 수 있다. 또 칼슘도 함유하고 있어 야콘에 많이 들어 있는 프락토올리고당의 흡수를 촉진한다. 프락토

올리고당은 야콘에 들어 있는 폴리페놀과 함께 혈청콜레스테롤 수치를 낮추고, 동맥경화를 예방하는 역할을 한다. 또한 야콘이 갖고 있는 풍부한 식이섬유는 비만을 개선하는데 효과적이며 비피더스균을 증식해 장을 튼튼히 하고 변비를 개선한다. 뿐만 아니라 풍부한 칼륨은 체내의 나트륨을 배출해 혈압을 떨어뜨리고, 이뇨 작용을 돕는다. 비타민 A·B_1·B_2·C, 나이아신 및 피로를 풀며 간장 기능을 좋게 하는 아스파라긴산과 알기닌 등도 함유하고 있다.

한편 잎에는 녹차처럼 카테킨, 플라보노이드 등의 성분이 있어서 심장에 좋으며 혈압과 혈당강하에 효과가 있다.

야콘의 약효 : 비만, 혈압강하, 변비, 혈당강하, 피로회복

야콘과 잘 맞는 음식궁합

야콘+마 : 이 두가지 식품을 배합하면 기력을 늘리며 비위를 튼튼하게 하는 효능이 있다. 비위가 허약하여 음식을 먹으려 하지 않고, 아침 식전에 메스꺼워하며, 항상 헛배가 불러 답답하거나 수족이 냉한 경우에 좋다. 야콘과 마를 같은 양씩 배합하여 갈아서 먹으면 된다.

야콘+목이버섯 : 야콘도 식이섬유가 풍부하지만 목이버섯 역시 식이섬유가 풍부하여, 이 두 가지를 배합하면 변비에 좋다.

야콘+달개비 : 야콘과 달개비를 함께 먹으면 다이어트에 효과가 있다. 달개비는 '닭의 장풀'이라고도 하며, 약명은 '압척초'이다. 달개비는 심장병, 류머티즘, 신장 트러블에 의한 배뇨 곤란에도 효과가 있어 약용으로도 사용한다.

야콘+순채 : 부종에 효과가 있다. 찬 성질의 야콘이 이뇨 작용을 하듯이 순채 역시 열을 내리고 이뇨 작용을 돕는다. 그래서 부종에 약효가 있다. 야콘 말린 것과 순채를 옹근풀째 채취하여 말린 것을 같은 양씩 배합하여 달여 먹으면 효과를 볼 수 있다.

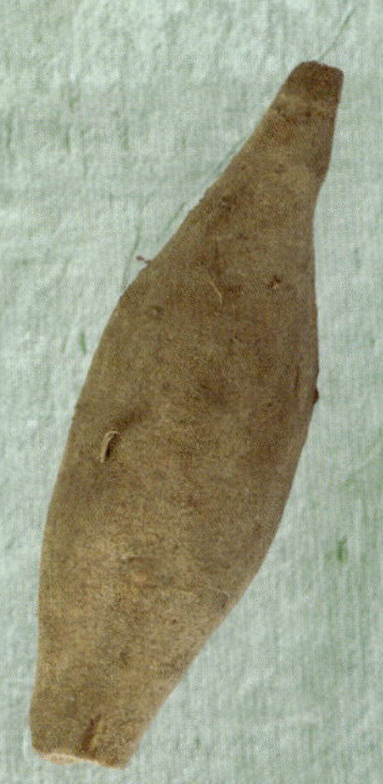

PART 03

열매를 먹는 야채

그린, 레드, 화이트 등 컬러 푸드의 대표인 열매채소. 작은 봉오리에서 시작해 햇볕을 듬뿍 받으면서 무럭무럭 열매로 자라난 채소이기 때문에 비타민은 물론 각종 영양성분이 풍부하게 함유되어 있다. 때문에 가지, 버섯, 오이, 토마토 등 열매채소에 가득한 영양을 지키면서 조리하는 방법만 익혀 둔다면 그 어떤 요리재료보다 훌륭한 건강식으로 완성할 수 있다.

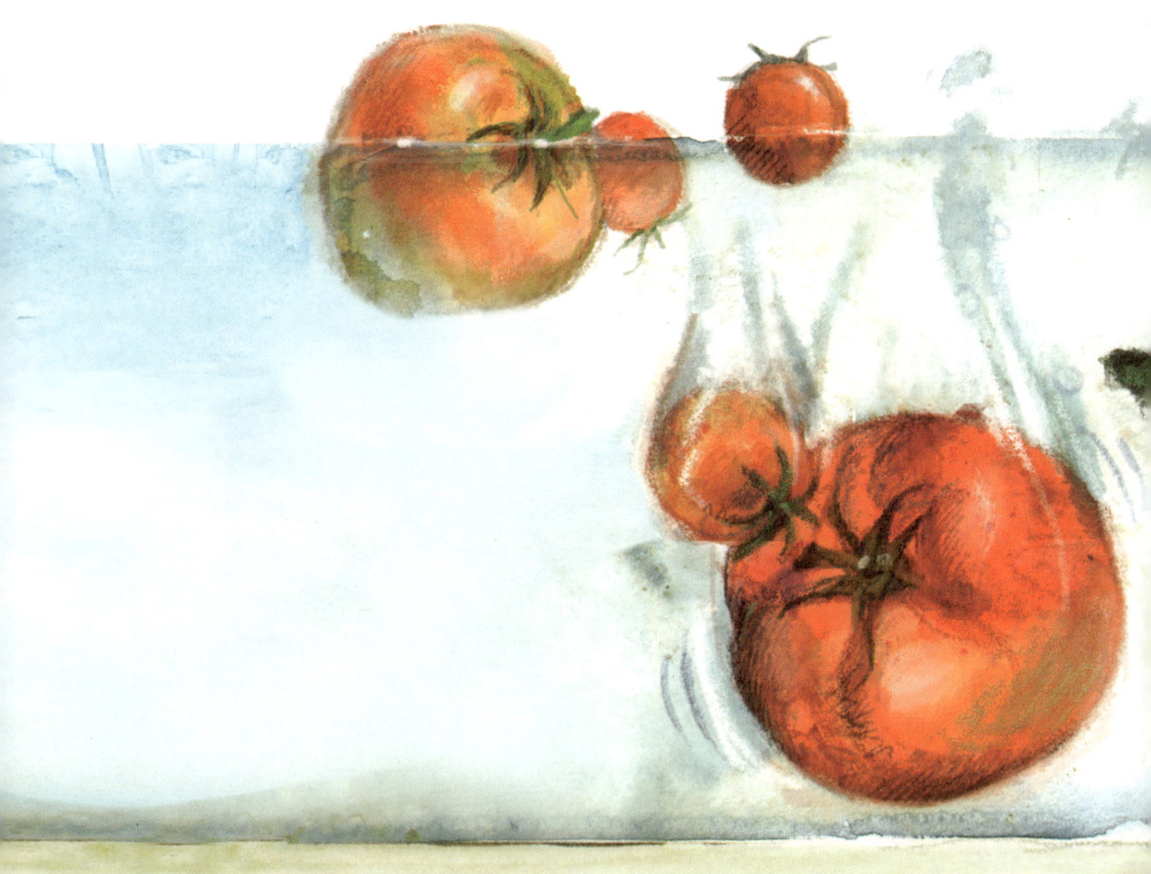

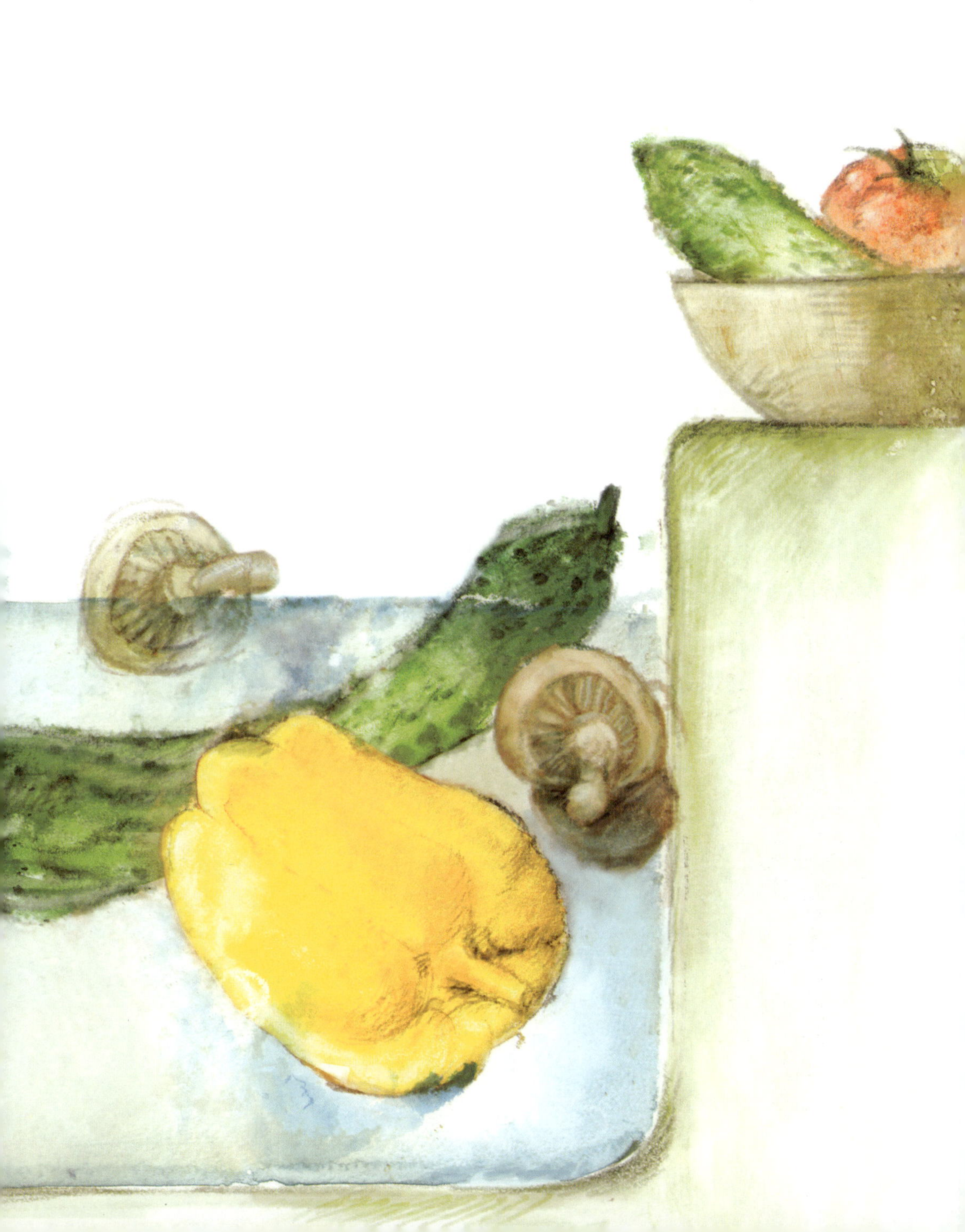

가지 eggplant

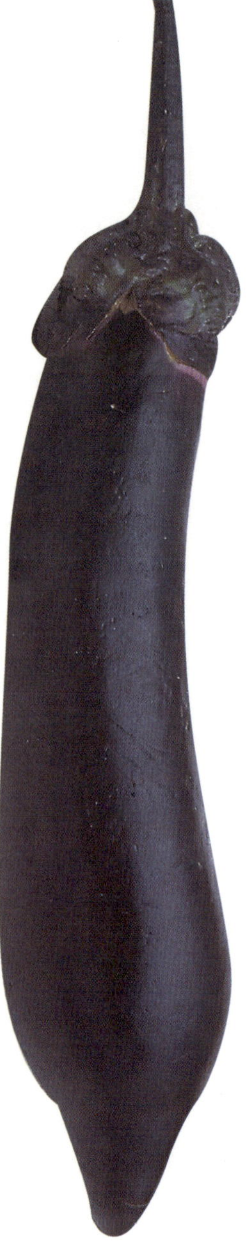

1 영양이 높은 제철 시기

하우스 제배로 요즘은 사계절 내내 맛볼 수 있지만 여름부터 초가을이 제철. 7월~9월 사이의 밭가지가 가장 맛있다. 이때 나오는 가지는 살이 많고 씨가 적어 아린 맛이 덜하다.

2 고르는 방법

표면이 탱탱하고 꼭지가 마르지 않고 꼭지 부분이 날카로운 것이 싱싱한 것. 겉 표면이 짙은 검보라색을 띠고 흠집이 없으며 껍질에 광택이 있는 것을 고르는 것이 좋다. 가지는 보라빛이 짙을수록 햇볕을 많이 받은 것으로 영양분도 더 풍부하다. 하지만 꼭지에 가시가 많으면 씨가 많아 맛이 떨어진다.

3 영양

주성분은 당질로 칼슘, 철분 등 무기질과 비타민 A·B_1·B_2·C 등이 아주 조금씩 들어 있어 영양은 비교적 높지 않다. 하지만 90% 이상이 수분이고 칼로리가 낮아 다이어트 식품으로 좋다. 조직이 스펀지 상태여서 기름을 잘 흡수하므로 식물성 기름을 써서 요리하면 불포화지방산과 비타민 E를 많이 섭취할 수 있다.

또한 여름철 식중독을 예방해 주기도 한다. 몸의 열을 식히는 작용을 하기 때문에 여름철에 섭취하는 것이 좋으며, 반대로 냉증이 있는 사람이나 임산부, 기침을 잘 하는 사람에게는 좋지 않다.

4 손질법

깨끗이 씻어 꼭지와 꽃받침 부분을 떼어내고 단단한 끝 부분을 잘라낸다. 가지는 썰어 두면 공기 속에 있는 산소의 작용으로 단면이 갈색으로 변한다. 따라서 써는 즉시 물에 담가 두는 것이 좋다. 이렇게 하면 색이 변하는 것을 막을 뿐 아니라 떫은맛을 빼는 데도 효과적이다. 가지는 보통 찌거나 굽는 방법으로 조리한다. 가지를 찔 때는 가지가 너무 굵으면 골고루 익지 않으므로 반을 가른 후 가지 안쪽으로 길게 3~4번 칼집을 낸다. 그래야 열이 골고루 전달되어 빨리 익힐 수 있다. 어슷하게 썰어 놓은 가지를 튀김용으로 사용할 때는 반드시 마른 행주로 물기를 말끔히 닦은 후 튀긴다.

5 보관법

가지는 자르거나 손질을 하지 않은 채 보관하는 것이 좋다. 오래 두면 수분이 날아가 시들시들해지므로 랩에 싸거나 비닐백에 넣어 수분이 날아가지 않도록 싼 후 냉장고 채소칸에 넣어 둔다. 하지만 보관기간이 3일을 넘지 않도록 한다.

Q&A 가지 궁금증!

가지를 오래 두고 먹을 수 있는 방법은?

가지는 찬바람이 나면 씨가 없어지고 단맛이 생긴다. 때문에 가지를 오래 두고 먹고 싶다면 끝물 가지를 손질해서 말려 두면 겨우내 먹을 수 있다. 가지를 말릴 때는 꼭지를 따지 않은 채로 3~4등분해 칼집을 내고 끓는 소금물에 살짝 담갔다가 줄줄이 꿰어 빨랫줄에 걸어서 말리면 된다. 꼭지를 떼고 얇게 어슷썰기한 다음 채반에 널어 말려도 좋다. 가지나 호박, 무청 등 채소를 말리기에는 습기가 없고 볕이 좋은 초가을 날씨가 제격이다.

〈가지〉 동의보감

가지는 몸을 차게 해 주는 여름 채소로 콜린, 솔라닌 등 많은 종류의 알칼로이드를 함유하고 있으며 맛은 달고 성질은 차다. 여름 채소는 대체로 몸을 차게 하는 작용이 있지만 특히 가지는 그 효과가 높아 예로부터 고혈압에 좋은 식품으로 알려져 왔다. 또한 열이 났다 추웠다 하는 증세가 있을 때 열을 떨어뜨리는 효능이 뛰어나기 때문에 인후질환, 편도선염, 구내염 등에 의해 열이 났을 때 먹으면 효과가 있다.

또한 혈액순환을 촉진하고, 동맥경화증, 모세혈관 출혈, 고 콜레스테롤 혈증도 다스린다. 이뇨 작용, 진통 작용 및 부기를 가라앉히는 효능도 있다.

그 밖에 가지는 성질이 차기 때문에 열이 있는 양성 체질인 태양인이나 소양인에게 좋은 식품이다. 또한 오행으로 따지면 토(土)에 해당하므로 태양인보다는 '비대신소' 한 체질인 소양인에게 더 잘 맞는다. 하지만 이러한 성질 때문에 음성 체질인 사람들에게는 궁합이 맞지 않는다. 특히 냉증이 오래된 경우나 기침 증상이 있는 경우에도 피하는 것이 좋다. 예로부터 가지는 음성을 해친다고 하여 목소리를 써야 하는 사람은 피하라고 했다. 또 대변이 묽은 경우에도 안 좋다. 특히 가을 후에 재배된 가지를 많이 먹으면 눈에 좋지 않다.

가지의 약효: 식욕 부진, 스태미나 증진, 이뇨 작용, 염증 질환

〈가지〉의 음식궁합

가지＋식물성기름 : 가지는 조직이 스펀지 같아서 기름을 잘 흡수한다. 때문에 식물성 기름을 써서 요리를 하면 리놀레산과 비타민 E를 많이 섭취할 수 있어 콜레스테롤 걱정을 할 필요가 없다. 또한 가지와 함께 볶으면서 나오는 기름은 체내에서 높은 에너지를 내므로 스태미나 증진에 효과적이다.

가지＋조개 : 가지를 조개와 함께 조리하면 중풍을 예방하는 효과가 있다. 특히 음식을 만들 때 가지와 조개, 참깨와 식초를 사용하면 혈액을 정화할 뿐 아니라 강장 효과도 높일 수 있다.

〈가지〉의 영양을 지키는 조리법 & 섭취법

한여름에는 찜통에 찐 가지를 젓가락으로 쭉쭉 찢어서 간장, 깨소금, 파, 마늘, 참기름을 넣고 고소하게 무쳐 먹는 것이 좋다. 이런 가지 요리는 더운 날씨로 인해 떨어진 입맛을 찾아주며, 열을 떨어뜨린다. 찜통에 찔 때는 열이 골고루 전달될 수 있도록 반으로 쪼개 주도록 한다. 가을 가지는 전으로 부쳐 먹거나 칼집을 내고 소금에 절였다가 양념을 해 쪄 먹는 것도 좋다. 이 외에 간을 살짝 해 구이를 하거나 철판구이에 이용해도 맛있으며 식물성 기름으로 볶거나, 데쳐서 무치는 것도 좋은 조리 방법이다.

Tip〉말린 가지 조리법

말린 가지는 습기 차지 않는 곳에 잘 밀봉해 두었다가 필요할 때마다 꺼내 먹는다. 말린 가지로 나물을 볶을 때는 2시간 이상 물에 담가 아린맛을 빼야 한다. 그런 다음 쇠고기 다진 것과 함께 기름에 볶다가 고기가 어느 정도 익으면 다진파와 마늘, 간장, 후춧가루로 양념하면 맛있게 먹을 수 있다.

vegetable recipe

가지를 이용한 조리법 ｜ 가지양념구이 ｜

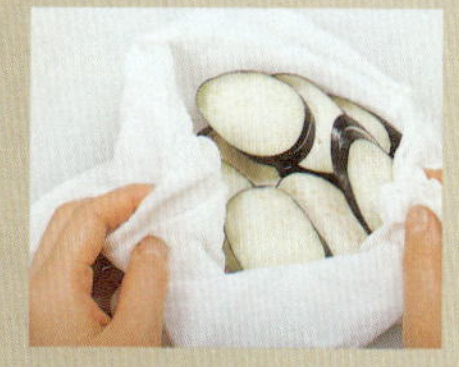 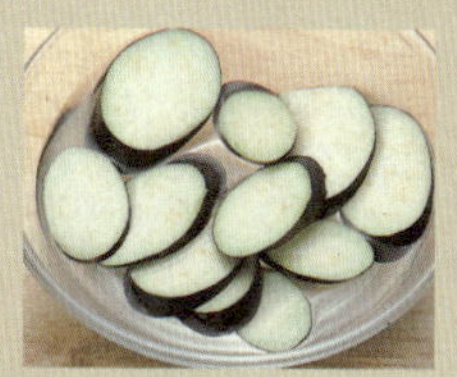 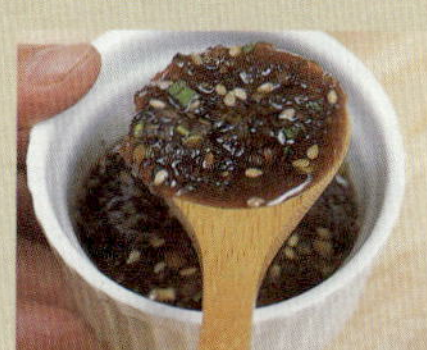

재료_ 가지 2개, 대파 2뿌리, 식물성 오일 조금,
양념간장_ 간장 3큰술, 물엿 1큰술, 다진마늘 1큰술, 다진파 1큰술, 잘게 썬 청·홍고추 1큰술씩, 깨소금·참기름 조금씩

만들기_ 1 가지는 둥글게 썬 다음 소금물에 헹궈 물기를 닦아 준비하고, 대파는 5cm 길이로 채 썬 다음 차가운 물에 담가 매운맛을 뺀 뒤 건져 둔다.
2 식물성 오일을 두른 팬에 손질한 가지를 넣고 굽는다.
3 분량의 재료를 섞어 양념간장을 만든 다음 접시에 구운 가지와 대파를 담고 간장을 뿌려 상에 낸다.

버섯 mushroom

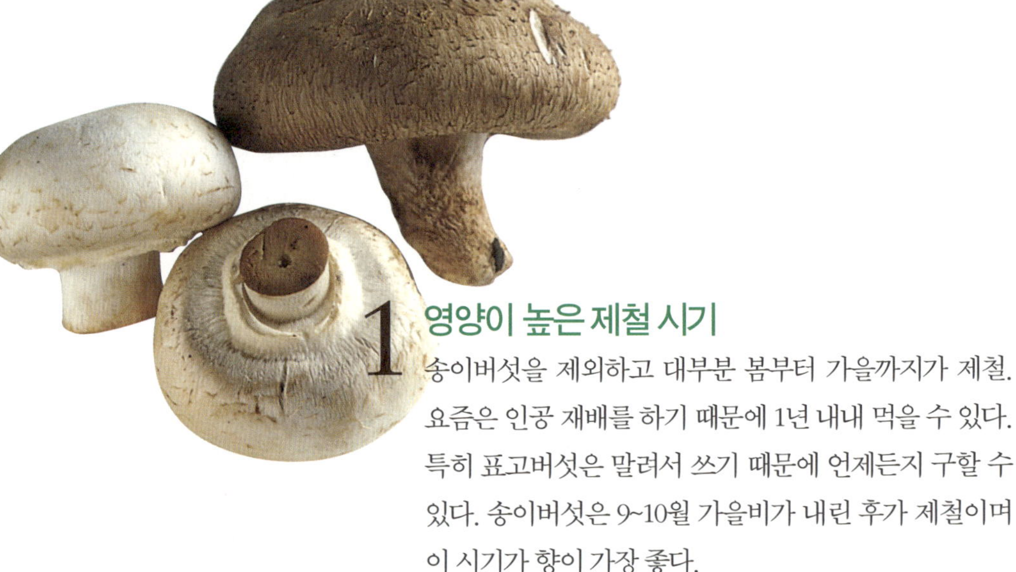

1 영양이 높은 제철 시기

송이버섯을 제외하고 대부분 봄부터 가을까지가 제철.
요즘은 인공 재배를 하기 때문에 1년 내내 먹을 수 있다.
특히 표고버섯은 말려서 쓰기 때문에 언제든지 구할 수
있다. 송이버섯은 9~10월 가을비가 내린 후가 제철이며
이 시기가 향이 가장 좋다.

2 고르는 방법

표고버섯 | 갓 표면이 갈색빛으로 매끄럽고 뒷면의 살이
흰빛을 띠는 것이 좋다. 말린 표고버섯을 구입할 때는 뒷
면의 살이 거뭇거뭇하지 않고 하얀 것을 고른다.

느타리버섯 | 갓의 표면이 약간 회색빛이 돌며 갓 뒷면의
빗살무늬가 뭉그러지지 않고 선명하며 흰빛을 띠는 것
일수록 신선하다.

양송이버섯 | 갓이 둥글고 두터우며 광택이 나고 전체적
으로 흰빛이 나고 상처가 없는 것을 고른다.

팽이버섯 | 갓이 크게 퍼진 것보다는 기둥이 통통한 것이
맛이 좋다.

3 영양

비타민 A를 제외한 대부분의 비타민이 골고루 들어 있다. 철분과 비타민 B_2의 작용으로 조혈을 촉진하고 혈액의 흐름을 도우며 비타민 D가 풍부해 뼈를 튼튼하게 한다. 그 밖에 혈액의 대사를 돕는 엘리타데닌 등의 성분과 독특한 감칠맛을 내는 구아닌산이 풍부하게 들어 있다. 또한 비타민 B_1과 지방도 많은 편이어서 고기나 생선을 구울 때 함께 곁들이면 궁합이 잘 맞는다. 또한 버섯은 다른 식품에 비해 칼로리가 거의 없는 편이어서 많이 먹어도 살이 찌지 않는 고영양 저칼로리 다이어트 식품이다.

4 손질법

버섯의 종류에 따라 손질하는 방법은 조금씩 다르다.

표고버섯 | 용도에 따라 기둥을 떼내거나 통째로 사용한다. 또 말린 표고버섯은 미지근한 물에 충분히 불려 사용한다.

느타리버섯 | 물에 가볍게 씻어 옅은 소금물에 데친 후 찬물에 담갔다가 물기를 꼭 짜고 사용한다.

양송이버섯 | 칼로 자른 부분이 공기와 닿으면 갈변하므로 조리 직전에 썰거나, 썬 다음 레몬즙을 뿌려 둔다.

5 보관법

버섯은 종이봉투에 담아 냉장 보관하는 것이 가장 좋다.

송이버섯 | 제철이 아니면 구하기 힘들므로 랩으로 싸 냉동실어 넣어 두면 오랫동안 보관할 수 있다.

표고버섯 · 느타리버섯 | 말린 다음 바람이 잘 통하고 건조한 곳에서 보관하면 1년 내내 먹을 수 있다.

〈표고버섯〉 동의보감

표고버섯은 맛이 달고 성질이 평이하기 때문에 체질에 상관없이 누구나 즐길 수 있는 저칼로리 식품으로, 비타민 B군의 중요한 공급원이 된다. 표고버섯은 생것보다 햇볕에 말린 것이 영양이 높다. 표고버섯을 말리면 케톤 성분이 많아지며 영양가도 훨씬 높아진다. 특히 에르고스테린 성분은 햇볕에 말린 표고버섯에서만 얻을 수 있다. 에르고스테린은 자외선에 닿으면 비타민 D로 변하는 물질로 체내에서 칼슘 흡수를 높여 준다.

또한 표고버섯은 체력을 보강하는 데 좋은 식품. 체력보강과 건위 작용 및 간장을 보호하는 작용을 하기 때문에 허약체질인 사람들이 먹으면 더없이 좋다. 또 콜레스테롤을 떨어뜨리고 혈압과 혈당을 조절하며 혈액순환을 원활하게 한다. 특히 풍을 다스리고 가래를 삭이는 작용을 하기 때문에 중풍을 예방하고 가래가 오래 낫지 않을 때 섭취하면 좋다.

표고버섯은 미용에도 좋은 식품이다. 조혈 작용을 해 빈혈을 예방하고 피부를 부드럽게 하며 머리카락도 검게 하고 발모 효과도 있다.

버섯의 약효 : 면역력 강화, 중풍 예방, 조혈 작용, 체력 보강

〈표고버섯〉의 음식궁합

표고버섯+청주 : 표고버섯과 청주를 배합하면 혈액순환이 좋아지고 숙면하는 데 도움이 된다. 청주 한 잔에 표고 생것 한 개를 넣고 따뜻하게 데워 마시면 효과를 얻을 수 있다. 또 말린 표고버섯을 1개월 이상 숙성시킨 후 여과해서 마셔도 좋다.

표고버섯+꿀 : 표고버섯과 꿀을 배합하면 면역력을 강화하는 데 도움이 된다. 또한 림프가 부어 있을 때도 효과적이며 허약한 아이들이나 갱년기 여성의 보양식품으로도 좋다. 표고버섯을 꿀물에 담갔다가 잘 말린 후 프라이팬에 볶아 거칠게 가루 낸 다음 공복에 1큰술씩 따뜻한 물에 타 약용하면 좋다.

표고버섯+참치 · 고등어 · 꽁치 : 표고와 참치 · 고등어 · 꽁치를 함께 먹으면 비타민 D를 효과적으로 섭취할 수 있다. 이는 뼈를 튼튼하게 하는 역할을 하기 때문에 성장기 어린이, 임신 및 수유기 여성과 골다공증이 염려되는 갱년기 여성에게 좋다.

표고버섯+녹두 : 표고와 녹두를 배합하면 표고에 의한 중독을 해독할 수 있다. 예를 들어 표고밥을 지었을 때 표고가 까맣게 변색되면 표고에 독이 있는 것으로 먹지 말아야 한다. 하지만 혹 잘못 먹어 중독이 되었을 때는 녹두로 생즙을 내어 먹는다.

표고버섯＋얼음설탕 : 표고와 얼음설탕을 배합해 달여 마시면 가래가 심한 기침에 효과가 있다. 이 두 식품의 배합은 신경을 안정시키는 효과도 있어 예민하거나 불면증이 있을 때도 좋다.

〈표고버섯〉의 영양을 지키는 조리법＆섭취법

표고버섯을 주재료로 조리를 하거나 끓여서 차로 마신다. 또는 햇볕에 말린 후 가루를 내어 먹기도 한다. 표고버섯은 주로 전골이나 찌개에 부재료로 넣어 먹기도 하고, 조림 이나 무침, 전 등에 주재료로 사용하기도 한다. 표고버섯과 꿀 또는 얼음설탕은 궁합이 잘 맞는 재료들이기 때문에 조리할 때 설탕 대신 이러한 식재료를 사용하는 것도 건강을 지키는 좋은 방법이다.

vegetable recipe

표고를 이용한 조리법 ｜ **표고버섯장조림** ｜

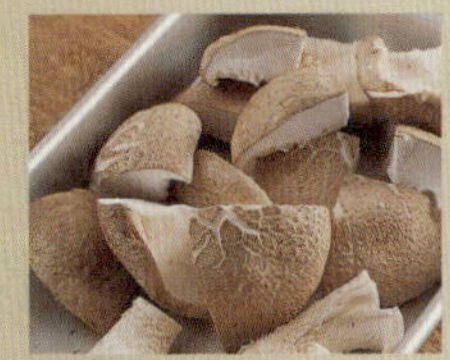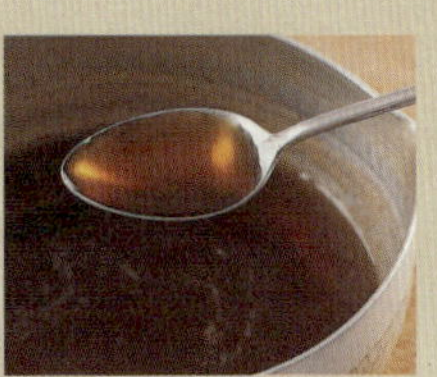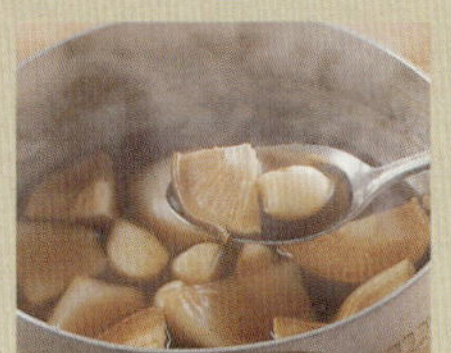

재료_ 표고버섯 10개, 마늘 6쪽, 양파 1/2개, 들깨 1작은술, 다진 실파 1큰술

조림장_ 진간장 5큰술, 물 1컵 반, 참기름 1큰술, 물엿 2작은술

만들기_ 1 표고버섯을 손질한 다음 밑동을 잘라내고 표고버섯의 갓은 큰 것은 4등분, 작은 것은 2등분한다.

2 마늘은 통으로 준비하고 양파는 굵직하게 채 썰거나 네모나게 썬다.

3 조림장 재료를 분량대로 냄비에 넣고 한소끔 팔팔 끓인다.

4 조림장에 표고버섯과 부재료를 넣는다.

5 국물이 반으로 졸아들 때까지 중불에서 뭉근히 조린다.

6 상에 낼 때 다진 실파를 얹어 낸다.

버섯류 mushroom

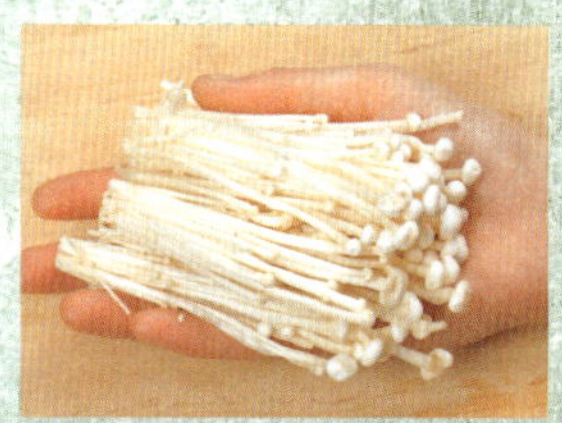

팽이버섯

팽이버섯은 약간 짭짤하고 뒷맛이 쓰며 찬 성질을 가지고 있다. 비타민 B가 특히 많이 함유되어 있으며 소화를 돕고 간장과 위장을 튼튼하게 한다. 또한 성장기 어린이의 성장발육에도 도움이 된다. 팽이버섯은 쇠고기와 된장과 궁합이 잘 맞는다.

팽이버섯은 체액의 균형을 잡아 주며 미끈거리는 점액 성분이 피부에 윤기를 주고 섬유질이 변통을 좋게 해 체내의 독소를 배출해 준다.

또한 쇠고기는 콜라겐 성분이 풍부해 피부에 탄력을 주고 혈허를 보충해 주기 때문에 이 두 가지 식품을 배합하면 이러한 좋은 성분들이 상승 작용을 한다. 된장 역시 비타민 $B_1 \cdot B_2$, 나이아신 등이 많아 팽이버섯과 배합하면 흡수율이 높아진다. 이때 멸치국물을 첨가하면 더욱 효과적이다.

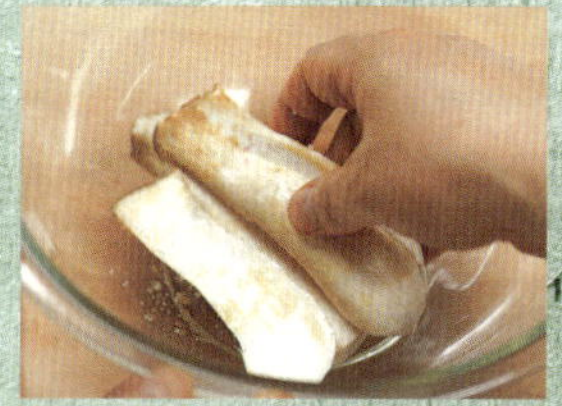

송이버섯

송이버섯은 비타민 $B_2 \cdot D$의 공급원이며 콜레스테롤을 떨어뜨린다. 만성 설사나 유선염에도 효과가 있으며 항암 작용에도 좋다. 송이버섯은 호박과 쇠고기, 양파와 궁합이 맞는 식품으로 호박과 함께 조리를 하면 고혈압, 심장병, 비만에 좋다.

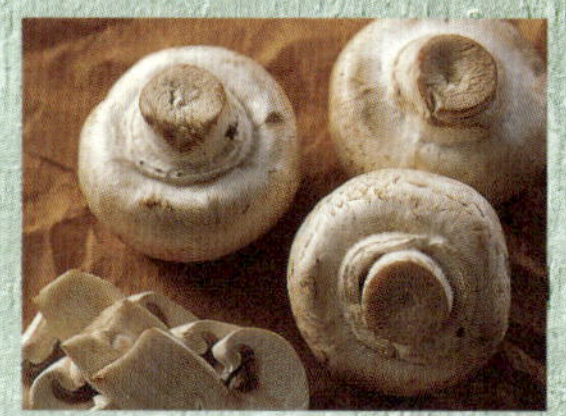

양송이버섯

양송이버섯은 향은 없지만 연하고 맛이 달며 성질이 평이해서 누구나 쉽게 즐길 수 있다. 비타민 $B_2 \cdot D$가 많으며 타이로시나제, 엽산 등을 많이 함유하고 있어 골다공증, 고혈압, 빈혈 치료에도 좋다.

소화를 돕고 정신을 맑게 하는 효과도 갖고 있으며 전분이 함유되어 있지 않아 당뇨병이나 비만에도 효과적이다. 양송이는 생으로도 먹을 수 있는 버섯이기 때문에 오래 가열하지 않는 것이 좋다. 또한 레몬은 양송이가 갈색으로 변하는 것을 막아 주기 때문에 샐러드를 만들 때 레몬을 함께 넣어 주면 좋다.

느타리버섯

느타리버섯에는 단백질과 비타민, 미네랄이 골고루 들어 있어 성장기 아이들이나 체력이 약한 성인 모두에게 좋다. 하지만 느타리는 버섯 중에 가장 쉽게 상하는 버섯이기 때문에 구입 후 빨리 조리해 먹는 것이 좋다. 느타리버섯은 황주와 함께 끓여 마시면 손발이 저리고 근육통이나 경련이 있을 때 좋다.

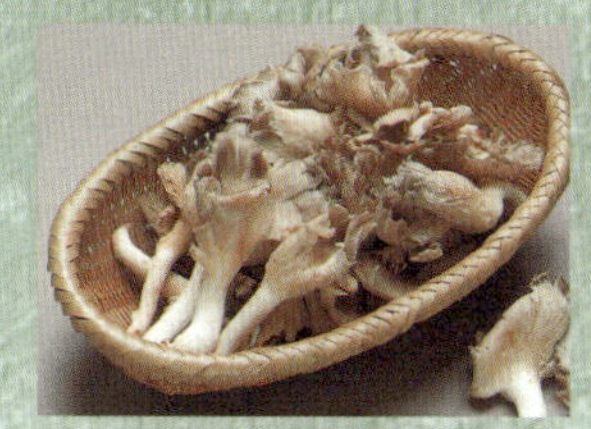

목이버섯

목이버섯은 키틴질이 많아 고혈압을 예방하고 강장 작용을 한다. 또한 신경통, 자궁출혈, 피부미용에도 좋은 버섯으로 알려져 있다. 목이버섯은 설탕, 닭, 율무, 갈치, 연근 등과 궁합이 잘 맞으며 특히 율무나 연근은 피부미용에 좋은 효과가 있다. 율무와 함께 조리하면 보혈 작용을 하고 연근과 함께 조리하면 살균 및 소염 작용을 하므로 열에 의한 피부 트러블이나 아토피에 좋다.

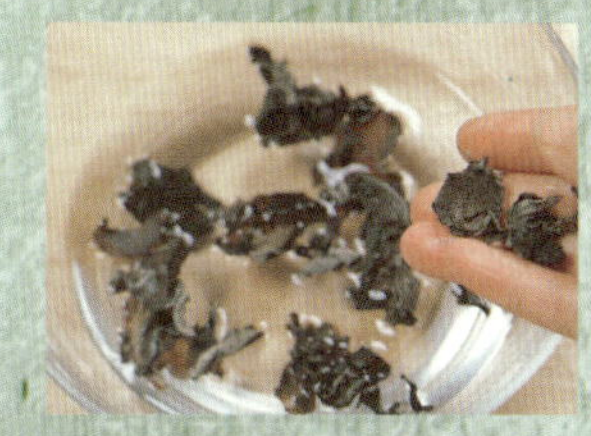

싸리버섯

싸리버섯은 배추나 산호초처럼 생긴 버섯으로 갓이 여러 갈래로 갈라져 있고 끝이 연분홍이며 밑 부분은 노랗거나 흰색이다. 싸리버섯은 단백질이 풍부하고 아린맛이 있어 미지근한 물에 담갔다가 요리한다. 싸리버섯은 양파와 음식 궁합이 잘 맞는 재료로, 함께 조리하면 비타민 B_1의 체내 흡수율을 높인다. 이 두 가지를 섞어 달걀과 빵가루로 옷을 입혀 튀겨 먹으면 맛도 있고 약효도 있다.

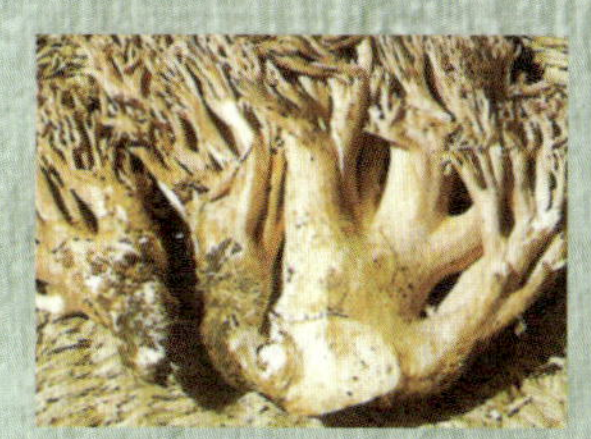

동충하초

동충하초는 겨울에는 곤충의 몸에서 양분을 흡수해 살다가 여름에 죽은 곤충의 몸에서 자란 버섯이다. 번데기 동충하초, 벌 동충하초, 눈꽃 동충하초 등 여러 종류가 있으며 영양이 풍부해 불로장생의 묘약으로 불린다.

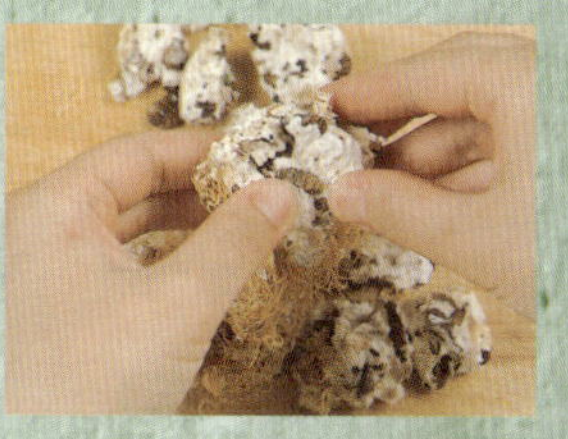

오이 cucumber

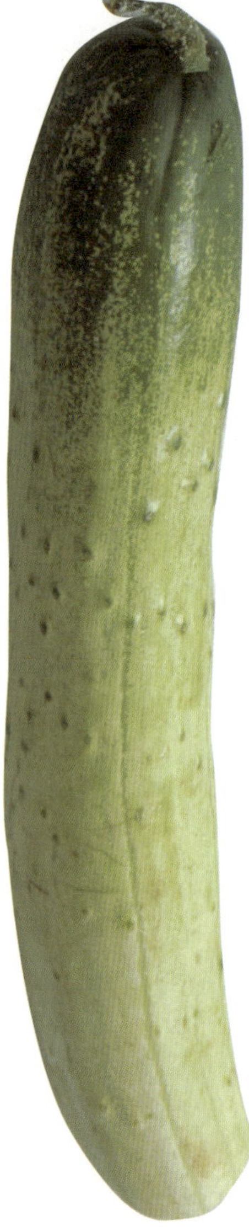

1 영양이 높은 제철 시기

비닐하우스 재배로 1년 내내 볼 수 있으며, 우리 식탁에서 빼놓을 수 없는 채소다. 5~9월이 제철이며 여름 햇볕을 듬뿍 받고 자란 싱싱한 제철 오이가 가장 맛이 좋다.

2 고르는 방법

겉면에 윤기가 있으며 오톨도톨한 가시가 돋아 있는 것이 싱싱하다. 또 굵기가 일정하고 몸체가 쭉 뻗은 것이 조리하기에 편하다. 오이는 몸집이 짤막하고 통통하며 연한 연둣빛을 띠는 다대기 오이와, 초록색이 짙은 길쭉한 취청오이 등 두 가지 종류가 있다. 생으로 무침이나 생채를 해 먹기에는 재래종 다대기 오이가 맛있고 오이지를 담그거나 볶음 나물을 할 때는 취청오이가 맛있다. 오이소박이를 할 때는 두 가지 다 괜찮으며 몸집이 긴 것이 여러 번 토막 내기가 좋다.

3 영양

90% 이상이 수분이며 칼륨 함량이 높은 알칼리성 식품이다. 따라서 오이를 많이 섭취하면 체내의 염분과 함께 노폐물이 배설되므로 체액이 맑아진다. 또한 비타민 A와 C도 풍부한데, 특히 비타민 C는 피부미용에 아주 좋

다. 다만 오이에는 비타민 C를 파괴하는 산화 효소가 들어 있으므로 다른 채소와 섞어서 주스를 만들지 말아야 한다. 단 가열하거나 식초를 조금 떨어뜨리면 효소의 작용을 막을 수 있다. 또한 오이는 몸을 차게 하는 성질이 있어 더위먹었을 때나 갈증 해소에도 효과적이다.

4 손질법

오이를 씻을 때는 굵은소금을 뿌려 오이를 돌리면서 손바닥으로 굴리듯 문지른 뒤 물에 헹군다. 또한 껍질을 벗길 때는 칼끝으로 가시를 쳐내는 것처럼 밀어 껍질을 살짝 벗긴다. 초록색이 짙은 꼭지 부분은 쓴맛이 나므로 잘라 내고 조리하는 것이 좋다.

오이는 특유의 잘 변하지 않는 색감 때문에 요리에 생기를 준다. 따라서 조리에 맞게 다양한 모양 썰기를 익혀 두었다 활용하면 음식을 돋보이게 할 수 있다.

5 보관법

흐르는 물에 씻은 다음 물기를 없애고 비닐백에 넣어 냉장고에 보관한다. 1~2일 정도가 가장 싱싱하게 먹을 수 있으며 1주일 이상 보관하면 물러지므로 되도록 빨리 조리하는 것이 좋다.

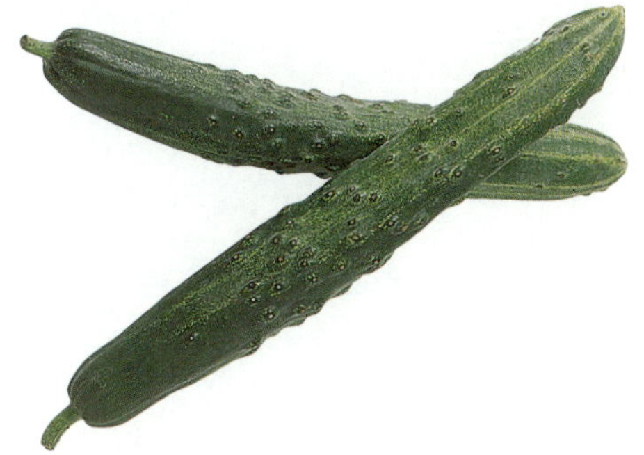

Q&A 오이 궁금증!

오이를 이용한 민간요법은?

오이 뿌리는 단맛과 쓴맛이 모두 있으며 성질이 서늘하다. 이런 성분은 소변이 적어지면서 잘 나오지 않는 소변불리 증상에 약이 된다. 또 오이의 잎은 맛이 쓰고 독이 조금 있는데 이 성분은 설사와 오래된 식체에 좋다. 오이를 갈아 만든 오이즙은 땀띠가 났을 때 바르면 효과적이다. 오이 껍질을 우유에 하루 담갔다가 여드름 부위를 씻어 주면 효과적이며 오이간 것에 밀가루와 식초를 넣고 반죽해서 타박상이나 삔 자리에 붙이면 통증과 부기가 쉽게 가라앉는다.

〈오이〉 동의보감

오이는 맛이 달고 성질은 차며 독이 없다. 오이는 수분이 대부분이며 글루코시드 등 배
당체류가 함유되어 있으며 여러 가지 유리 아미노산, 비타민 B_2 · C 등이 함유되어 있다.
오이는 청열, 이뇨, 해독 작용을 한다. 때문에 더위에 지쳐 몸이 나른하고 식욕이 떨어졌
을 때 좋다. 또한 이뇨 성분은 몸의 부종을 내리고 몸속에 쌓인 습기나 불순물, 불필요한
염분을 배출해 피를 맑게 하고 몸을 정화시키는 데도 효과적이다. 오이의 베타카로틴은
강한 항산화 성분으로 항암 작용을 하며, 오이에 다량 함유되어 있는 유황 성분은 탈모
에도 좋다. 또 부종이나 더위를 먹었을 때 오이 달인 물을 섭취하면 효과적이다. 단, 위
가 약한 사람은 오이를 생으로 먹으면 설사를 할 수 있으므로 오이를 달여서 즙으로 만
들어 먹는다. 그렇게 하면 체내의 열을 내리는 데 도움이 된다.

오이의 약효 : 피부미용, 부종, 탈모, 더위먹었을 때, 항암 작용

〈오이〉의 음식궁합

오이+소금·식초 : 오이를 다른 과일이나 채소를 배합할 때는 소금이나 식초를 약간 섞어
다른 비타민을 분해하는 작용을 막아야 한다. 특히 오이는 차가운 성질을 가지고 있어 냉
한 체질이나 저혈압, 빈혈이 있을 경우 좋지 않은데 소금을 약간 넣어 주면 몸의 균형이
깨지지 않도록 막아 주는 역할을 한다.

오이+꿀 : 오이에 꿀을 발라 먹으면 열이 내리고 소변이 원활해진다.

오이+사과 : 오이와 사과를 함께 먹으면 혈압을 낮추는 데 효과적이다. 또한 오이와 사과
의 칼륨이 체내의 염분과 노폐물을 배출하여 몸을 정화하는 데 도움이 된다.
저칼로리 오이와 펙틴을 함유한 사과를 함께 먹으면 비만 해소에도 효과가 있으며, 사
과가 오이의 유효 성분이 산화하는 것을 막아 준다.

오이+둥글레 : 오이와 둥글레를 배합하면 피부미용에 좋다. 오이의 엽록소와 비타민 C
가 피부미용에 효과가 있으며, 둥글레는 신진대사를 촉진하여 기미나 주근깨 완화에 효
과가 있다. 이 두 가지 재료는 끓여 먹거나 가루를 내어 식초를 탄 물로 복용하면 된다.
식초의 초산이 부신피질 호르몬이라는 '미용호르몬' 의 분비를 촉진한다.

〈오이〉의 영양을 지키는 조리법&섭취법

오이는 생으로 먹어야 영양소를 손실 없이 섭취할 수 있다. 샐러드 외에도 오이김치, 오이깍두기, 오이소박이, 오이장아찌 등을 비롯해 오이나물, 냉국, 무침, 샐러드 등 다양하게 요리할 수 있다. 단, 오이에는 비타민 C를 파괴하는 산화 효소가 들어 있으므로 다른 채소와 섞어서 주스를 만들지 말아야 한다. 다른 채소와 함께 샐러드나 무침 요리를 할 때는 식초를 조금 떨어뜨리면 이런 작용이 없어진다. 오이를 조리할 때는 껍질 때문에 양념이 오이 속까지 배지 않을 수 있으므로 칼집을 내어 조리하는 것이 좋다.

vegetable recipe

오이를 이용한 조리법 ㅣ 오이샐러드 ㅣ

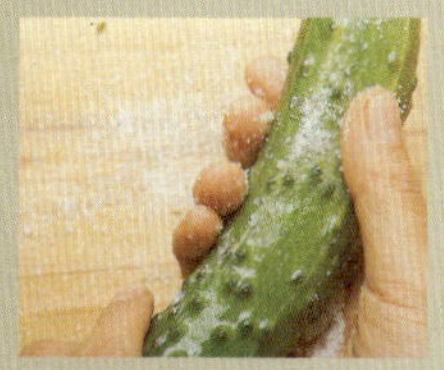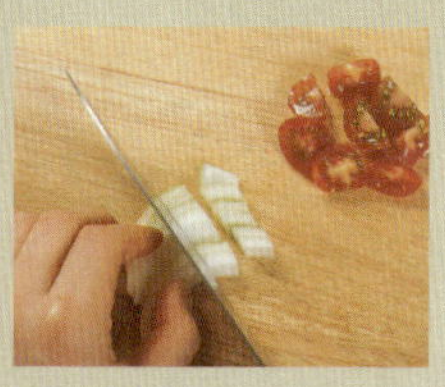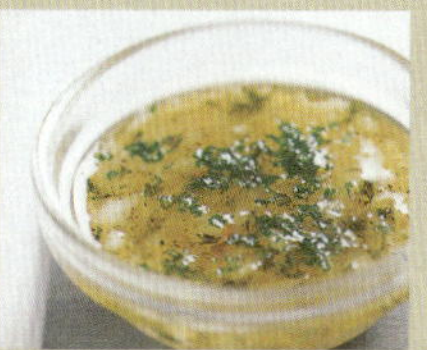

재료_ 오이 1/2개, 양파 1/2개, 붉은피망 1/3개

프렌치드레싱_ 올리브유 3큰술, 식초 1큰술반, 소금 1작은술, 흰후추·다진마늘 1큰술씩, 양파 1/4개

만들기_ 1 오이는 소금으로 문질러 씻은 다음 원하는 크기로 저며 썰고, 양파와 붉은피망은 얇게 채 썰어 찬물에 담근다.
2 준비한 분량의 양념을 섞은 다음 다진마늘을 넣고, 양파는 강판에 갈아 프렌치드레싱에 섞는다.
3 볼에 썰어 둔 채소를 담고 준비한 프렌치드레싱을 얹어 샐러드를 완성한다.

옥수수 corn

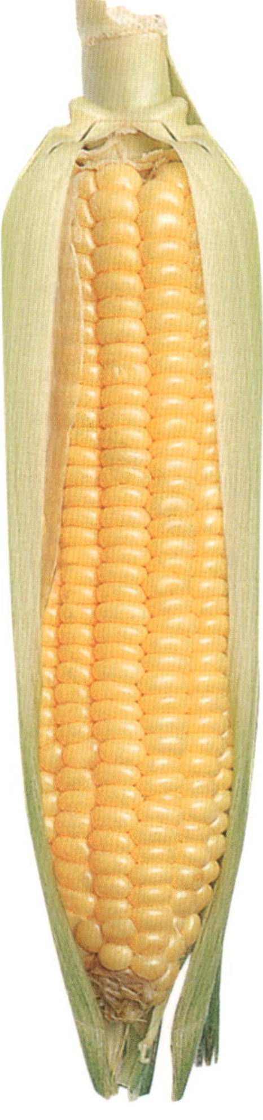

1 영양이 높은 제철 시기

여름철 즐겨 먹는 별미 간식 중 하나가 바로 옥수수. 8월에 가장 많이 나며 고소하고 담백한 맛 때문에 아이들은 물론 수험생, 어른들의 여름 간식으로 많이 활용된다. 특별한 조리 없이 바로 쪄 먹을 수 있어 간편하다.

2 고르는 방법

겉껍질에 선명하게 푸른색이 돌고 껍질을 벗겼을 때 속 알맹이가 고르고 일정하게 꽉 차 있는 것으로 고른다. 수염이 말라 흑갈색으로 변한 것이 잘 영근 것으로 맛도 좋다.

3 영양

옥수수의 주성분은 전분. 하지만 비타민과 식물성 섬유가 풍부하게 들어 있어 우리 몸 곳곳에 좋은 영향을 미친다. 특히 옥수수 씨눈에는 비타민 E가 많아 피부의 건조와 노화를 막는 기능이 있으며 피부 저항력을 길러 준다. 이 외에도 불포화지방산의 일종인 리놀레산이 다량 함유되어 있다. 이 리놀레산은 정상적인 성장과 건강 유지를 위해 음식물을 통해 반드시 섭취해야 하는 영양소로 우리 몸에 꼭 필요한 필수지방산이다. 이 성분은 혈액 중

콜레스테롤 수치를 낮추는 효과가 있다. 옥수수는 주로
쪄서 먹거나 구워 먹는 것이 일반적. 하지만 우리 몸에
좋은 영양소가 많이 들어 있어 옥수수 녹말이나 옥수수
기름 등 가공 식품으로도 널리 활용되고 있다.

4 손질법

겉껍질을 벗기고 얇게 싸여 있는 옥수수 수염을 손으로
걷어낸다. 그 상태 그대로 삶거나 구워 먹어도 맛있으
며, 옥수수 알갱이를 떼어내 샐러드에 넣어 먹는 것도
좋다. 알갱이를 떼어낼 때는 알을 손으로 하나씩 떼어내
기보다는 칼을 이용해 한 번에 베듯이 떼어내는 것이 편
하다. 삶은 옥수수를 한 손으로 잡고 칼을 이용해 껍질
을 벗기듯 옥수수 알갱이를 잘라낸 다음 손으로 비벼 알
갱이를 하나씩 분리하면 쉽게 알갱이를 떼어낼 수 있다.

5 보관법

옥수수는 시간이 지나면 당분이 전분으로 변하기 때문
에 단맛이 없어지고 딱딱해진다. 따라서 수확 후 바로
쪄 먹는 것이 좋으며 바로 먹을 수 없다면 냉동 보관한
다음 먹을 만큼 꺼내 쪄서 먹는다.

Q&A 옥수수 궁금증!

옥수수 수염차 만드는 방법은?

옥수수 수염은 예로부터 급성
신염으로 인한 부기 제거와
당뇨병 치료에 이용해 왔다.
이는 옥수수 수염에 많은
칼륨이 이뇨 작용을 하기
때문이다. 옥수수 수염을 햇볕에
말린 후 5~10g에 1컵 정도의
물을 붓고 물의 양이 반으로
줄때까지 달인다. 그 물을 식후
3회로 나누어 따뜻하게 마시면
증상 완화에 효과가 있다.
옥수수 수염차에 레몬즙이나
꿀을 넣으면 더욱 맛있게
마실 수 있다.

〈옥수수〉 동의보감

옥수수의 열매는 맛이 달고 성질은 평이하며 독이 없다. 주성분은 전분이고 비타민 B군을 함유하고 있지만 다른 곡류에 비해 비타민 B_6의 함량이 매우 적다. 하지만 옥수수 씨눈에는 올레산, 리놀산, 불포화지방산과 레시틴, 비타민 E가 풍부하다.

이렇게 풍부한 옥수수의 영양 성분은 위와 장을 튼튼하게 도와준다. 또한 옥수수에 함유되어 있는 소화효소 작용으로 소화액의 분비를 높여 식욕과 소화를 촉진하고 장의 연동 운동을 활발하게 해 주며, 폐를 보하는 효과도 있다. 특히 주목할 만한 것은 옥수수의 항암 효과이다. 옥수수의 멜라토닌 성분은 암을 예방해주는 항암 효과도 탁월하다. 또 옥수수 추출물이 잇몸 질환 치료제의 주성분으로 쓰일 만큼 잇몸 질환 치료 효과도 있다. 옥수수 씨눈 속의 리놀산과 불포화지방산은 혈중 콜레스테롤 수치를 낮추는 효능이 있고, 비타민 E는 피부건조와 노화를 방지한다.

옥수수의 약효 : 위와 장의 보호, 식욕 촉진, 소화 불량, 항암 효과, 잇몸 질환, 당뇨

〈옥수수〉의 음식궁합

옥수수+우유 : 옥수수에는 필수아미노산인 라이신이나 트립토판이 거의 없다. 따라서 고단백이면서 거의 모든 무기질을 갖고 있으며, 비타민도 25종이나 함유하고 있는 우유를 배합하면 좋다. 옥수수를 삶은 다음 알을 떼어내서 우유와 함께 믹서에 간다. 간 옥수수를 냄비에 담아 끓인 후 소금과 후춧가루로 맛을 내어 먹으면 영양은 물론 스트레스에 시달리는 사람들에게 진정 효과를 줄 수 있다.

옥수수+완두콩+표고버섯 : 옥수수에는 비타민 D와 C가 적으므로 비타민 C가 풍부한 완두콩과 비타민 D가 풍부한 표고버섯을 함께 섭취하면 이상적이다.

옥수수+바나나 : 옥수수와 바나나를 배합하면 에너지 공급원이 되어 피로를 빨리 회복할 수 있다. 옥수수는 당질이 풍부해 좋은 에너지원이 되며, 바나나의 비타민 C가 신진대사를 촉진해서 더욱 좋다. 한편 멜라토닌을 다량 함유하고 있는 옥수수에, 역시 멜라토닌을 함유하고 있는 바나나를 배합하면 항암 효과가 있는 멜라토닌도 더 많이 섭취할 수 있다.

옥수수+패주 : 옥수수는 신경을 안정시켜 주는 작용을 한다. 따라서 패주와 함께 조리해 먹으면 눈이 피로한 증상이 완화되며 마음을 안정시키는 효과도 있다.

〈옥수수〉의 영양을 지키는 조리법 & 섭취법

옥수수는 껍질을 벗긴 후 그대로 찌거나 구워 먹는 것이 일반적인 섭취 방법. 하지만 옥수수로 기름을 짜서 이용하거나 옥수수를 가루로 만들어 빵을 만들어 먹어도 별미. 또한 옥수수 알갱이만 떼어내 드레싱을 얹어 샐러드로 먹어도 되고, 알갱이를 갈아 옥수수 수프를 만들어도 아이들 간식으로 좋다. 말린 옥수수의 알갱이를 볶아 차를 끓여 먹거나, 옥수수 수염을 이용해 차를 만들어 먹는 것도 옥수수의 영양을 섭취할 수 있는 방법이다.

vegetable recipe

옥수수를 이용한 조리법 | 옥수수수프 |

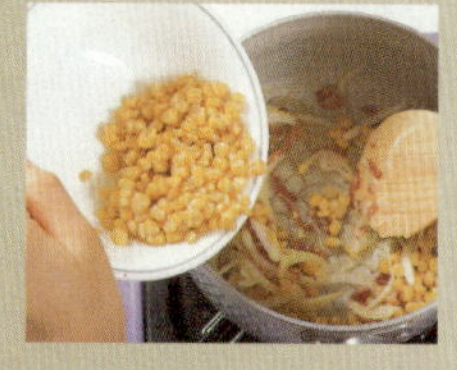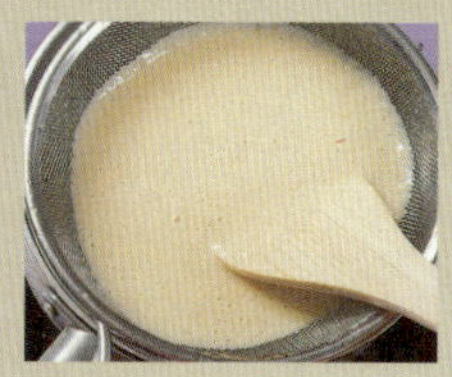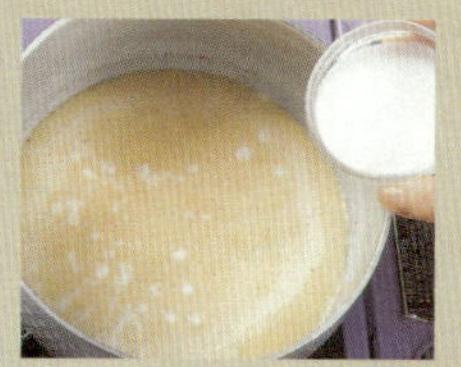

재료_ 삶은 옥수수 알갱이 1컵, 양파채 조금, 닭육수 1컵, 우유 1컵, 버터 2큰술, 소금 적당량 설탕·생크림·밀가루 1큰술씩.

만들기_ 1 냄비에 버터를 녹인 다음 양파채, 밀가루를 넣어 볶다가 옥수수 알갱이를 넣는다.
2 볶은 재료에 닭육수를 붓고 푹 끓여 식힌 후 믹서에 곱게 갈아 체에 내린다.
3 체에 내린 수프에 우유를 넣고 끓여 농도를 확인한 다음 설탕을 조금 넣는다.
4 마지막으로 소금과 생크림으로 맛을 낸다.

참깨 Sesame

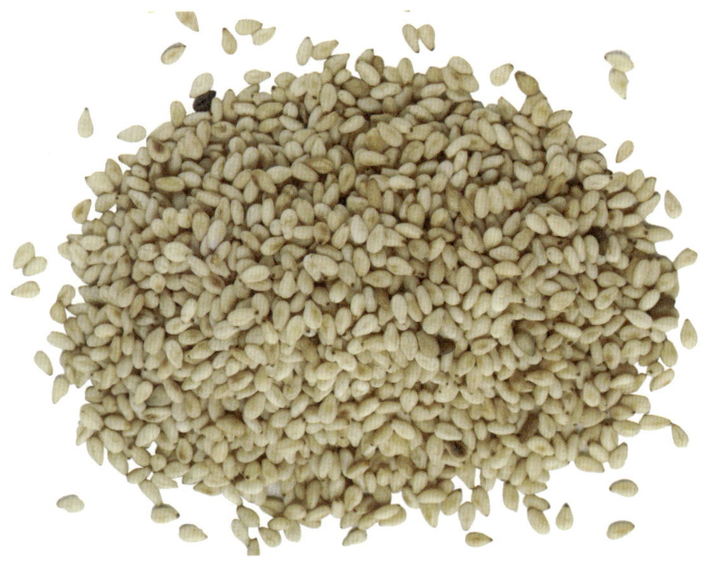

1 영양이 높은 제철 시기

보통 5월경에 씨를 뿌려 늦여름에서 초가을에 수확한다. 하지만 참깨 자체로 조리해먹기 보다는 참기름이나 깨소금으로 가공해서 먹기 때문에 1년 내내 섭취할 수 있다.

2 영양

참깨에는 다량의 항산화물질이 함유되어 있다. 이런 항산화물질은 세포의 노화를 막아 주기 때문에 참깨를 '젊음의 명약' 이라고 말하기도 한다. 또 단백질과 철분, 칼슘이 풍부해 빈혈과 골다공증을 예방해 주며 비타민 B군과 C, 노화를 막아 주는 비타민 E가 들어 있어 피로회복은 물론 스트레스 해소에도 도움을 준다.

참깨는 성분의 50%가 지방인데 대부분이 불포화지방산이어서 콜레스테롤 수치를 낮춰 주고 동맥경화 예방에 좋다. 풍부한 리놀레산과 비타민 E는 피부 저항력을 길러 준다.

4 손질법

볼에 깨를 넣고 물을 붓는다. 시간이 지나면 참깨가 물을 머금으면서 천천히 가라앉는데, 이때 손으로 살살 휘저어 씻는다. 첫물은 버리고 다시 물을 받아 씻는다. 두 번째 씻을 때부터 조리질을 해 지저분한 알갱이나 흙, 작은 돌을 걸러내고 다시 씻기를 2~3회 반복한다. 이렇게 씻어낸 깨는 체에 밭쳐 물기를 빼 낸다. 거즈에 담아 물기를 짜 주어도 된다. 물기가 어느 정도 빠지면 깨를 깊은 팬에 넣어 볶아 준다. 물기가 완전히 없어질 때까지 볶아 두면 두고두고 다양한 음식에 고소한양념으로 사용할 수 있다.

5 섭취법

참깨로 만든 음식 중 가장 많이 활용되는 것은 단연 참기름과 깨소금이다. 생참깨로 짠 참기름은 성질이 차며 볶은 참깨로 짠 참기름은 성질이 따뜻하다. 참기름은 우리 몸속에 들어가 해독작용을 하고 악성 콜레스테롤이 몸 안에 쌓이지 않도록 막아 주기 때문에 건강에 큰 도움이 된다. 이 외에도 참기름의 기름 성분은 카로틴의 섭취를 돕기 때문에 당근, 호박 등 카로틴이 풍부한 식품을 배합하면 좋다.

〈참깨〉 동의보감

참깨는 맛이 달고 성질이 평이해 모든 사람들이 부담없이 먹을 수 있는 재료이다. 씨에는 지방유가 60%가 들어 있으며 그 밖에 올레산, 팔미트산 등 글리세리드, 레시틴, 비타민 E 등이 풍부하다. 또한 엽산, 니코틴산, 자당, 펜토산, 단백질과 다량의 칼슘이 들어있다. 〈동의보감〉에서는 "참깨를 오래 먹으면 몸이 가벼워지고 늙지 않고 굶어도 배고프지 않으며 허한 것을 돕고 근력을 강하게 한다."고 했다. 또한 대·소장을 윤활하게 하는 데 좋은 식품이라고 말한다.

또한 참깨는 부신피질호르몬과 남성호르몬의 분비를 촉진한다. 따라서 정자와 난자를 숙성하며 정력을 강화한다. 노화 방지, 치매 예방 효과도 있으며 아이들의 성장 발달도 돕는다. 참깨에 든 비타민 E는 말초혈관의 혈액순환을 도와주고 고혈압이나 심장병을 예방하며 중성 지방치를 낮추는 한편 냉증을 치료해 주기도 한다. 또한 해독 작용을 해 염증을 완화하며 바이러스성 기관지염이나 위궤양, 감기 등을 예방한다.

참깨의 약효 : 노화 방지, 치매 예방, 냉증, 위궤양, 감기, 혈액순환

〈참깨〉의 음식궁합

참깨+시금치 : 시금치 나물을 무칠 때 참깨를 듬뿍 넣으면 시금치의 수산 성분이 결석을 만드는 것을 예방할 수 있다. 또 참깨가 시금치에 부족한 단백질, 지방 등을 보충해 줄 수 있다.

참깨+꿀 : 참깨와 꿀을 배합하여 알약을 만든 것을 '정신환' 이라고 한다. 이 환은 기혈이 허약한 데 좋으며 정신을 맑게 하고 기억력을 좋게 한다.

참깨+두유 : 참깨와 두유를 배합하면 비타민 E 흡수율이 높아져 머리카락이 윤택해지고 노화 방지 및 피부 미용에 좋다. 참깨를 우유, 호두와 배합해도 같은 효과가 있다.

참깨+토란대 : 참깨와 토란대를 배합하면 산성 체질로 변하면서 생기는 감기, 몸살, 잦은 피로감, 고혈압, 위궤양 등의 증상들을 예방할 수 있다.

참깨+고추+식초 : 참깨와 고추에 식초를 넣어 우려 먹으면 어린이 발육에 좋으며 생식력 증강, 혈압 안정 등의 효과가 있다. 또한 피부가 고와지고 모유 분비를 원활하게 돕는다.

〈참깨〉의 영양을 지키는 조리법 & 섭취법

〈본초강목〉에는 기름을 짜는 데는 흰 참깨가 좋고 먹을 때는 검은 참깨가 좋다고 나와 있다. 참깨를 요리에 뿌려 먹는 것도 좋지만 참깨의 영양을 최대한 섭취하기 위해서는 죽을 쒀서 먹는 것이 좋다. 먼저 참깨를 씻은 뒤 말려서 볶아 가루를 낸 다음 죽을 쑨다. 혹은 떡가루를 시루에 안치고 켜 사이마다 깨고물을 덮어 시루떡처럼 찐 것도 좋다. 참깨무침이나 참깨된장을 만들어서 먹어도 좋으며 볶은 참깨를 갈아 국에 풀거나 밥에 얹어 먹는 것도 영양 섭취에 좋은 방법이다.

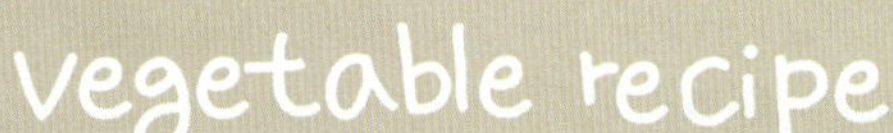

참깨를 이용한 조리법 | 참깨강정 |

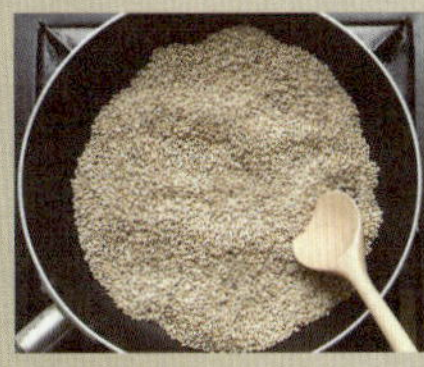
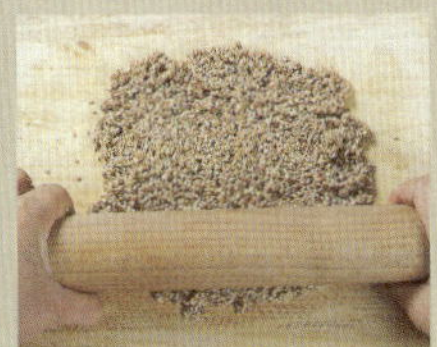
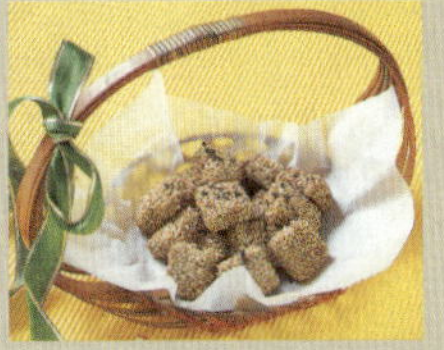

재료_ 참깨 2컵, 조청 1/2컵

만들기_1 깨끗이 씻은 참깨를 프라이팬에 쏟아 붓고 나무주걱으로 잘 저어 가며 볶는다. 참깨를 볶을 때는 센 불에서 재빨리 볶아야 타지 않는다.
2 볶은 참깨에 조청을 붓고 골고루 섞어서 반죽한다.
3 참깨와 조청이 잘 섞이면 밀대로 고르게 밀어 적당한 크기로 썬다.

콩 beans

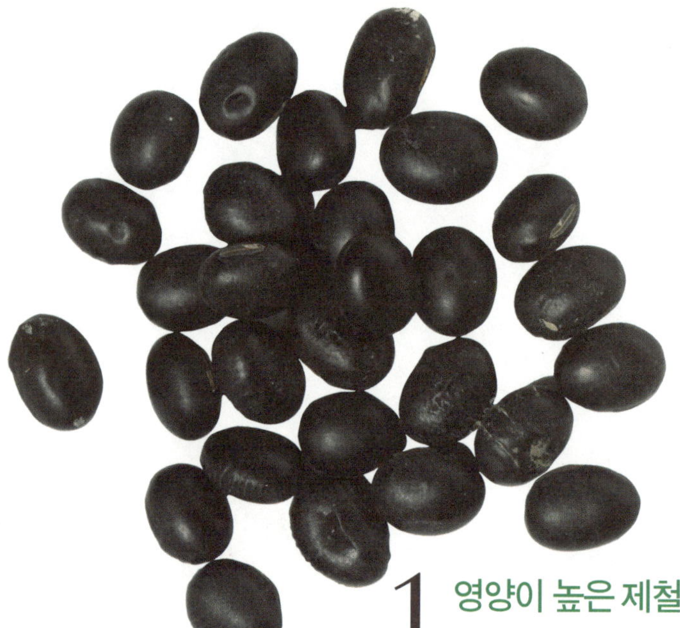

1 영양이 높은 제철 시기

밭에서 나는 쇠고기라 불릴 만큼 콩은 질 좋은 단백질과 지방, 비타민 B군이 풍부한 완전식품이다. 검은콩, 메주콩, 강낭콩, 완두콩 등 종류도 다양하므로 용도에 따라 사용한다. 콩이 가장 많이 나는 시기는 봄에서 여름이다.

2 고르는 방법

검은콩이나 메주콩처럼 마른 콩은 알이 단단하고 윤기가 나며, 잘 말라서 썩거나 곰팡이가 피지 않은 것을 고른다. 쭈글쭈글하고 작은 쭉정이가 많은 것은 오래된 것이므로 피하도록 한다. 완두콩이나 강낭콩은 깍지의 녹색이 진하고 두터우며 깍지를 벌려 보아 알이 굵고 싱싱한 것을 고르는 것이 좋다.

3 영양

콩의 단백질에는 필수아미노산이 균형 있게 배합되어 있으며 다른 식물성 단백질에서 부족되기 쉬운 리신이 특히 많이 들어 있다. 콩의 지방질은 대부분이 불포화지방산으로 그중에서도 리놀레산 함량이 특히 높다. 따라서 콜레스테롤이나 지방산의 증가를 억제한다. 그 밖에도 비타민 B군이 공통으로 많이 들어 있으며 메주콩은 비타민 E가, 강낭콩과 완두콩에는 다른 콩에 부족한 비타민 A와 C가 풍부하다.

4 손질법

콩은 원래의 모양대로 사용하는 것이기 때문에 별다른 손질법이 필요하지 않다. 다만 잡티와 돌을 골라내고 깨끗이 씻은 뒤 물에 불려서 사용한다.

콩비지를 만들 때는 물에 충분히 불린 뒤 위에 뜨는 껍질은 흘려버리고 믹서에 갈아 사용한다. 콩 껍질을 벗길 때는 물에 충분히 불린 후 두 손으로 슬쩍 비비면 쉽게 벗겨진다.

완두콩을 삶을 때는 소금을 조금 넣으면 푸른색이 선명하게 살아나며 끓는 물에 삶은 후 재빨리 찬물에 담가 식혀야 누렇게 변하지 않는다.

5 보관법

콩은 썩지 않도록 서늘하고 건조한 곳에 보관한다. 강낭콩이나 완두콩처럼 말리지 않은 날콩은 오래 두면 싹이 나므로 되도록 빨리 조리해야 한다. 씻어 불린 것은 물기 없이 냉동실에 보관하면 바로 꺼내 쓸 수 있다.

Q&A 콩 궁금증!

콩과 함께 조리하면 좋지 않은 음식은?

콩과 돼지고기는 궁합이 맞지 않는다. 〈식료본초〉에는 "아기가 콩을 볶아 돼지고기와 함께 먹으면 기가 막혀 10중 8은 죽는다. 하지만 10세 이상은 괜찮다." 고 했다. 그만큼 콩과 돼지고기는 맞지 않는 식품이다. 또한 더덕, 치즈, 시금치와도 함께 먹으면 영양성분이 제대로 몸에 흡수되지 않는다. 특히 두부와 시금치를 함께 조리하면 시금치의 수산과 두부의 칼슘이 결합해 수산 칼슘이 만들어지기 때문에 결석을 만들 우려가 있다.

〈검은콩〉 동의보감

검은콩은 예로부터 고운 피부, 고운 목소리를 위해 먹어오던 식품 중 하나. 피를 맑게 하고 혈액 순환을 도와주며 체내 수분대사를 원활히 해 이뇨 작용을 하기도 한다. 또한 해독 작용이 뛰어나 간과 신장 기능이 약한 경우에도 좋다. 검은콩의 껍질에는 글리시데인과 안토시아닌 등의 성분이 들어 있다. 글리시데인은 항암 작용을 돕고, 안토시아닌은 콜레스테롤 수치를 낮추고 혈관을 보호해 동맥경화나 고혈압 같은 성인병 예방에 효과적이다. 또한 기관지를 강하게 하여 기침을 다스리는 데도 효과적이다. 검은콩에는 여성호르몬인 에스트로겐 역할을 하는 이소플라본이 다량 함유되어 있어 갱년기장애를 극복하는 데도 도움이 된다. 갱년기에 여성호르몬 분비가 부족해 나타나는 생리불순, 탈모, 비만, 골다공증 같은 증상을 예방·완화해 준다.

검은콩의 약효 : 성인병 예방(고혈압·동맥경화 등), 갱년기장애, 생리불순

〈검은콩〉의 음식궁합

검은콩＋흑설탕·술 : 검은콩을 흑설탕과 함께 즙을 내어 마시면 기침을 치료하는 데 효과가 있다. 또한 검은콩을 볶아 뜨거울 때 술을 부어 두었다가 마시면 중풍으로 눈과 입이 비뚤어졌을 때 좋으며 산후 어지럼증에도 효과적이다. 검은콩은 예로부터 이러한 증상에 약용해 왔으며 이렇게 만든 술을 '두림주'라고 한다.

검은콩＋감초 : 검은콩은 여러 가지 독을 푼다. 따라서 약물이나 식중독 및 항암 치료 후유증을 최소화할 수 있다. 검은콩에 감초를 배합하면 그 효과가 더욱 높아진다.

검은콩＋솔잎 : 검은콩과 솔잎을 배합하면 니코틴 독을 없애 준다. 또, 콜레스테롤을 줄이고 말초혈관을 확장하며 호르몬 분비를 늘리고 혈당을 낮추는 효능도 있다. 솔잎을 그늘에서 말려 가루를 낸 다음 검은콩을 볶아 가루를 낸 것과 함께 따끈한 물에 타 복용하면 된다.

검은콩＋현미식초 : 검은콩과 현미식초를 배합하면 전립선증(전립선염, 전립선비대, 전립선암 등)에 좋다. 검은콩을 젖은 행주로 닦고 물기를 없앤 후 용기에 담고 현미식초를 검은콩이 잠길 만큼 부어 밀봉해 두었다가 7일 정도 후에 먹으면 된다. 냉장고에 보관하면서 1회 10알 정도 먹는다.

〈검은콩〉의 영양을 지키는 조리법 & 섭취법

검은콩은 보통 콩자반으로 조리해 먹는 것이 일반적이다. 이 외에 검은콩을 가루 내어 날것 그대로 4g씩, 1일 3~4회 따뜻한 물에 타서 장복하면 독을 풀고 체질을 개선하는 데 좋으며, 부석부석 잘 부을 때는 검은콩 삶은 물이 좋다. 산후에 피가 탁하고 어지러울 때는 형개(약재)를 끓인 물에 뜨겁게 볶은 검은콩을 넣어 우려내어 마시면 효과적이다. 생리불순이나 생리통이 심할 때는 볶은 검은콩가루를 4g씩, 1일 3회 복용하면 좋다. 특히 검은콩을 현미식초에 담갔다가 7일 정도 지난 후 식초 머금은 콩을 10알씩 씹어 먹거나 식초를 3~4작은술씩 물에 타서 1일 2회 공복에 마시면 당뇨병, 고혈압 등 성인병에 좋을 뿐 아니라 간장에 지방이 축적되는 것을 막을 수 있다.

vegetable recipe

검은콩을 이용한 조리법 | 검은콩조림 |

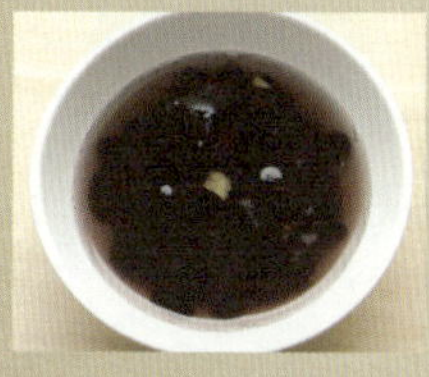 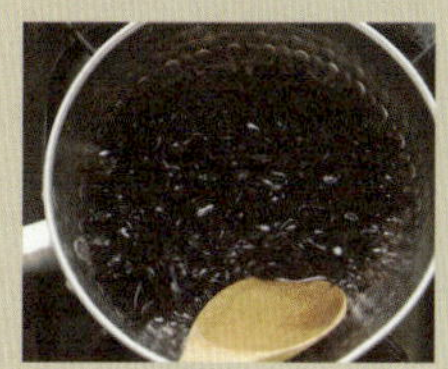 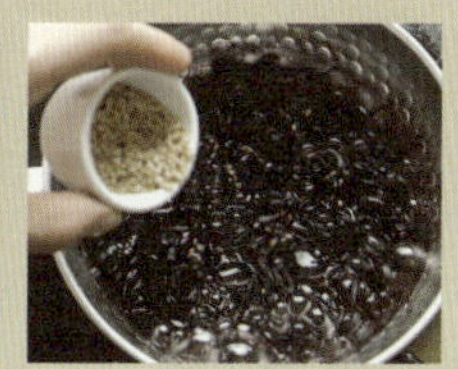

재료_ 검은콩 2컵, 굵은소금 1작은술, 참기름 1작은술, 통깨 조금

조림장_ 진간장 1/4컵, 국간장 1/5컵, 물 3컵, 흑설탕 1/4컵, 물엿 2큰술

만들기_ 1 검은콩은 물에 불린 후 건져 맑은 물에 헹군다.
2 냄비에 검은콩을 넣고 자작하게 잠길 정도로 물을 부은 다음 굵은소금을 넣어 한소끔 끓인 후 물을 따라 낸다.
3 삶은 콩에 조림장 재료를 모두 넣고 중불에서 은근히 조리다가 조림장 국물이 자작하게 줄어들면 불을 약하게 줄여 국물이 바특하게 되도록 조린다.
4 불에서 내리기 전에 참기름과 통깨를 뿌려 맛을 더한다.

〈대두〉 동의보감

"콩을 좋아하는 사람에게는 고혈압이 없다."는 말이 있다. 그만큼 콩에는 단백질, 레시틴, 리놀레산 이외에도 아스파라긴산, 티로신, 리신 같은 아미노산도 풍부하다. 또한 콩에 들어있는 시토스테롤 성분이 콜레스테롤 흡수를 억제하고 혈액순환을 촉진해 혈관의 탄력을 높여 동맥경화, 고혈압, 중풍을 예방한다. 사포닌, 레시틴, 섬유질이 대장을 자극하여 변통을 좋게 하고 위액의 산도를 유지하며 식욕을 증진한다. 또한 레시틴과 리놀레산 성분은 세포막을 강하게 하고 스트레스를 방어한다.

콩의 이소플라본 성분은 약한 식물성 에스트로겐 호르몬으로 골다공증 예방에 도움이 된다. 또한 콩의 트립신 인히비터, 이소플라본, 불포화지방산 등이 암 예방에 중요한 작용을 하기 때문에 항암 효과도 있다. 특히 당뇨병으로 간장의 글리코겐이 혈액 속으로 용출된 것을 보충해 주는 필수아미노산을 함유하고 있기 때문에 당뇨병을 개선하는 데도 아주 효과적인 식품이다.

대두의 약효 : 동맥경화, 고혈압, 중풍, 항암 효과, 당뇨병, 골다공증

〈대두〉의 음식궁합

콩＋다시마 : 콩과 다시마를 함께 먹으면 당뇨병에 좋다. 특히 구내염에 잘 걸리는 사람에게 효과적이며 고혈압이나 변비에도 좋다.

콩비지＋우거지 : 콩비지와 우거지를 함께 섭취하면 혈관을 대청소하여 혈액순환을 촉진하는 효과가 있으며, 혈중 콜레스테롤을 낮추고 변비를 없애 준다. 콩의 식이섬유는 13.4%인데 비해 콩비지에는 36.3%의 식이섬유가 함유되어 있다.

콩국수＋열무김치 : 콩국수를 먹을 때 열무김치를 곁들이면 콩에 부족한 비타민 C 등 양질의 영양소를 골고루 섭취할 수 있다.

완두콩＋시금치 : 완두와 시금치는 당뇨병에 도움이 된다. 완두의 사포닌 성분은 장의 융모가 커지는 것을 억제한다. 이 융모가 커지면 비만을 일으키고 당뇨를 악화한다. 또 완두에는 많은 단백질이 들어 있어서 당뇨병 환자에게 필요한 단백질을 원활하게 공급할 수 있다. 완두와 시금치를 배합하면 특히 당뇨로 인한 갈증에 효과가 있다.

두부＋미역 : 두부는 몸속의 요오드를 배출하므로 요오드가 풍부한 미역, 김 같은 해조류를 먹으면 좋다. 또 두부와 미역을 배합하면 칼슘 흡수가 상승한다.

〈대두〉의 영양을 지키는 조리법 & 섭취법

날콩에는 소화 효소를 방해하는 안티트립신 성분이 들어 있어 날로 먹으면 소화력이 떨어지므로 부드럽게 삶거나 볶아서 먹는 것이 좋다. 또한 부드럽게 으깨 먹어도 된다. 번거롭게 조리하기 싫다면 콩 가공식품인 두부나 유부, 콩비지, 두유 등을 이용하는 것도 콩의 영양을 그대로 섭취할 수 있는 좋은 방법이다. 단 두부와 시금치, 콩과 치즈는 우리 몸으로 좋은 영양분이 흡수 되는것을 막기 때문에 함께 조리하지 않는다.

Tip〉콩을 색다르게 먹는 방법

삶은 강낭콩에 자투리 채소를 첨가해 다양한 드레싱(57페이지 참고)을 얹고 샐러드를 만들어 보자. 새콤달콤한 소스와 콩의 담백한 맛이 어우러져 맛있다. 또 삶은 콩과 베이컨, 양파를 채 썰어 볶다가 케첩과 물을 넣고 조려 소금으로 간을 맞추면 색다른 콩조림이 된다.

vegetable recipe

콩(두부)를 이용한 조리법 | 두부미역된장국 |

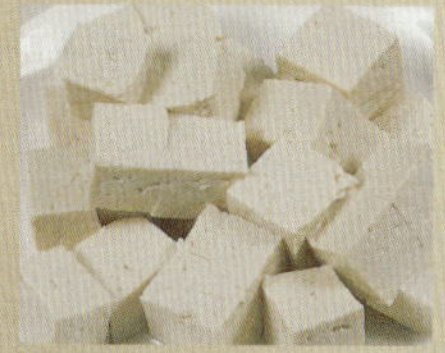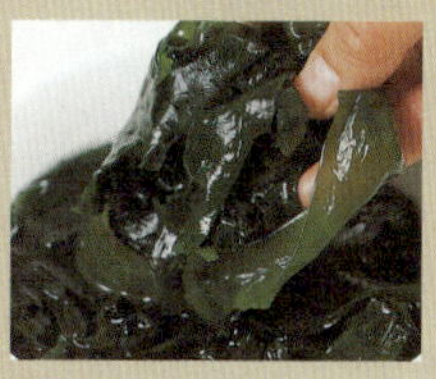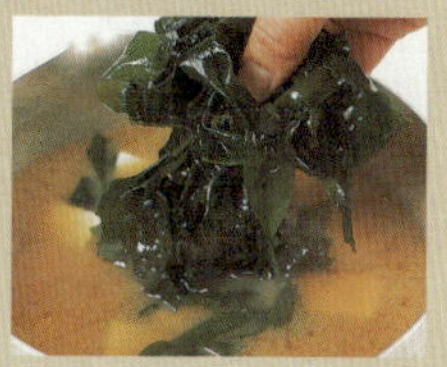

재료_ 두부 1/2모, 미역 15g, 물 4컵, 국물용 멸치 30마리, 된장 4큰술, 소금 조금

만들기_ 1 두부는 먹기 좋은 크기로 깍둑 썰기한다.
2 미역은 찬물에 담가 부드럽게 불린 후 적당히 자른다.
3 내장을 정리한 멸치에 물을 붓고 끓여 멸치육수를 만든 후 멸치는 건진다.
4 멸치육수에 된장을 풀고 두부를 넣어 한소끔 끓인다.
5 끓는 국에 미역을 넣고 한소끔 더 끓여 완성한다.

토마토 tomato

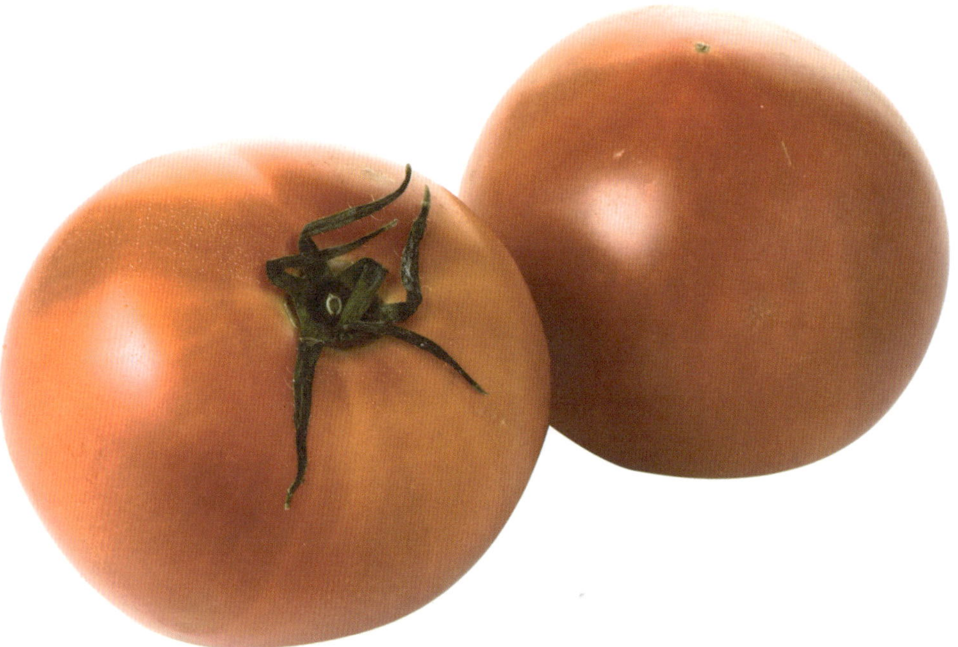

1 영양이 높은 제철 시기

요즘은 제철이란 말이 무색할 정도로 사계절 내내 채소를 먹을 수 있다. 토마토 역시 예외가 아니어서 사철 먹을 수 있지만, 제철인 7~8월에 열매를 맺은 여름 토마토에 비타민 C가 가장 많이 들어 있다.

2 고르는 방법

껍질에 탄력이 있어 탱탱하고, 광택이 있으면서 만졌을 때 묵직하고 단단한 것이 싱싱한 것. 전체적으로 색이 고르고, 둥근 것이 좋으며 꼭지가 시들지 않은 것을 고르는 것이 좋다.

3 영양

토마토에는 β-카로틴, 비타민 C는 물론 비타민 A · B$_1$ · B$_2$, 니토틴산 및 비타민 P의 일종인 루틴이 들어 있다. 특히 비타민 P는 모세혈관을 강화하고 혈압을 내리는 작용을 하기 때문에 고혈압 · 동맥경화를 예방해 주는 효과가 있어 성인병 예방에 좋은 채소이다. 또한 토마토의 빨간색을 만드는 색소는 라이코펜으로 카로티노이드의 일종이다. 이 성분은 인체의 세포를 손상시키는 활성산소를 억제하는 성분으로 세포 노화를 막고 면역력이 약해지면서 생기는 여러 질병을 예방할 수 있다. 토마토는 간 기능을 보호하고, 노화 방지에 탁월한 효과를 지닌 유용한 채소다.

4 손질법

토마토는 흐르는 물에 씻어 껍질째 먹을 수 있는 채소로 특별한 손질법이 없다. 가열해서 조리할 경우 꼭지를 제거한 후 토마토 윗 부분에 열 십자 모양으로 칼집을 낸 후 끓는 물에 담갔다가 건지면 쉽게 껍질을 제거할 수 있다.

5 보관법

빨갛게 익은 토마토는 냉장 보관하고 약간 푸른색이 남아 있는 것은 상온에서 익힌 후 먹는 것이 좋다. 만약 토마토 소스를 만들거나 음식에 넣어 조리할 거라면 완전히 익은 토마토를 구입한 다음 냉동 보관했다가 조리할 때마다 꺼내 사용한다.

Q&A 토마토 궁금증!

토마토를 설탕이나 꿀에 찍어 먹어도 될까?

다른 과일에 비해 당도가 떨어지기 때문에 토마토를 먹을 때 흔히 설탕을 뿌려 먹거나 꿀을 얹어 먹는다. 하지만 토마토와 설탕은 궁합이 맞지 않는다. 토마토의 비타민 B는 당분대사를 원활히 해 주는데 설탕이 이 대사 작용을 방해하기 때문이다. 따라서 토마토에 설탕을 뿌려 먹거나 토마토 주스에 설탕이나 꿀 등을 넣어 먹는 것은 좋지 않다.

〈토마토〉 동의보감

토마토는 맛이 달고 시며, 조금 찬 성질을 가지고 있다. 토마토는 예로부터 "의사를 필요 없게 만드는 채소"로 정평이 나 있을 정도로 비타민을 비롯, 영양이 가득하다. 토마토는 지방대사를 촉진하므로 피부미용과 다이어트에도 효과가 있다. 뇌동맥경화증에 의한 치매를 예방하며 신경흥분으로 긴장하거나 불안할 때 진정 작용을 한다. 또, 토마토에 가득한 펙틴 성분은 콜레스테롤을 떨어뜨리고, 루틴 성분은 비타민 C에 작용하여 모세혈관을 튼튼하게 하고 혈압을 떨어뜨린다. 또한 라이코펜 성분은 전립선암 발생위험을 35%나 줄이는 예방 효과가 있으며 피를 맑게 해 주는 정혈 작용을 한다.

토마토는 찬 성질이기 때문에 여름철 식욕이 떨어진 것을 개선하고 갈증을 해소해 준다. 또 소화를 돕고 간장 기능을 좋게 해 주며 피로를 빨리 회복시켜 준다.

토마토의 약효 : 고혈압, 뇌동맥경화증, 신경안정, 전립선암, 피로회복

〈토마토〉의 음식궁합

토마토+육류 : 토마토와 육류를 배합하면 궁합이 잘 맞는다. 이는 토마토의 구연산이 육류의 느끼한 맛을 중화하고 육류를 부드럽게 해 주기 때문이다.

토마토+양파 : 토마토와 양파를 배합하면 당질과 비타민 $B_1 \cdot B_2 \cdot C$ 그리고 각종 무기질을 충분히 섭취할 수 있기 때문에 피로회복에 효과가 있다. 특히 토마토의 구연산과 양파의 유화알릴 성분이 배합되어 피로를 빨리 해소한다. 토마토와 양파의 이런 성분은 혈관을 튼튼하게 하며 혈압을 조절하는 효능도 높여 준다.

토마토+딸기 : 토마토에는 칼륨이 많고 딸기에는 칼륨이 적기 때문에 토마토와 딸기는 궁합이 잘맞는 식품이다. 칼륨 성분이 많은 식품은 칼륨 배설 능력이 약한 신장질환에는 제한해야 하는데 토마토와 딸기를 배합하면 이런 걱정을 덜 수 있다. 따라서 토마토는 칼륨이 적은 가지나 당근, 오이 등과 배합하면 궁합이 잘 맞으며, 칼륨 함량이 높은 포도나 바나나, 호박, 시금치, 상추 등과 배합하면 궁합이 맞지 않는다.

토마토+부추 : 토마토와 부추를 배합하면 자율신경이 자극되어 에너지 대사가 활발해진다. 따라서 피부미용에 좋고 다이어트에 효과적이다. 이 두 가지 식품을 함께 섭취하면 찬 성질의 토마토와 더운 성질의 부추가 배합되어 몸의 균형을 잡아 준다.

〈토마토〉의 영양을 지키는 조리법& 섭취법

날것으로 먹거나 즙을 내어 먹으면 토마토의 영양 그대로 섭취할 수 있다. 또 고기나 생선 등 기름기 있는 음식을 먹을 때 토마토를 곁들이면 소화를 촉진하고 위의 부담을 가볍게 하며 산성 식품을 중화하는 역할을 하므로 일석이조 효과를 얻을 수 있다.

Tip〉토마토 먹을 때 주의할 것!

토마토는 아토피에 좋지 않은 영향을 미칠 수 있다. 토마토의 초록색 씨가 가려움을 유발하기 때문이다. 이는 사과 껍질도 마찬가지. 따라서 아토피 소질이 있어 피부소양증과 천식, 알레르기성 결막염이나 비염이 있는 경우 주의해서 먹어야 한다.

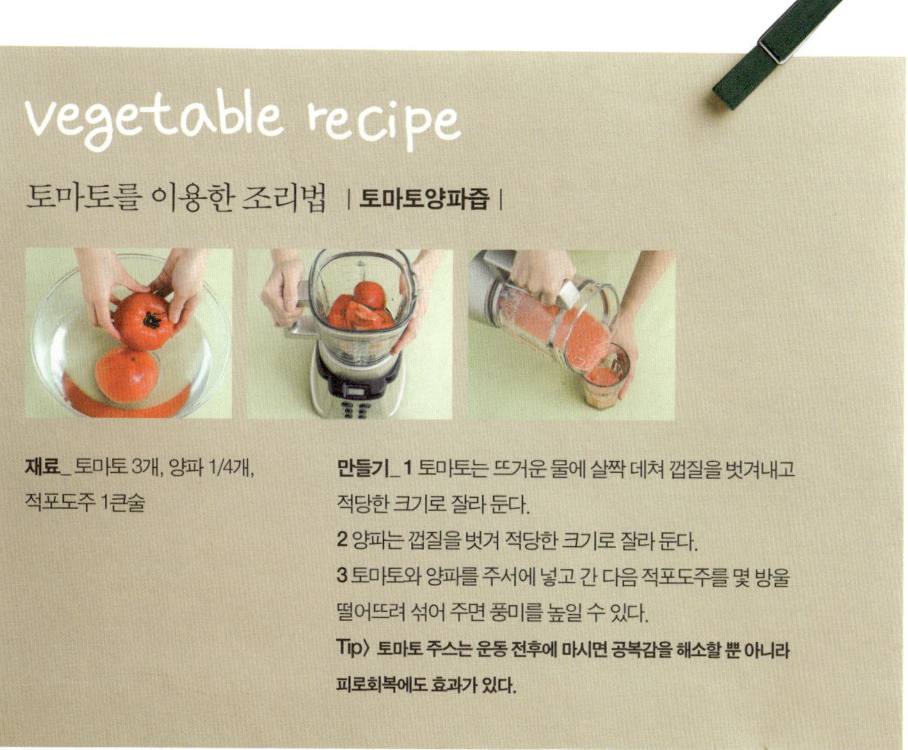

vegetable recipe

토마토를 이용한 조리법 | 토마토양파즙 |

재료_ 토마토 3개, 양파 1/4개, 적포도주 1큰술

만들기_1 토마토는 뜨거운 물에 살짝 데쳐 껍질을 벗겨내고 적당한 크기로 잘라 둔다.

2 양파는 껍질을 벗겨 적당한 크기로 잘라 둔다.

3 토마토와 양파를 주서에 넣고 간 다음 적포도주를 몇 방울 떨어뜨려 섞어 주면 풍미를 높일 수 있다.

Tip〉 토마토 주스는 운동 전후에 마시면 공복감을 해소할 뿐 아니라 피로회복에도 효과가 있다.

식이섬유가 풍부한
토마토 다이어트

모든 채소나 과일이 몸에 좋지만 그 중에서 하나만 골라야 한다면 토마토를 꼽을 수 있다. 중간 크기의 토마토 한 개가 약 25kcal 정도로 칼로리가 매우 낮으며, 토마토는 생식으로 먹어도 맛이 좋고 영양소가 풍부하기 때문에 다이어트에 아주 매력적인 채소다. 다이어트를 하지 않는 사람이라 해도 토마토는 항산화영양소인 비타민 C와 비타민 A 전구체인 카로티노이드가 풍부한 대표적인 건강식품이기 때문에 매일 섭취하면 좋다. 노화의 근본적인 원인은 우리 몸속 세포의 산화 과정에서 생기는 것이다. 항산화 효과가 탁월한 토마토는 이런 세포의 산화 과정을 막아 주는 역할을 하기 때문에 꾸준히 먹으면 건강하고 아름다움을 가꾸는 좋은 선택이 될 것이다.

'토마토 다이어트' 어떻게 할까?

어떻게 먹을까? 아무 것도 첨가하지 않은 토마토 주스 1잔(토마토 1~2개 + 물)

얼마나 먹을까? 중간 크기의 토마토 1개는 50kcal 정도로 칼로리가 높지 않으면서 영양은 높다. 한 끼의 먹는 양으로는 중간 크기의 토마토 1~2개면 적당하다.

언제 먹을까? 아침식사 대용으로 물 한 잔과 함께 먹으면 포만감을 느낄 수 있어 좋다.

토마토를 주스로 만들어 먹는 것도 좋지만 더 효과적이고 간단한 방법은 흐르는 물에 깨끗이 씻어 통째로 먹는 것이다. 주스로 먹게 되면 만들면서 토마토 껍질이나 식이섬유들이 버려지기 쉽기 때문에 온전한 영양을 섭취하기 힘들다. 또한 통째로 먹는 편이 덜 번거롭기 때문에 바쁜 아침 시간에도 거르지 않고 먹을 수 있다.

토마토를 먹을 때는 물 한 잔과 같이 먹으면 포만감을 느낄 수 있으면서 몸에 좋은 각종 영양소를 섭취할 수 있다. 이렇게 꾸준히 토마토 다이어트를 하면 어느덧 몸이 가벼워지는 것을 느낄 수 있을 것이다. 토마토를 이용해 주스를 만들 경우에는 토마토를 4등분으로 자른 다음 물과 소금을 약간 넣어 곱게 간 다음 마신다.

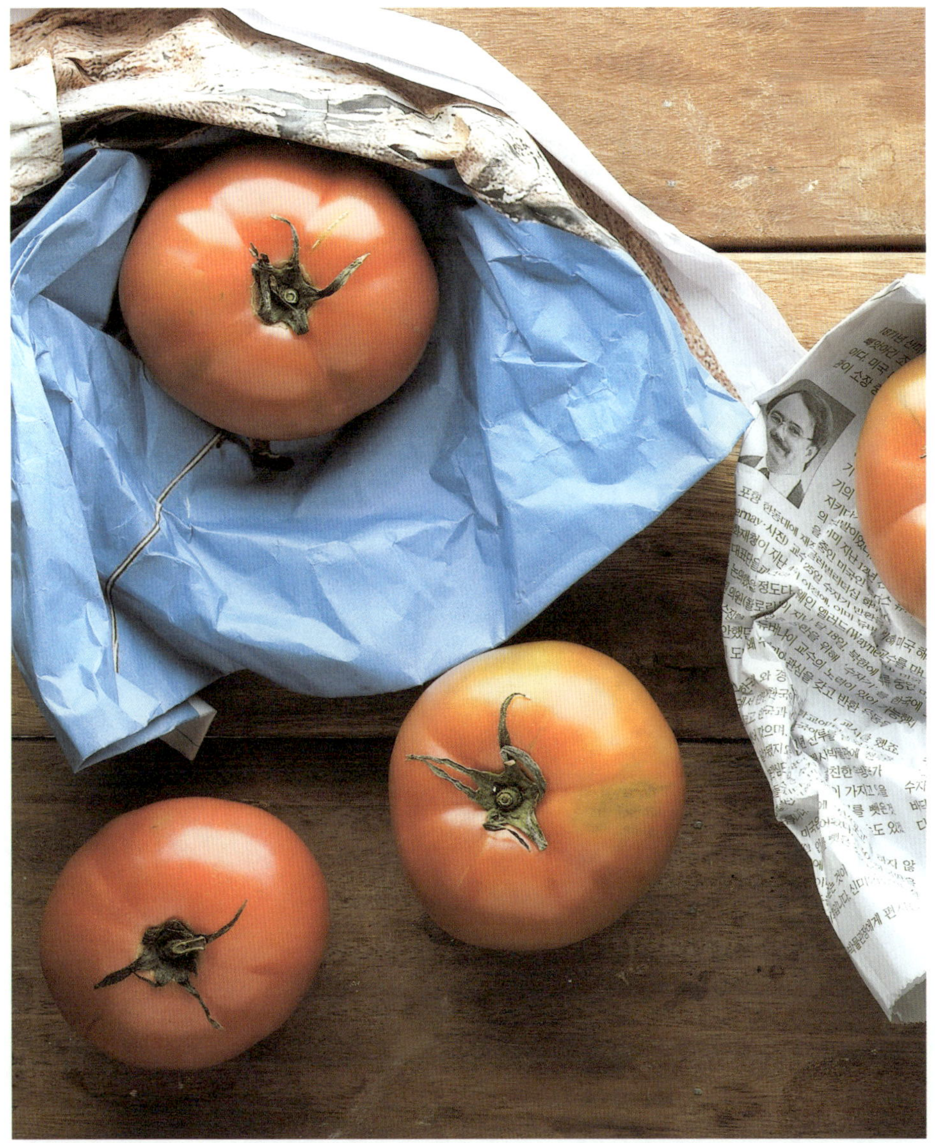

다이어트 POINT

토마토의 항산화 성분인 라이코펜은 지용성으로 토마토를 기름에 익혀서 먹으면 더 효과적으로 섭취할 수 있다. 하지만 기름에 조리하는 경우 자칫 칼로리를 더 많이 섭취하게 될 수 있다. 때문에 다이어트식으로 토마토를 먹는 경우에는 기름에 요리하지 않고 생식을 하는 것이 더 좋다. 매일 생식하는 것이 지겹다면 조리법을 바꿔서 먹는 것도 좋다. 하지만 기름을 많이 쓰거나 칼로리가 높은 드레싱을 사용하는 것은 피하는 것이 좋다.

피망·고추 green pepper & red pepper

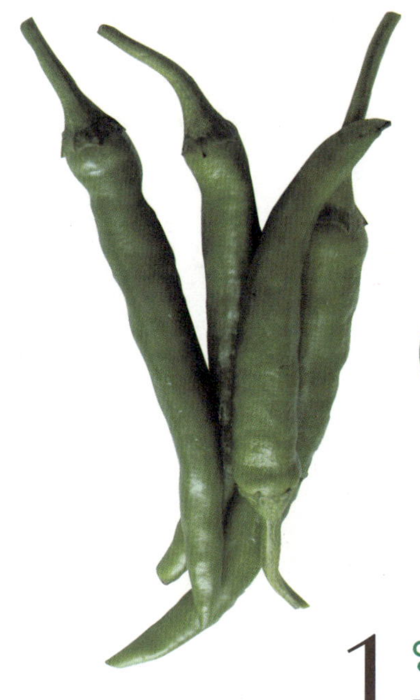

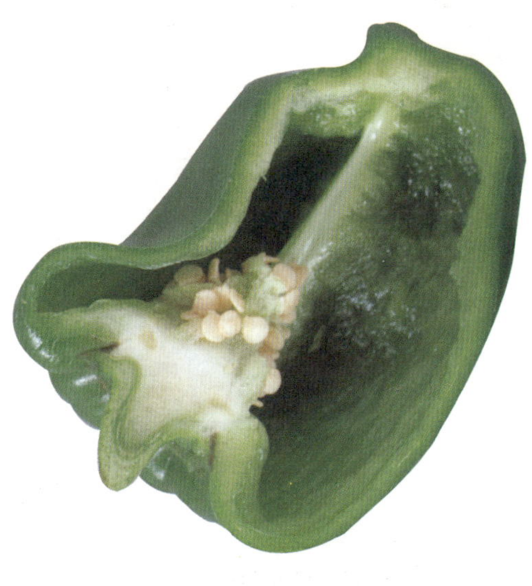

1 영양이 높은 제철 시기

피망 | 4~7월이 제철이지만 온실 재배로 1년 내내 쉽게 구하고, 맛볼 수 있다.

고추 | 한여름에서 초가을 서리 내리기 전까지가 제철.

2 고르는 방법

피망 | 진한 초록색으로 광택이 있고 살이 두꺼우며 단단하고 힘이 있는 것을 고른다.

고추 | 껍질이 두껍고 윤기가 나며 반으로 갈랐을 때 씨가 적은 것을 고른다. 껍질이 단단할수록 매운맛이 강하므로 용도와 기호에 따라 선택한다. 말린 고추는 빛깔이 검지 않고 선명한 붉은빛을 띠는 것이 좋다. 가을 햇볕에 직접 말린 것일수록 붉은빛이 선명하다.

3 영양

피망 | 비타민 A · C가 풍부하며 특히 비타민 C는 레몬에 버금갈 정도로 많이 들어 있다. 그 밖에 비타민 B₁ · B₂ · D · P와 칼슘, 철분, 식물성 섬유도 풍부하다.

고추 | 비타민 A와 C가 풍부하고 칼슘과 철분 등 무기질이 골고루 들어 있다. 또한 매운맛에 들어 있는 캡사이신 성분은 적당히 섭취하면 혈액순환을 돕고 위액의 분비를 촉진해 식욕을 좋게 한다.

4 손질법

피망 | 꼭지 부분을 둥글게 잘라내고 씨를 빼낸다. 씨를 제거할 때는 씨가 붙어 있는 안쪽의 흰 살도 함께 긁어내야 요리가 깔끔하다.

고추 | 고추는 벌레가 많이 나는 채소이므로 농약을 쓰게 되는 경우가 많다. 때문에 농약 찌꺼기가 남아 있지 않도록 꼭지를 먼저 딴 후 깨끗이 씻어낸다. 썰어서 사용할 때는 반 갈라 씨와 속을 털어내야 음식이 깔끔하다. 동글동글하게 썰어 사용할 때는 물에 담가 흔들어 씻으면 씨를 쉽게 제거할 수 있다.

5 보관법

피망 | 신문지에 싸거나 비닐백에 넣어 냉장고 채소칸에 보관한다. 씨를 털어내면 좀더 오래 보관할 수 있다.

고추 | 신문지에 싸서 냉장 보관하거나 비닐백에 넣어 세워서 보관한다. 세워 보관할 때는 우유팩을 이용해 칸을 만들어 주면 흐트리지 않고 깔끔하게 보관할 수 있다. 피망과 마찬가지로 좀더 오래 보관하려면 씨를 빼고 보관하는 것이 좋다.

Q&A 채소 궁금증!

농약의 위험에서 벗어나는 채소 손질법은?

채소는 매일매일 먹어야 하는 식품이지만 한편으로는 공해와 농약 오염이 우려되어 늘 개운치 않은 것이 사실이다. 그러므로 채소와 과일은 농약 피해가 적고 신선한 것을 고르는 것이 가장 중요하다. 사철 출하되는 채소와 과일은 대개 비닐하우스에서 재배된 것들인데 비닐하우스는 실내 온도가 높아 채소나 과일에 병충해가 많이 생기므로 농약을 쓰는 경우가 많다. 때문에 가능한 한 제철 채소와 과일을 먹는 것이 농약 위험을 줄이는 방법이다. 채소나 과일을 씻을 때 식초나 소다를 이용하는 것도 한 방법이다.

〈피망·고추〉 동의보감

피망 | 피망에는 레몬에 버금갈 정도로 비타민 C가 많이 들어 있다. 이 외에 칼슘, 철분, 식물성 섬유도 풍부하다. 비타민 A와 C는 우리 몸의 저항력을 길러 주고 신진대사를 활발하게 해 주므로 꾸준히 먹으면 피로회복은 물론 감기 예방에 효과가 있다. 비타민 C는 수용성 비타민이므로 기름에 튀기거나 볶아도 많이 파괴되지 않는다.

고추 | 고추 역시 비타민 A와 C가 풍부하고 칼슘과 철분 등 무기질이 골고루 들어 있다. 고추 특유의 매운맛은 캡사이신이라는 성분 때문인데 이것이 혈액순환을 도울 뿐만 아니라 위액의 분비를 촉진해 식욕을 좋게 한다. 정신적으로 피곤하거나 식욕이 떨어질 때는 소화기관의 자극을 촉진하는 고추가 효과를 발휘할 수 있다. 하지만 스트레스가 강할수록 점점 더 맵게 먹는 경향이 있는데 이는 점막을 자극하고, 점막 자극이 심해지면 위궤양 발생이 늘어나고 간장 기능에도 영향을 주므로 적당히 먹는 것이 좋다.

피망·고추의 약효 : 피로회복, 감기 예방, 소화기관 자극, 면역력 증강

〈피망·고추〉의 음식궁합

피망+당근 : 피망은 비타민 A가 풍부한 것이 특징. 여기에 카로틴(체내에 흡수되면 비타민 A로 전환되어 비타민 A와 같은 효력을 가진다)의 보고로 알려진 당근을 섞어 샐러드를 해 먹으면 최상의 비타민 A 효과를 얻을 수 있다. 비타민 A는 암세포 발육 억제 등의 효과가 있다. 또한 이 두 가지 채소에 들어 있는 식물성 섬유는 해독 작용은 물론 장의 연동 운동을 활발하게 돕기 때문에 변비를 자연스럽게 개선하며, 복부에 가스가 차는 증세에도 효과를 볼 수 있다.

피망+멸치 : 피망에 들어 있는 비타민 P는 체내에서 비타민 C가 파괴되는 것을 막아 주는 역할을 하므로 다른 채소들보다 흡수율이 높다. 피망에 칼슘이 풍부한 멸치를 더하면 피로회복이나 항스트레스 효과가 있다. 특히 멸치에는 칼슘 외에도 인, 철분 등 무기질이 풍부하기 때문에 이 두 가지 재료를 이용한 음식은 어린이나 임산부에게 좋다.

고추+참깨+식초 : 고추를 참깨와 식초에 넣어 우려 먹으면 아이들의 성장발달에 좋다. 또한 생식력 증강, 혈압 안정, 통풍, 전립선염에 좋으며 피부가 고와지고, 모유가 부족할때 모유 분비도 활발하게 돕는다.

〈피망·고추〉의 영양을 지키는 조리법 & 섭취법

피망을 기름에 볶아 먹으면 비타민 A 흡수가 좋아진다. 또 피망에 들어 있는 비타민은 수용성 비타민이므로 기름에 볶을 때 파괴가 적어 안전하다. 피망은 사각사각 씹히는 맛이 좋아 깨끗이 씻은 다음 굵게 채 썰어 샐러드로도 많이 먹는다. 고추는 음식의 양념으로 많이 먹지만, 볶음이나 튀김, 찜 등 고추를 주재료로 조리해도 맛과 영양을 즐길 수 있다.

Tip〉피망 녹즙 만들기

피망 1개와 사과 1/2개, 당근 1/2개를 준비한다. 피망은 씨를 빼내고 적당한 크기로 잘라 주서기에 넣고, 당근과 사과도 깨끗이 씻은 다음 씨를 제거하고 피망과 함께 넣고 갈아 즙을 낸다.

vegetable recipe

피망을 이용한 조리법 | 피망멸치볶음 |

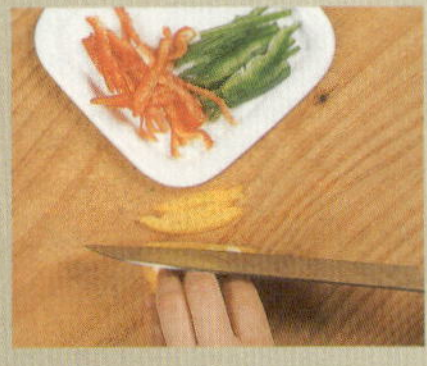 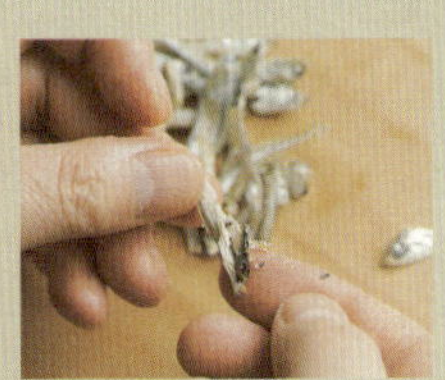 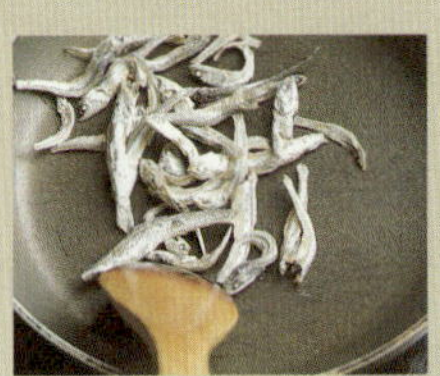

재료_ 피망 1개, 멸치 100g, 식물성 기름 2큰술, 설탕 2큰술, 다진마늘 1큰술, 파·생강즙·참기름·통깨 적당량

만들기_ 1 피망은 채 썰어 프라이팬에 넣고 소금을 조금 뿌려 살짝 볶아 둔다.
2 손질한 멸치를 마른 프라이팬에 넣고 볶아 비린내를 제거한 다음 식물성 기름, 설탕, 다진마늘을 넣어 볶는다.
3 볶은 멸치에 준비한 피망, 파, 생강즙, 참기름, 통깨를 넣어 다시 한 번 살짝 볶는다.

호박 pumpkin

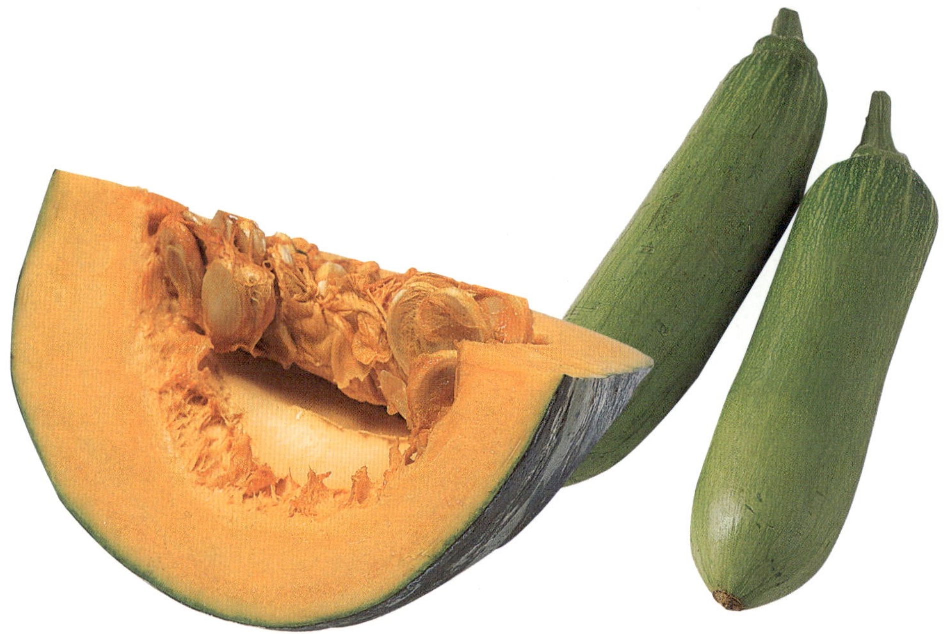

1 영양이 높은 제철 시기

호박 종류에 따라 봄에서 가을까지가 제철이다. 초록빛
이 짙고 긴 만생종보다는 초여름에 나는 조생종 애호박
이 더 맛있다. 호박을 가을 햇볕에 말려 두면 채소가 귀
한 겨울철 비타민 보급원으로 안성맞춤이다.

2 고르는 방법

몸체가 고르고 윤기가 있으며 연한 녹색을 띠는 것이 좋
다. 굵은 것은 씨가 너무 자라 있으므로 조금 날씬한 것
을 고른다. 초록색이 짙은 것보다 연두색을 띠는 것이 연
하고 달착지근해 맛이 좋다.

3 영양

주성분은 당질이지만 비타민 A가 카로틴의 형태로 많이 들어 있다. 그 밖에 식물성 섬유와 비타민 B_1 · B_2 · C, 칼슘, 철분, 인 등 무기질도 균형 있게 들어 있다. 호박에는 몸을 따뜻하게 하는 작용이 있어 몸이 찬 사람에게 좋다. 특히, 누렇고 동그란 늙은호박은 부기를 빼는 데 효과적이어서 산후부기가 안 빠진 산모에게 좋은 식품이다.

4 손질법

애호박은 깨끗이 씻은 후 꼭지를 잘라내고 용도에 맞게 썰어서 사용한다. 다른 재료에 비해 빨리 익으므로 모양이 망가지지 않도록 도톰하게 써는 것이 좋다. 단호박은 씨를 제거하고 조리하고, 껍질을 벗길 때는 호박의 골을 따라 자른 다음 도마에 대고 약간 두껍게 칼로 저미듯 잘라가며 벗긴다. 단호박 껍질은 쉽게 벗겨지지 않기 때문에 항상 조심해야 하며 삶아서 조리에 활용하려면 삶은 후 껍질을 벗기는 것이 더 수월하다.

5 보관법

단호박이나 늙은호박은 서늘한 실온에서 1~2개월 정도 보관할 수 있다. 하지만 애호박은 씻어 물기를 없애고 신문지에 싸서 냉장고 채소칸에 보관해야 한다. 애호박은 오래 두면 투명하고 끈적거리는 진액이 묻어나오고 쉽게 물러지므로 되도록 빨리 조리하는 것이 좋다. 또 오래 보관하려면 얇게 썰어서 햇볕에 말려 호박고지를 만든다. 이 호박고지는 물에 불린 후 찌개에 넣거나 기름에 볶아 먹으면 맛있다.

〈호박〉 동의보감

호박은 맛이 달고 성질은 따뜻하다. 호박에는 카로틴 형태로 함유된 비타민 A가 풍부하게 들어 있으며 비타민 B₁·B₂·C 및 섬유소와 칼륨, 칼슘, 철분 등도 다량 함유돼 있다. 또한 암을 억제하는 프로테아제 성분도 들어 있다.

익은 호박은 노란색이 짙을수록 맛있으며, 호박을 섭취할 때는 반드시 익혀 먹어야 비타민을 고스란히 섭취할 수 있다. 호박의 약효는 크게 이뇨 작용, 해독 작용, 간기능 보호 작용과 거풍 작용이 있다. 특히 거풍 작용(풍기를 몰아내는 작용)으로 중풍 예방에 효과가 있다. 또한 부종을 다스려 산후 부종에 좋고, 니코틴 해독이나 숙취 해소에 좋으며, 간경화증 말기 복수가 찼을 때에도 효과가 있다. 이 외에도 카로틴이 풍부하기 때문에 시력감퇴, 야맹증, 안구건조증, 백내장을 예방하는 효과도 있다. 호박은 췌장에 작용해 인슐린 분비를 촉진하는 역할도 한다. 따라서 당뇨병에도 효과가 있다.

호박의 약효 : 부종, 중풍 예방, 당뇨병, 빈혈, 저혈압, 시력 감퇴, 안구건조증

〈호박〉의 음식궁합

호박+달걀 : 호박과 달걀을 함께 섭취하면 자양강장 효능이 상승한다. 신경도 안정되어 불면을 개선하며, 달걀에 부족한 비타민 C와 식이섬유를 호박이 가지고 있기 때문에 함께 조리하면 영양의 균형도 맞는다.

호박+미꾸라지 : 늙은호박의 속을 파내고 미꾸라지를 넣어 중탕해 먹으면 부종에 좋다.

호박+돼지고기 : 호박은 돼지고기나 꿀과 궁합이 잘 맞는다. 호박에 돼지고기와 가래떡을 넣고 떡볶이를 해도 맛있는 특별식이 된다. 호박과 돼지고기를 함께 조리하면 단백질과 비타민 A의 섭취가 좋아진다.

호박+잉어 : 호박과 잉어를 배합하면 산후 회복에 좋다. 또한 산후 부종도 쉽게 빠지고 모유도 늘어나기 때문에 출산 후 여성에게 좋은 건강식이 된다. 잉어에는 비타민 A가 충분하므로 호박과 배합하면 흡수량이 높아진다.

호박+머위 : 호박과 머위를 배합하면 기침을 가라앉히고 간장의 기능을 보호한다. 머위 잎이나 어린 꽃대, 또는 꽃(관동화)에도 같은 성분이 들어 있어 함께 배합해도 효과적이다.

〈호박〉의 영양을 지키는 조리법 & 섭취법

호박에 풍부한 비타민 A는 기름과 어울리면 흡수가 잘 되므로 호박을 가장 효과적으로
먹는 방법은 기름으로 조리하는 것이다. 호박을 기름에 지져 먹으면 영양소를 효과적으
로 섭취할 수 있을 뿐 아니라 베타카로틴의 흡수가 좋아진다. 이 베타카로틴은 체내에
서 레티놀로 변하면서 눈의 망막에 있는 간상세포가 빛을 감지하는 기능을 도와준다.
이는 시력을 보호하는 효과가 있다. 이 외에도 호박으로 볶음, 조림, 찜, 죽 등 다양한 음
식을 만들어 먹을 수 있다. 단, 호박의 주성분은 당질이므로 지나치게 많이 먹는 것은 피
하도록 한다.

vegetable recipe

호박을 이용한 조리법 | 호박장떡 |

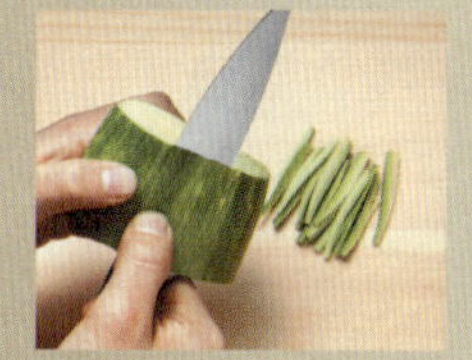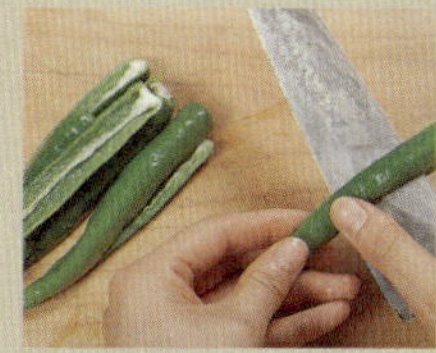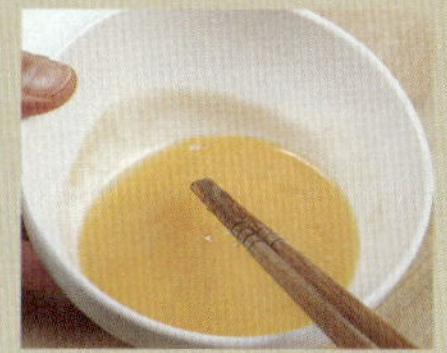

재료_ 호박 1/2개, 깻잎 10장,
붉은고추 1/2개, 소금 1/2큰술,
밀가루 1컵, 달걀 1개, 고추장
1큰술, 기름 적당량

만들기_ 1 호박은 씨가 적은 것으로 골라 곱게 채 썰고, 깻잎도 채 썰어
준비한다. 고추는 반으로 갈라 씨를 제거한 다음 채 썬다.

2 썰어 놓은 호박은 소금에 살짝 절여 놓는다.

3 달걀은 물 1컵에 풀어 달걀물을 만든다.

4 밀가루에 달걀물을 넣어 잘 섞은 다음 고추장을 푼다.

5 준비된 반죽에 호박을 꼭 짜서 넣고 채 썬 깻잎, 고추를 넣어 고르게
섞은 다음 팬에 밀가루 반죽을 떠서 넣고 얇게 부친다.

식이섬유가 풍부한
호박 다이어트

흔히 못생긴 호박이라 하찮게 여기지만 영양면에서는 절대 못생기지 않은 식품이다. 호박이나 단호박은 수분이 풍부하고 칼로리는 낮으면서도 상대적으로 비타민, 미네랄은 풍부하다. 또한 식이섬유소도 풍부하기 때문에 다이어트식으로 그만이다. 그 밖에도 항산화 및 항노화 성분이 풍부한 호박은 피부 미용은 물론, 날씬하고 탄력 있는 몸을 유지하는데도 아주 효과적이기 때문에 여성들에게 그리고 다이어트식에 꼭 필요한 채소라 할 수 있다.

'호박 다이어트' 어떻게 할까?

어떻게 먹을까? 찐 단호박(호박+간장), 호박샐러드(단호박 또는 애호박+각종 채소)

얼마나 먹을까? 단호박은 100g당 27~30 kcal로 열량이 많지 않다. 하지만 포만감은 다른 채소에 비해 충분하므로 한 끼 식사로 1/4개 정도, 약 150g을 섭취하는 것이 좋다.

언제 먹을까? 세 끼 어느 때 먹더라도 좋은 메뉴다.

방법 1 | 그대로 쪄서 먹기 호박을 찐 후 한끼 식사 대용으로 먹는다. 호박·단호박의 열량은 100g당 27~30kcal로 열량이 낮다. 칼로리가 낮기 때문에 호박에 아무런 조리를 하지 않고 그대로 쪄서 먹으면 열량이 많이 높아지지 않아 다이어트에 효과적이다. 먹는 양은 단호박은 1/4개 정도가 적당하다. 포만감이 충분하기 때문에 저녁을 줄이고 싶은데 허기진 것을 참기 힘들어하는 사람들에게는 저녁 대용으로도 좋은 음식이다.

방법 2 | 샐러드로 먹기 1/4개 가량의 단호박을 살짝 쪄서 각종 채소와 곁들여 샐러드를 만들어 먹는다. 밥 대신 먹어도 속이 든든하면서도 열량은 낮고 영양은 풍부해서 건강에 좋으면서도 다이어트에 효과적이다. 또한 피부 미용에도 좋다. 단호박 샐러드는 하루 세 끼 중 어느 때 먹더라도 아주 좋은 메뉴가 된다.

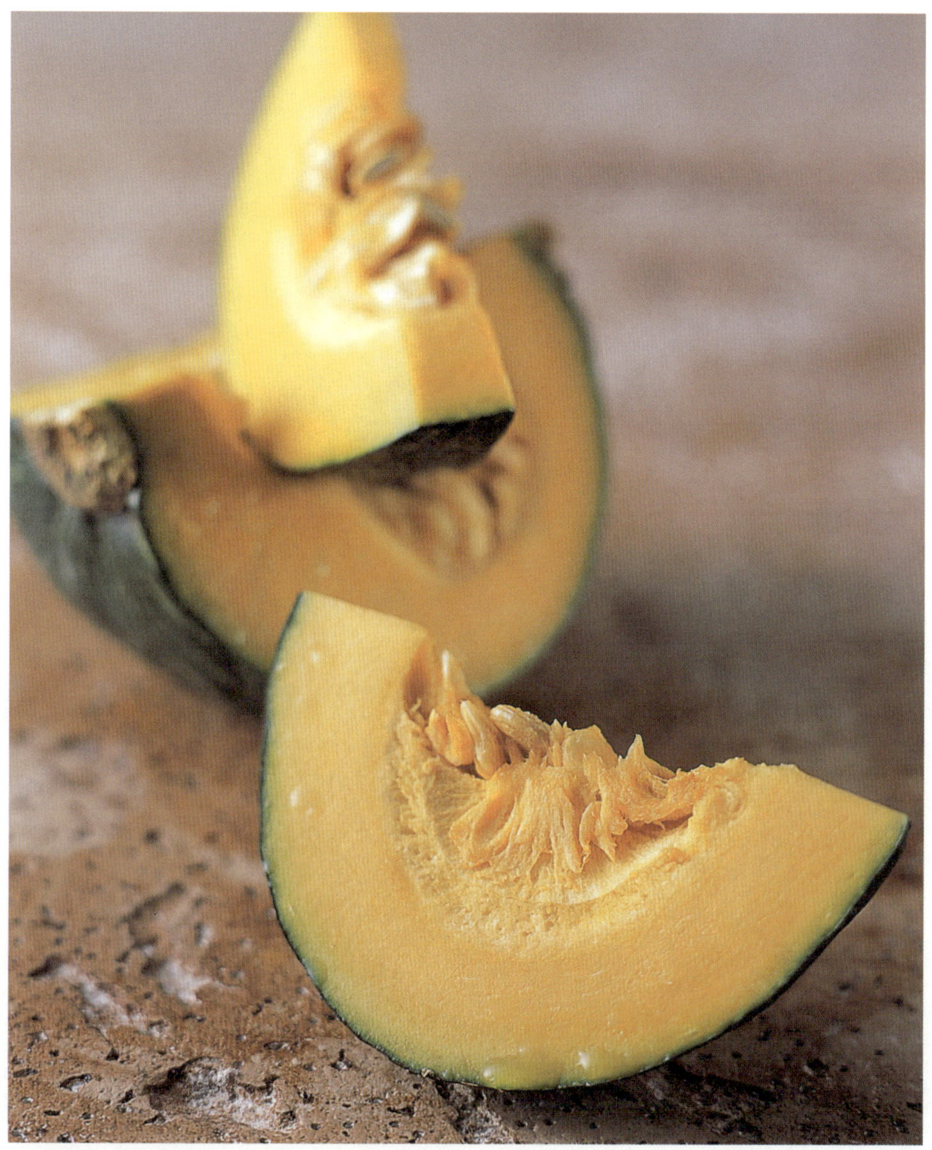

다이어트 POINT

단호박 샐러드로 다이어트를 하는 경우에는 소스 선택이 중요하다. 즉, 칼로리가 낮은 드레싱을 선택하는 것이 좋으며 마요네즈가 들어간 소스는 열량이 높기 때문에 피하도록 한다. 애호박을 쪄서 먹을 경우에는 간장을 조금 넣어 조려보자. 적당히 간이 배어 맛있게 먹을 수 있다.

견과류 *nuts*

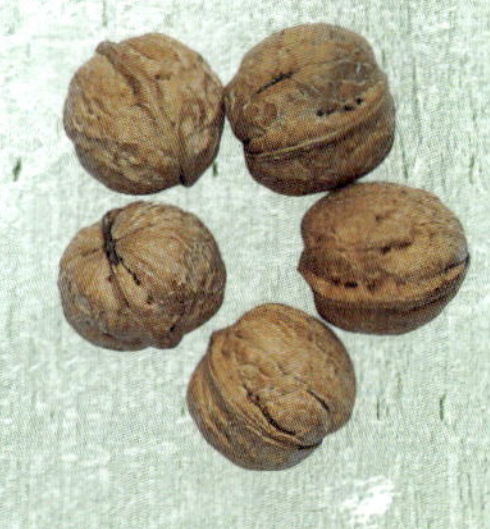

호두 *walnut*

호두에 가득한 영양_ 고단백, 고지방, 고칼로리 식품으로, 비타민 B₁·B₂·C·E 등과 무기질이 풍부하여 앓고 난 후 체력회복과 노화 방지, 냉증, 저혈압 등의 증세에 효과가 있다. 또한 불포화지방산이 풍부해서 콜레스테롤치를 낮춰 주어 고혈압·동맥경화의 예방 및 치료에 도움이 된다. 또한 호두는 가래와 기침을 삭이는 등 호흡기 질환에 좋고 뇌세포를 활성화하고 신경안정제 역할을 하는 등 뇌를 건강하게 하는 건뇌 식품이다. 또한 혈청 알부민을 늘리고 콜레스테롤의 체내 합성 및 산화와 배설에 일정한 영향을 미쳐 콜레스테롤을 조절하는 기능도 있다. 이 외에 장을 부드럽게 하여 배변을 순조롭게 하고 비뇨기 결석에도 좋다.

호두 제대로 먹는 법_ 호두를 많이 먹으면 열량 과잉이나 소화불량이 될 수 있으므로 주의한다. 굵게 으깨 샐러드로 활용하거나 튀김옷에 섞어 넣기, 또는 무침 요리에 뿌려 먹는 것도 한 방법이다. 또한 호두를 기름에 튀긴 다음 설탕을 뿌려 먹거나 호두강정, 호두엿, 호두장아찌 등을 해서 먹는 것도 좋다. 호두는 대추, 매실, 은행, 곶감 등과 음식 궁합이 잘 맞는다. 따라서 이런 곡류에 핫케이크 가루와 우유를 섞어 반죽해 팬에 구우면 훌륭한 간식거리가 된다.

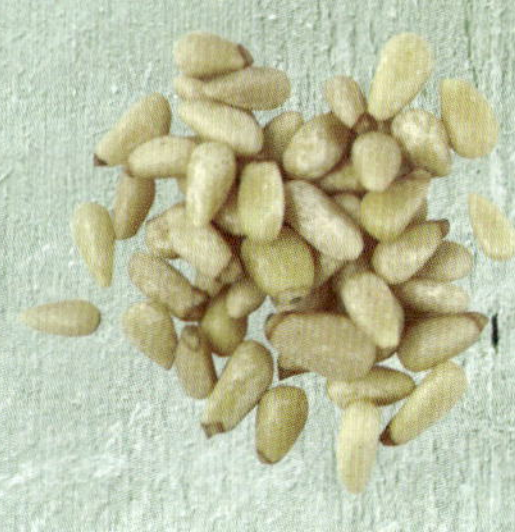

잣 *pinenut*

잣에 가득한 영양_ 잣은 비타민 B군이 다량 함유되어 있으며 리놀산 등 불포화지방산이 많이 들어 있는 산성 식품이다. 또 호두나 땅콩보다 훨씬 더 많은 양의 철분이 함유되어 있으며 무기질도 풍부하다. 영양 성분이 풍부한 잣은 몸의 허한 곳을 보해 주고 정혈 작용, 빈혈, 고혈압 등에 좋으며 신경 안정제 역할을 하기도 한다.

잣 제대로 먹는 법_ 잣은 칼슘이 적은 산성 식품이기 때문에 해조류나 우유 등 칼슘이 많이 함유된 식품과 함께 먹는 것이 좋다. 또한 잣과 바나나를 배합해 먹으면 허증으로 생긴 변비에 좋으며 생강과 함께 달여 먹으면 설사 치료에 도움이 된다.

땅콩 peanut

땅콩에 가득한 영양_ 땅콩에는 리파아제나 레시틴이 풍부해서 콜레스테롤을 녹이는 작용을 하므로 성인병을 예방하는 효과가 있다. 또한 땅콩은 노화를 방지해 나이보다 젊어지게 하고 기억력을 증진시키며 정력 강화에도 도움이 된다. 또한 잇몸도 튼튼하게 한다. 이 외에도 적혈구를 증식해 철분 흡수를 촉진하므로 빈혈에도 좋고 호흡기 기능을 강화해 만성 기침에도 좋다.

땅콩 제대로 먹는 법_ 보통 술안주로 볶은 땅콩의 껍질을 까서 먹곤 한다. 하지만 땅콩은 강한 산성 식품이기 때문에 술과는 궁합이 맞지 않는다. 또한 땅콩 껍질에는 조혈 효과가 있기 때문에 껍질째 먹는 것이 좋다. 땅콩을 껍질째로 식초에 10일 정도 절여 식초와 함께 먹으면 땅콩의 영양을 제대로 섭취할 수 있다.

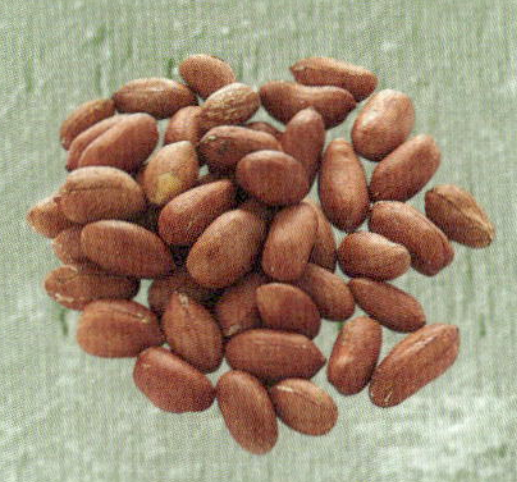

밤 chestnut

밤에 가득한 영양_ 밤은 위장을 튼튼하게 하고 신장의 기운을 보하며, 속이 든든해지는 견과류이다. 밤은 맛이 달고 성질은 따뜻하다. 질 좋은 단백질과 칼슘, 철, 칼륨 및 비타민 C가 풍부하며 쌀보다 4배나 많은 비타민 B1을 함유하고 있다. 또 밤의 노란색을 내주는 카로티노이드 색소는 체내에서 비타민 A로 바뀌는 영양 성분이기도 하다.

밤 제대로 먹는 법_ 밤은 쇠고기와 궁합이 잘 맞는다. 때문에 쇠 갈비찜을 할 때 밤을 넣으면 좋다. 또한 밤과 은행, 더덕, 흑설탕 등과 함께 조리했을 때 영양의 상승 효과를 얻을 수 있다. 밤은 삶거나 찐 것보다 불에 굽거나 기름에 볶은 것이 좋으며 밤을 주재료로 해 밤암죽, 밤경단 등 요리를 해도 좋다.

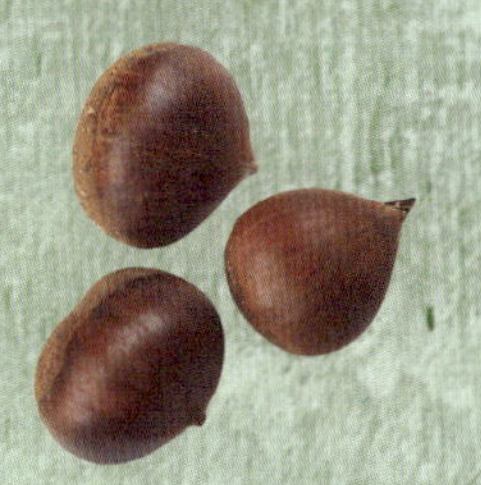

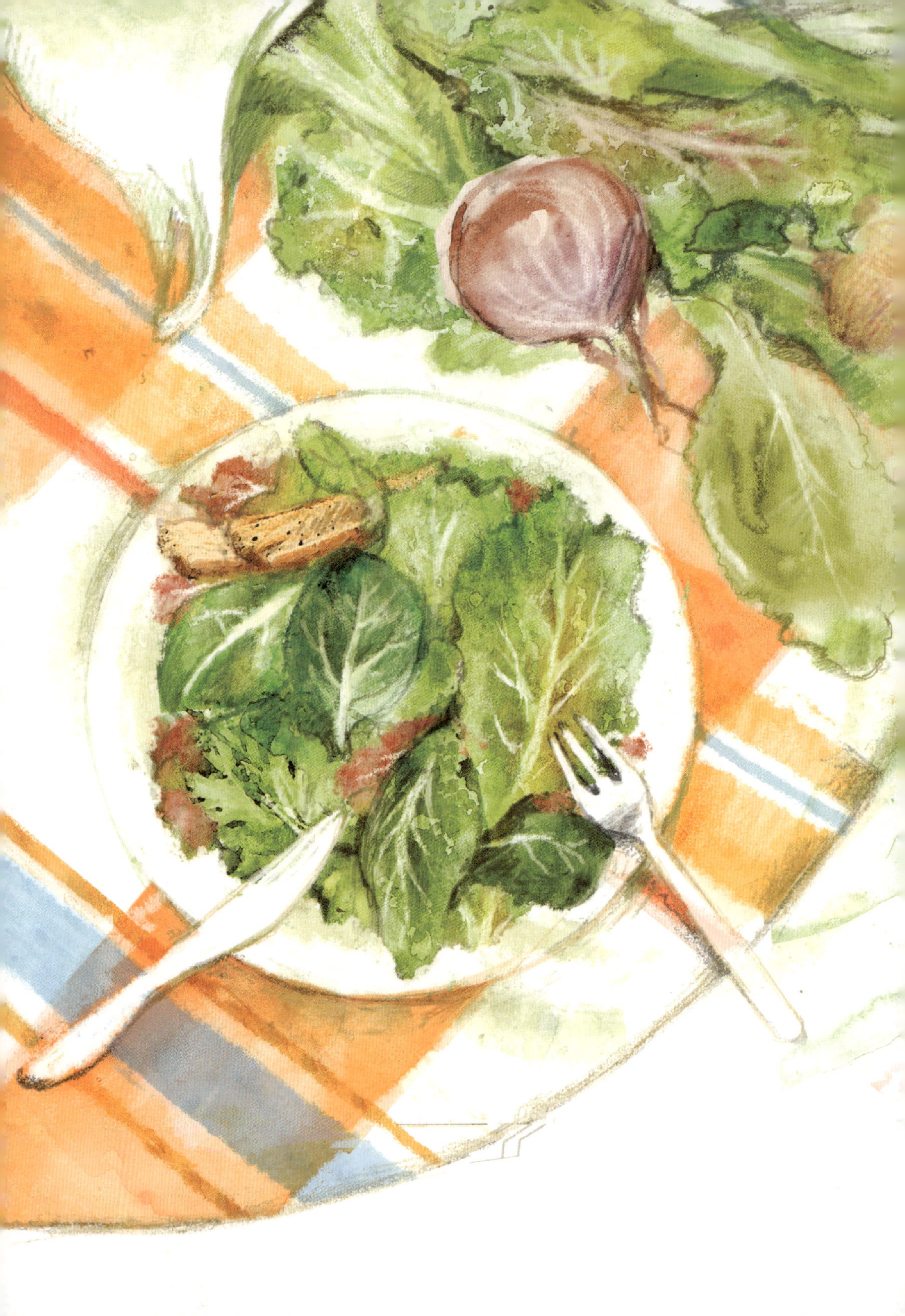

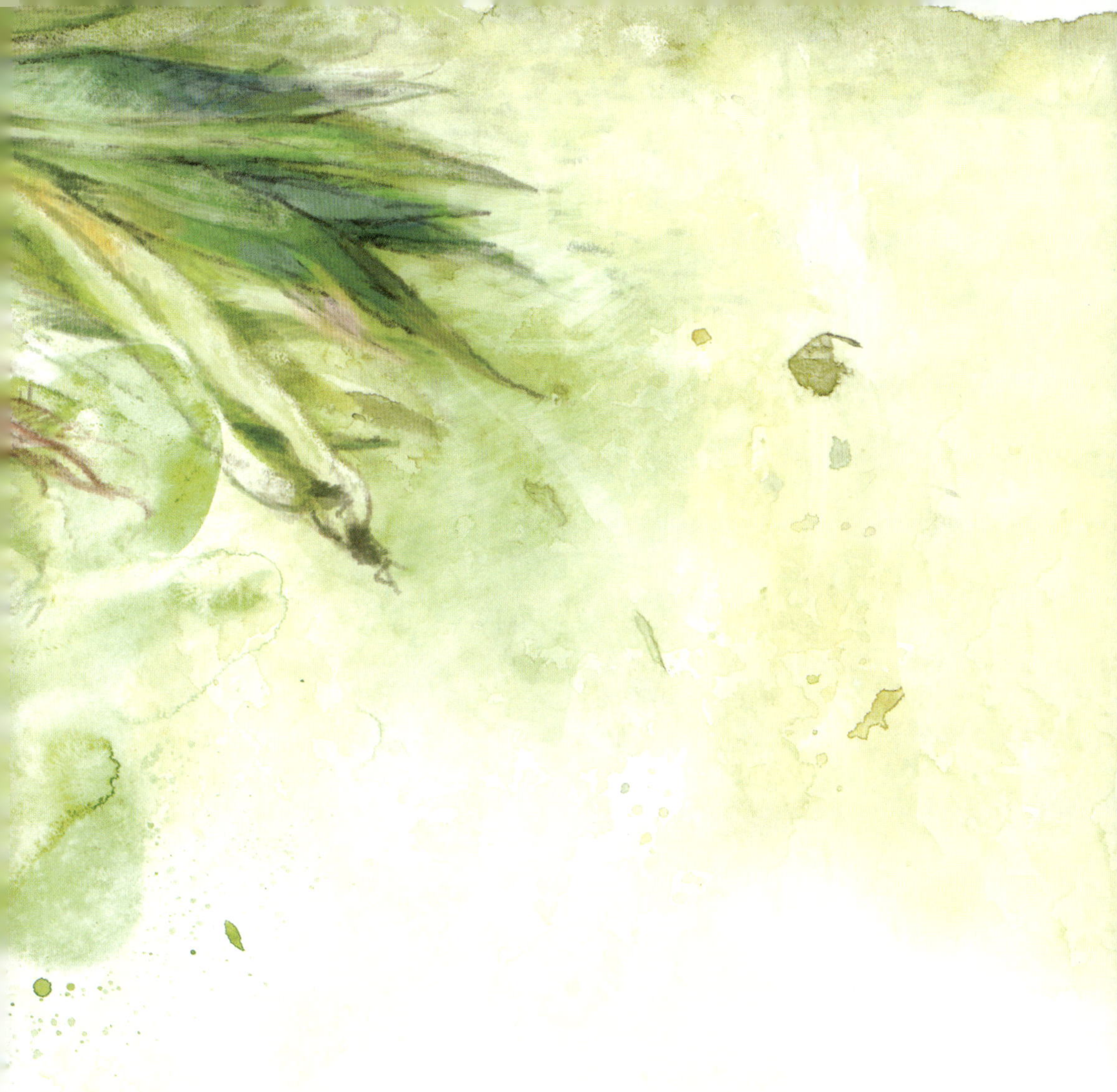

잎과 줄기를 먹는 야채

고사리, 달래, 셀러리, 아스파라거스, 콩나물 등 잎과 줄기 또는 잎과 뿌리를 먹는 채소로,
줄기와 잎에 들어 있는 다양한 영양분의 섭취는 물론, 조리 후에도 재료의 아삭한
맛과 향을 그대로 즐길 수 있다. 함께 조리해 영양의 상승 효과를 얻을 수 있는 재료만
알아 둔다면 보약이 필요 없는 건강한 식단으로 밥상을 차릴 수 있을 것이다.

고사리 bracken

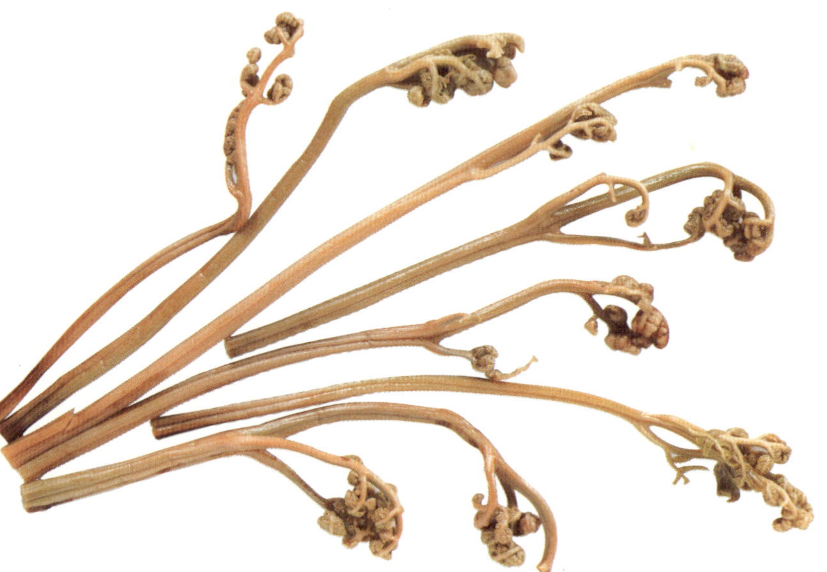

1 영양이 높은 제철 시기

고사리는 산나물이 많이 나는 4~6월이 제철이다. 이 시기 고사리는 대가 부드럽고 순할 뿐 아니라 영양도 가장 풍부하다. 제철에 꺾은 고사리로 조리하면 연하고 맛이 좋으며, 고사리 특유의 향이 살아 있기 때문에 입맛을 돋울 수 있다.

2 고르는 방법

끝 부분이 말려 있고 잎이 벌어지지 않은 어린 싹이 맛있다. 줄기가 가늘고 살이 없는 것은 삶아도 뻣뻣하므로 피한다. 말린 것은 색깔이 검지 않고 갈색빛이 도는 것이 좋으며 눈으로 보아 줄기 부분이 너무 많은 것은 질기므로 피하는 것이 좋다.

3 영양

단백질, 비타민 B$_2$가 풍부하며 식물성 섬유도 많아 변비에 좋다. 또한 칼슘과 칼륨 등 각종 무기질이 다른 채소보다 많이 들어 있으며, 특히 말린 고사리에는 비타민 D가 풍부하다. 고사리는 많이 먹으면 안 좋다는 속설이 있는데, 이는 비타민 B$_1$을 파괴하는 아네우리나제라는 성분 때문. 하지만 아네우리나제 효소는 날것에는 들어 있지만 물에 담갔다가 삶아서 사용하면 독소가 빠져나가기 때문에 괜찮다. 오히려 고사리에는 해열 및 지혈 효과가 있어 예로부터 감기에 걸렸거나 코피를 자주 흘리는 사람에게 특효약으로 사용했다.

4 손질법

고사리 줄기 끝의 억센 부분은 잘라내고 부드러운 부분만 남긴다. 고사리는 옅은 소금물에 담갔다가 헹군 다음 삶아, 볶음이나 무침으로 조리해 먹는다.
말린 고사리는 따뜻한 물에 하룻밤 정도 담갔다가 끓는 물에 삶은 후 찬물에 한참 담가 두었다가 헹구어 사용한다. 이렇게 하면 말린 고사리도 생고사리처럼 부드러워진다.

5 보관법

금방 먹을 것은 젖은 종이에 싸 두든지 데쳐서 물에 담근 채 냉장고에 넣어 둔다. 한 번에 많이 구입했다면 소금을 살짝 뿌려 절여 놓아도 되고, 데쳐서 햇볕에 말려 두었다가 사용해도 된다. 4~6월경 생고사리를 사다가 끓는 물에 데친 다음 햇볕이 좋을 때 바싹 말려 두면 사철 내내 먹을 수 있다.

〈고사리〉 동의보감

고사리는 성질이 차므로 열성 체질인 태양인이나 소양인에게 맞는 식품이다. 하지만, 열을 떨어뜨리는 효능이 있기 때문에 화병으로 가슴이 화끈거리며 답답하고 열이 위로 치솟아 머리가 멍하고 눈이 충혈되거나 안구건조가 심할 때는 체질과 관계없이 먹으면 해열을 시킬 수 있는 좋은 식품이다. 고사리는 단맛이 나며 아미노산류인 아스파라긴과 글루타민, 그리고 플라보노이드의 일종인 아스트라갈린 등을 함유하고 있어서 영양가도 높다. 이런 다양한 영양은 오장의 기능이 약한 것을 보하며 장을 윤활하게 하는 작용을 해 변비나 혈변에 좋고 설사도 멎게 한다. 또, 기가 경락과 근골 사이에 엉기는 것을 막고, 소변을 원활하게 해 부종도 없앨 수 있다. 이 밖에도 피를 맑게 하며, 치아 등 뼈를 튼튼하게 한다.

단, 고사리는 성질이 차기 때문에 몸이 너무 차거나 소화기가 약한 경우에는 많이 먹지 않도록 하고, 반드시 삶아서 먹는다. 브라켄톡신 등 발암성 물질, 그리고 비타민 B_1을 파괴하는 아노이리나나제 등은 삶아야 없어지기 때문이다.

고사리의 약효 : 가슴 답답함, 안구건조증, 변비, 혈변, 설사, 부종

〈고사리〉의 음식궁합

고사리 + 양파 : 고사리 뿌리를 말린 다음 가루를 내서 양파즙으로 복용하면 신경이 안정되어 불면증을 다스릴 수 있다. 〈본초습유〉에 보면 고사리를 먹으면 졸음이 온다는 기록이 있다. 양파에도 신경을 안정시키고 잠을 잘 자도록 해 주는 성분이 있으므로 두 가지를 배합하면 효과가 커진다. 생양파즙으로 먹으면 효과가 더 좋다.

고사리 + 쇠고기 : 고사리는 미끄러운 성질을 가진 나물이다. 무치면 미끄러운 성질이 살아 입맛을 돋우고 쇠고기와 함께 꿰어 고사리산적을 만들면 미끈거리는 성질이 많이 없어져 순하게 먹을 수 있다.

고사리 + 명아주 순 : 고사리와 명아주 순을 함께 끓여 누런 설탕을 타서 마시면 설사나 복통에 좋다. 명아주의 어린 순은 건위·강장 작용을 하며 해열·살균 작용도 한다. 따라서 장염이나 설사에 효과가 있다.

고사리 + 녹두 : 녹두빈대떡에 고사리를 넣으면 갱년기장애로 열이 확 달아올랐다 가시기를 반복하거나 울화로 입 안이 헐고 입에서 더운 김이 나오며 잠을 못 이룰 때 좋다.

〈고사리〉의 영양을 지키는 조리법 & 섭취법

손질한 고사리는 물에 충분히 담가 부드럽게 한 다음 데친다. 마른 고사리는 쌀뜨물에
삶으면 쉽게 부드러워지고 영양소 파괴도 적다. 삶아 낸 고사리는 찬물에 담갔다가 조리
한다. 고사리 나물에는 국간장으로 간을 해야 맛이 좋다. 국간장은 소금과 달리 아미노
산이 풍부해서 특유의 감칠맛과 풍미를 살릴 수 있다. 하지만 간장만으로 간을 할 경우,
자칫 색이 너무 검게 되거나 질척거릴 수 있으므로 소금과 적당히 섞어 쓰는 것이 좋다.

vegetable recipe

고사리를 이용한 조리법 | 고사리무침 |

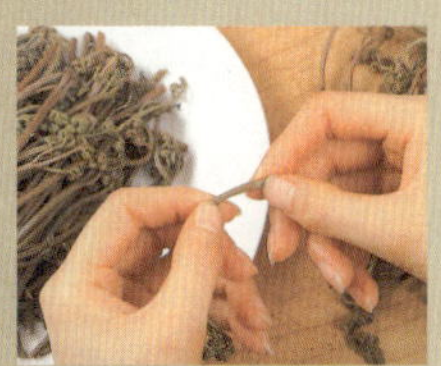 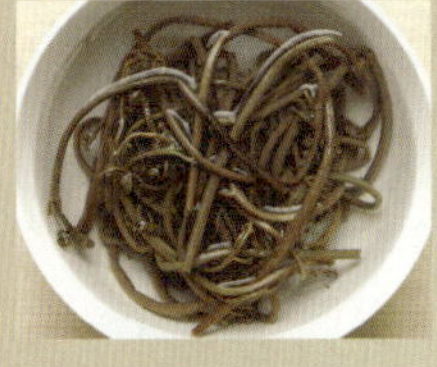 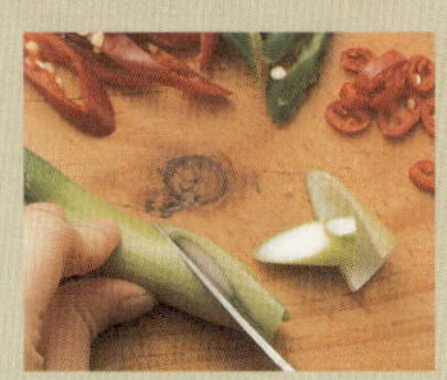

재료_ 고사리 200g, 붉은고추
1/2개, 대파 1/4뿌리, 국간장
1큰술, 다진파 2큰술, 다진마늘
1큰술, 참기름 1큰술반,
깨소금 · 소금 조금씩

만들기_ 1 손질한 고사리를 따뜻한 물에 담가 부드럽게 불린 다음 끓는
물에 삶아 헹군 후 찬물에 담가 둔다.
2 고사리가 부드러워지면 건져 4~5cm 정도의 길이로 썰고, 붉은
고추 · 대파는 어슷하게 썰어 준비한다.
3 썰어 준비한 고사리에 국간장, 다진파, 다진마늘, 깨소금, 참기름으로
밑양념을 한다.
4 냄비에 기름을 두르고 밑양념을 한 고사리를 충분히 볶은 다음 물을
자작하게 붓고 뚜껑을 덮어 푹 익힌다.
5 물이 거의 졸고 고사리에 간이 배어들면 대파, 붉은고추를 넣은 후
다시 한 번 살짝 볶는다.

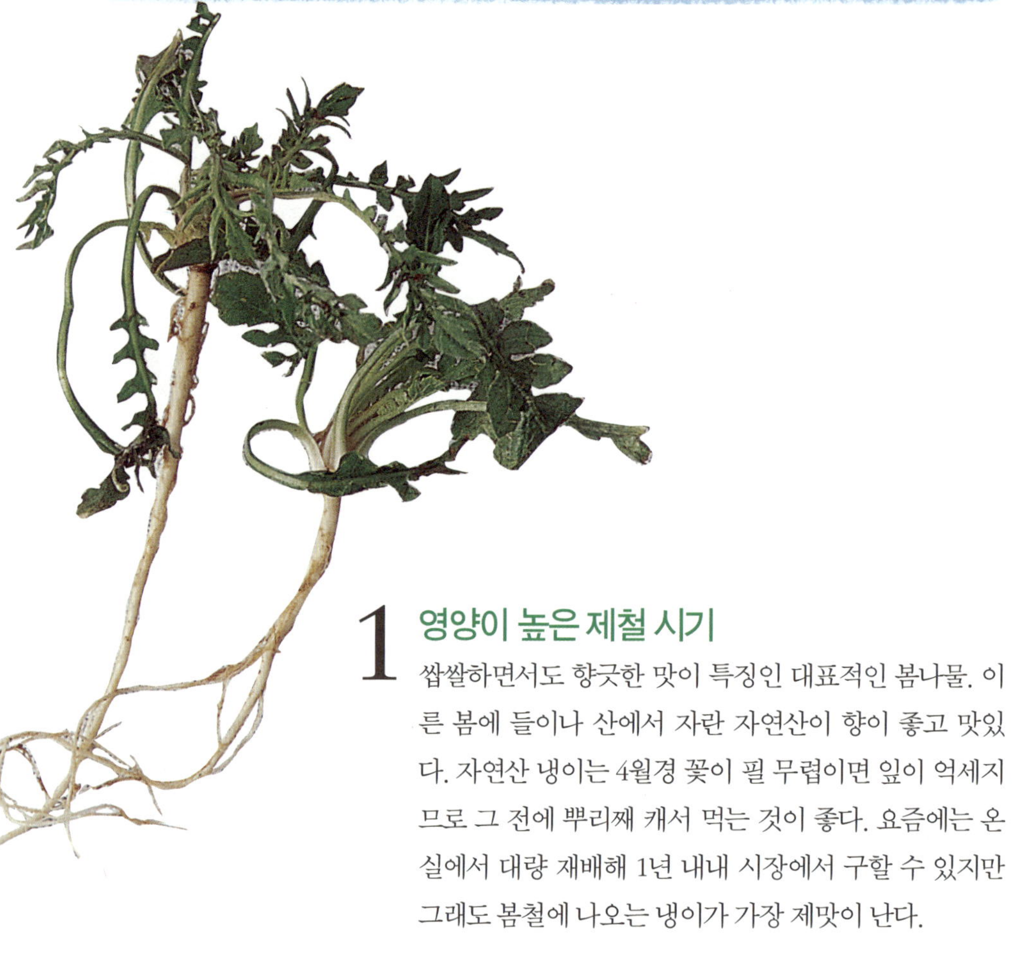

냉이 Shepherd's purse

1 영양이 높은 제철 시기

쌉쌀하면서도 향긋한 맛이 특징인 대표적인 봄나물. 이른 봄에 들이나 산에서 자란 자연산이 향이 좋고 맛있다. 자연산 냉이는 4월경 꽃이 필 무렵이면 잎이 억세지므로 그 전에 뿌리째 캐서 먹는 것이 좋다. 요즘에는 온실에서 대량 재배해 1년 내내 시장에서 구할 수 있지만 그래도 봄철에 나오는 냉이가 가장 제맛이 난다.

2 고르는 방법

잎이 연하고 싱싱한 것을 고른다. 뿌리가 너무 굵고 잎이 누렇게 변해 있는 것은 질기고, 억세 맛이 없다. 뿌리가 매끈한 것보다는 잔뿌리가 많은 것이 냉이 특유의 매운맛이 있으며 자연산 냉이일 가능성이 크다.

3 영양

채소 중에서 단백질 함량이 가장 많고 칼슘, 철분 같은 무기질이 풍부하다. 특히 냉이의 잎 속에는 비타민 A와 C가 많은 편인데 냉이 100g만 먹으면 성인이 하루에 필요한 비타민 A의 1/3은 충당된다. 냉이의 풍부한 비타민 A와 C, 칼슘 덕분에 봄철에 흔히 느끼는 노곤함이나 나른함을 이길 수 있어 피로회복용 나물로 불리기도 한다.

또한 콜린과 아세틸콜린이 들어 있어 자율신경을 자극하기 때문에 위장이나 부인과 질환, 고혈압, 당뇨 등의 증세에도 좋은 효과가 있다.

4 손질법

흙을 털어내고 누렇게 변한 겉잎을 깨끗이 다듬어 흐르는 물에 여러 번 씻는다. 또한 벌레 먹거나 억센 잎 등 지저분한 것을 떼어낸다. 냉이는 잎과 뿌리에 모든 영양분이 들어 있기 때문에 가는 잔뿌리만 제거하고 통째로 사용한다. 냉이는 잔뿌리와 잔잎이 많아 아무리 꼼꼼하게 손질해도 흙이 끼어 있을 수 있으므로 한꺼번에 씻지 말고 하나씩 씻어야 한다. 흙이 나오지 않을 때까지 흐르는 물에 3~4회 헹군다.

5 보관법

손질하지 않은 상태로 랩에 싸서 수분을 유지해 냉장고에 보관하면 2~3일은 견딜 수 있다. 손질하고 남은 것은 살짝 데쳐서 보관해야 더 싱싱하게 먹을 수 있다.

Q&A 냉이 궁금증!

당뇨에 좋은 냉이 섭취법은?

냉이, 두릅, 맥문동 등은 당뇨병에 좋은 채소들. 말린 냉이 5~8g에 물 1컵을 부어 달여 마시거나 가루 내어 물에 타 마시면 된다. 하지만 냉이를 그대로 무치거나 냉이국을 끓여 먹어도 같은 효과를 얻을 수 있다. 제철 재료를 이용한 음식은 맛뿐만 아니라 몸에도 좋은 기운을 주기 때문에 이른 봄에 나오는 냉이를 섭취하는 것이 좋다. 단, 결석이 있을 때는 냉이를 먹지 않도록 한다.

〈냉이〉 동의보감

냉이에는 독특한 향이 있다. 그 향을 태워 벌레를 쫓을 수 있기 때문에 불가에서는 '중생을 보호하는 풀'이라 하여 '호생초'라고도 한다. 맛은 달고 성질은 평이하기 때문에 어느 체질에나 잘 맞는다.

냉이는 단백질이나 칼슘을 시금치보다 훨씬 많이 함유하고 있으며, 비타민 $A \cdot B_2$가 많은 것이 특징. 또한 비타민 C도 많은 알칼리성 식품이다. 철분 외에도 '사랑의 미네랄'로 불리는 망간이 많아 혈색소의 합성을 촉진한다. 때문에 몸이 허약하고 쉽게 피로를 느낄 때 좋으며, 특히 춘곤증을 느낄 때 더 효과를 볼 수 있다. 또한 설사에는 냉이꽃을 그늘에 말려 가루 내어 대추 끓인 물과 함께 먹으면 증상이 낫는다.

냉이는 위 · 장 · 간을 튼튼하게 하므로 식욕을 돋우며 소화를 촉진하고 간의 해독 작용을 도와 숙취도 빨리 해소할 수 있다. 혈압을 안정시키고, 중풍 후유증을 개선하고, 이완성 변비와 설사 증상을 낫게 하며 이뇨 작용 및 각종 출혈성 질환의 지혈 작용도 한다. 또한 두통 · 안구건조증 · 월경과다, 당뇨 등에도 효과가 있다.

냉이의 약효 : 피로회복, 춘곤증, 두통, 변비와 설사, 소화 작용, 눈의 피로

〈냉이〉의 음식궁합

냉이+식초 : 냉이의 콜린 성분은 지방간을 예방하고, 카로틴 성분은 시력을 보호한다. 냉이를 식초에 새콤하게 무쳐 먹으면 간 기능을 돕고 눈의 피로를 덜어 주는 효과를 발휘하므로 음식 궁합이 잘 맞는다.

냉이+질경이 : 냉이와 질경이를 같은 양씩 배합해 끓여 마시면 부종 치료에 도움이 된다.

냉이+결명자 : 냉이와 결명자를 배합하면 이뇨작용이 상승하고 간장 질환 및 눈의 피로나 안구건조증 등 안과 질환에 효과가 있다. 말린 냉이에 볶은 냉이씨를 같은 양으로 가루 내어 결명자 달인 물에 타 먹으면 된다. 냉이를 〈동의보감〉에서는 "피를 이끌어 간으로 들어가게 한다."고 했으며, 냉이씨는 '석명자'라고 하여 주로 "간기가 막힌 것을 치료하고 눈을 밝게 하는 데 가루로 내어 먹는다."고 했다.

말린냉이+물 : 당뇨가 있을 때는 말린 냉이 5~8g에 물 1컵을 부어 달여 마시거나 냉이를 말려 가루를 낸 다음 물로 삼키면 효과가 있다.

〈냉이〉의 영양을 지키는 조리법 & 섭취법

깨끗이 손질한 냉이는 살짝 데쳐서 된장이나 초고추장에 무쳐 먹어도 맛있고 쌀뜨물에 된장을 풀어 국을 끓이거나 된장찌개에 넣어도 향이 좋다. 열성 체질의 경우 날콩가루를 묻혀서 냉이국을 끓여 먹고, 냉한 체질은 쇠고기를 넣어 된장국을 끓여 먹으면 궁합이 잘 맞는다.

Tip〉냉이와 함께 조리하면 안 되는 식품
국수 : 냉이와 국수는 궁합이 안 맞는다. 두 가지를 함께 먹으면 가슴이 답답해지는 증상을 느낄 수 있다.

vegetable recipe

냉이를 이용한 조리법 | 냉이무침 |

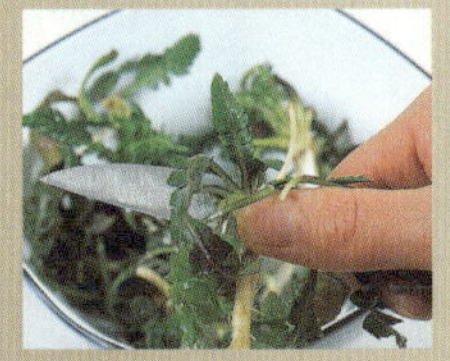 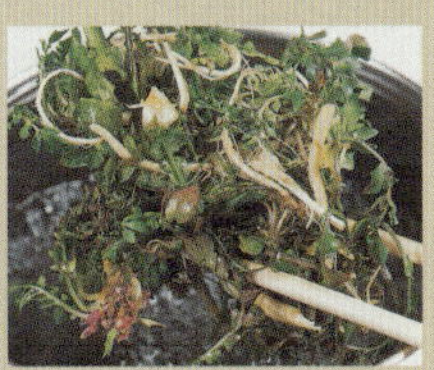 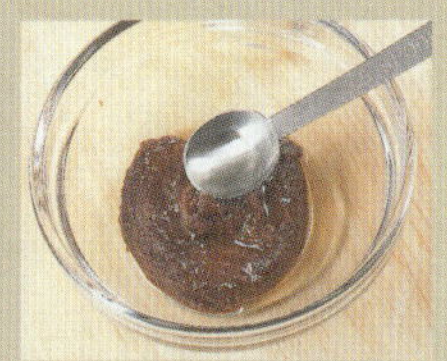

재료_ 냉이 300g
무침양념_ 고추장 2큰술, 다진파 1큰술, 다진마늘 2작은술, 깨소금 · 참기름 적당량

만들기_1 냉이를 깨끗이 다듬어 준비한다.
2 소금을 넣은 끓는 물에 손질한 냉이를 넣어 데친 후 찬물에 헹궈 물기를 뺀다.
3 고추장, 다진파 · 마늘, 깨소금을 넣어 무침양념을 만든다.
4 데친 냉이에 무침양념을 넣고 골고루 무친다.
5 마지막에 참기름을 넣어 골고루 버무려 맛을 낸다.

달래 *wild garlic*

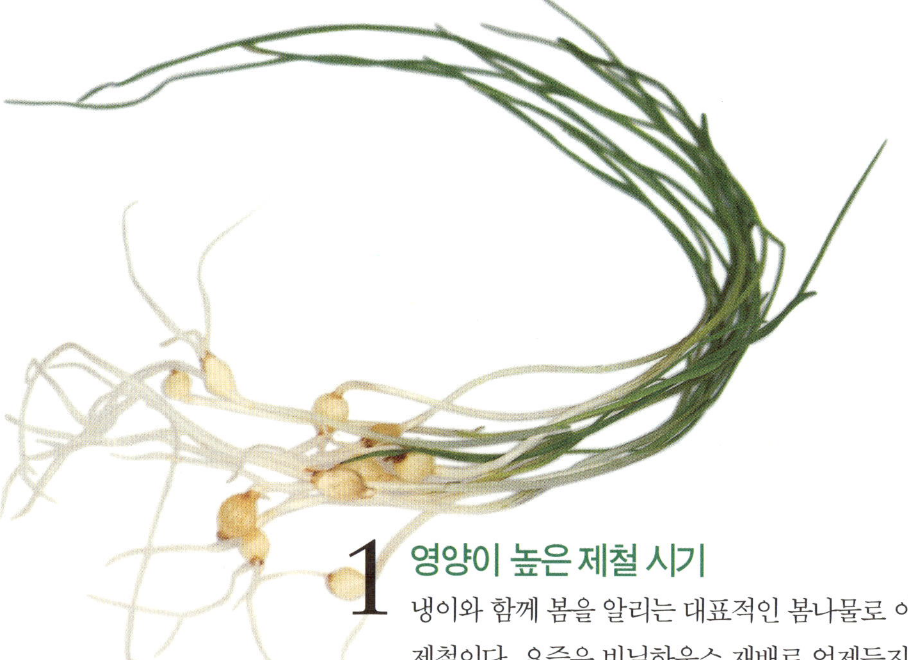

1 영양이 높은 제철 시기

냉이와 함께 봄을 알리는 대표적인 봄나물로 이른 봄이 제철이다. 요즘은 비닐하우스 재배로 언제든지 맛볼 수 있지만 봄철, 들에서 캐는 달래가 매운 향도 강하고 맛도 가장 좋다.

2 고르는 방법

달래는 마늘과 비슷한 냄새가 난다. 그래서 '들판에서 나는 마늘' 이란 뜻으로 '야산' 이라고 부르기도 한다. 달래를 고를 때는 알뿌리가 너무 작은 것은 미처 성숙되지 않은 것이며 알뿌리가 크고 굵으면 향은 강하지만 맛이 덜할 수 있다. 때문에 알뿌리의 크기가 적당한 것으로 고른다. 또 줄기가 마르지 않고 싱싱하며 알뿌리가 뒤엉키지 않고 가지런한 것으로 고르는 것이 좋다.

3 영양

무기질이 골고루 들어 있어 빈혈을 없애 주고 강장 작용을 하며 동맥경화를 예방하는 대표적인 봄나물이다. 또한 비타민 $A \cdot B_1 \cdot B_2 \cdot C$ 등 비타민이 골고루 들어 있고 단백질, 지방이 풍부하며 칼슘과 철분 함량이 높아 자칫 영양의 밸런스가 깨지기 쉬운 봄에 섭취하면 더할 나위 없이 좋다. 특히 비타민 C가 많아 노화방지, 빈혈, 동맥경화 예방에 좋다. 그러나 비타민 C는 열에 약하므로 날것으로 식초에 무쳐서 먹는 것이 효과적이다.

4 손질법

달래는 줄기가 가늘고 길쭉길쭉하여 사이사이에 잡풀이 섞일 염려가 많다. 따라서 번거롭지만 꼼꼼하게 손질해 주어야 한다. 알뿌리 겉 쪽의 얇은 껍질은 쪽파 다듬듯이 벗기고, 수염뿌리는 잘라내고 시든 줄기는 떼어내 깨끗이 다듬는다. 씻을 때는 흐르는 물에 한 뿌리씩 흔들어 흙을 말끔히 씻어내면 된다. 달래는 삶거나 끓이기보다는 생으로 조리하는 경우가 많으므로 특히 손질에 신경을 써야 한다.

5 보관법

사용하고 남은 달래는 물을 뿌려서 신문지나 종이에 싼 다음 냉장 보관한다. 하지만 줄기가 가늘어 금방 시들고, 무르기 쉽기 때문에 오랫동안 보관을 할 수 없다. 때문에 구입 후 되도록 빨리 조리하는 것이 좋다.

Q&A 달래 궁금증!

달래를 이용한 식이요법은?

예로부터 달래를 먹으면 잠이 잘 오고 정력이 증진된다고 하여 줄기와 수염 뿌리를 씻어 물기를 뺀 후 소주에 담갔다가 15일쯤 지나서 먹었다. 특히 〈본초습유〉라는 의서에서는 "달래는 적괴를 다스리고 부인의 혈괴를 다스린다."고 하여 암이나 여성 질환, 어혈 등에 효과가 있다고 했다. 이렇듯 달래는 체력을 보하는 것은 물론 항암 효과가 있어 식이요법으로도 많이 사용되고 있다. 달래를 달여 마셔도 되고 뿌리를 검게 구워 먹기도 하며 초된장무침이나 나물무침 등을 해서 먹어도 그 효과를 볼 수 있다. 또한 하얀 뿌리를 죽 속에 넣어 먹어도 좋다.

〈달래〉 동의보감

달래의 모양은 마늘과 비슷하기도 하고 파뿌리와 비슷하기도 하다. 그 모양답게 냄새는 파와 비슷하고 효능은 마늘과 비슷하다. 그래서 달래는 '산마늘', '작은마늘' 혹은 '들파'라고 부른다. 맛은 맵고, 성질은 따뜻해 혈액순환을 원활하게 하고 몸의 저항력을 높이는 효과가 있다.

달래는 정력제이면서 면역력 강화에도 효과적이다. 또한 스트레스 해소에도 좋으며 불면증에도 효과가 있어 달래 뿌리에 소주를 넣고 즙을 우려내어 마시기도 한다. 또한 비타민 부족으로 입술이 터지고 잇몸이 붓는 증상에도 좋다. 달래에 함유되어 있는 비타민 성분은 피부 저항력을 높여 피부를 윤택하게 만든다.

이 외에도 달래는 소화기능을 강화하고 위염, 장염 증상을 완화하는 효능도 있다. 가래를 삭이고 빈혈, 동맥경화에 좋고 자궁출혈이나 월경불순 등 부인과 질환에도 좋다. 또, 피부의 신진대사를 촉진해 멜라닌 색소의 생성을 억제하므로 기미나 주근깨 예방에도 도움이 되는 등 여러모로 여성에게 좋은 식품이라 할 수 있다.

증상에 따른 효과 : 면역력 강화, 피부 저항력 높임, 빈혈, 동맥경화, 부인과 질환, 장염

〈달래〉의 음식궁합

달래＋꿀 : 달래와 꿀을 배합하여 술로 만들어 마시면 소음인에게 특히 좋다. 또한 혈액순환이 원활하지 않고 소화기능이 약하며 복부가 냉하면서 정력이 감퇴한 데에 효과가 있다. 달래와 꿀은 모두 강정 작용 및 면역력 증강 작용을 하며 비위기능을 강하게 한다. 또한 에너지를 충만하게 하고 피로를 회복할 수 있도록 도와준다.

달래＋식초 : 달래로 음식을 만들 때 식초를 넣으면 달래의 비타민 C가 쉽게 파괴되지 않는다. 달래는 불면증에 효과가 있기 때문에 일명 '수채엽'이라고 불린다. 달래에 식초와 꿀을 배합하면 불면증을 개선할 수 있다.

달래＋다시마 : 달래와 다시마를 배합하면 피부미용에 좋다. 달래는 파나 마늘과 달리 알칼리성 식품으로 피부를 윤택하게 한다. 다시마 역시 신진대사를 돕고 산성체질을 개선하는 식품이다. 각종 미네랄이 풍부하게 함유되어 있어서 '바다의 보석'으로 일컬어진다. 이 두 가지 식품을 배합하면 달래의 따뜻한 성질이 다시마의 찬 성질을 중화하기 때문에 효과가 더욱 좋아진다.

〈달래〉의 영양을 지키는 조리법 & 섭취법

달래에 많이 들어 있는 비타민 C는 열에 쉽게 파괴되므로 가능한 한 날것으로 먹는다.
날것인 채로 새콤하게 무치거나 겉절이를 하면 맛도 좋고 영양도 보충할 수 있다. 달래
의 실 같은 수염뿌리에도 영양소가 가득하다. 때문에 특별히 깔끔해야 하는 음식이 아니
라면 잘라 버리지 말고 조리에 활용한다. 또한 달래의 매운 듯한 맛은 뿌리 부분에서 나
는 것이므로 생채로 무쳐서 먹을 때는 칼등으로 이 뿌리 부분을 두들겨 준 다음 사용한
다. 달래는 된장찌개에 넣어 끓이면 특유의 향긋한 맛을 더욱 진하게 느낄 수 있다. 단,
달래는 열에 약하기 때문에 맨 마지막에 넣어 살짝 끓이도록 한다.

Tip〉달래 술 만드는 방법
달래의 알뿌리와 수염뿌리 300g에 꿀 200g, 소주 1.8ℓ 를 붓고 2~4주 정도 지나서 마시면 된다.

vegetable recipe

달래를 이용한 조리법 | 달래생채 |

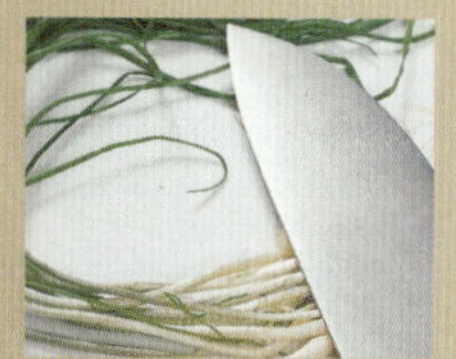 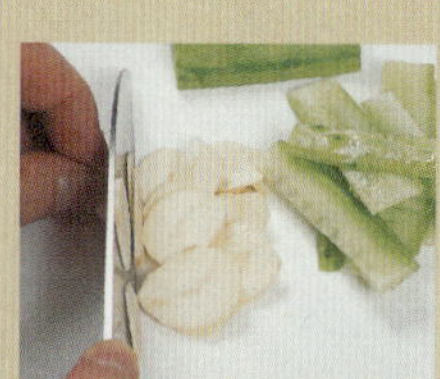 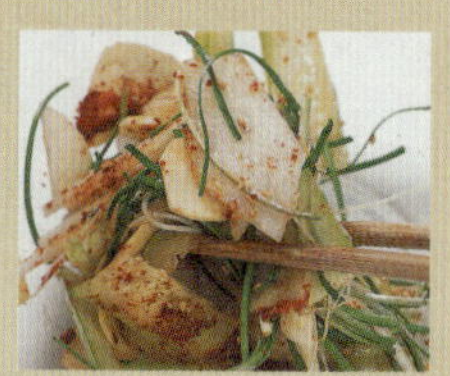

재료_ 달래 200g, 밤 5개,
오이 1개, 배 1/2개
양념장_ 진간장 1/3컵, 고운
고춧가루 1큰술, 굵은 고춧가루
2큰술, 깨소금 2큰술,
설탕·식초 2큰술씩

만들기_ 1 달래는 뿌리 쪽의 얇은 껍질을 살살 긁어내고 깨끗이
씻은 후 알뿌리 부분을 칼등으로 눌러 3cm 길이로 자른다.
2 오이는 반으로 잘라 편으로 썰고 밤은 껍질을 벗겨서 얇게 썬다.
3 배는 오이와 같은 크기로 썬다.
4 분량의 양념장 재료를 섞어 양념장을 만든다.
5 넓은 그릇에 준비한 재료를 모두 담고 양념장을 끼얹어 완성한다.

두릅 edible shoots of a fatsia

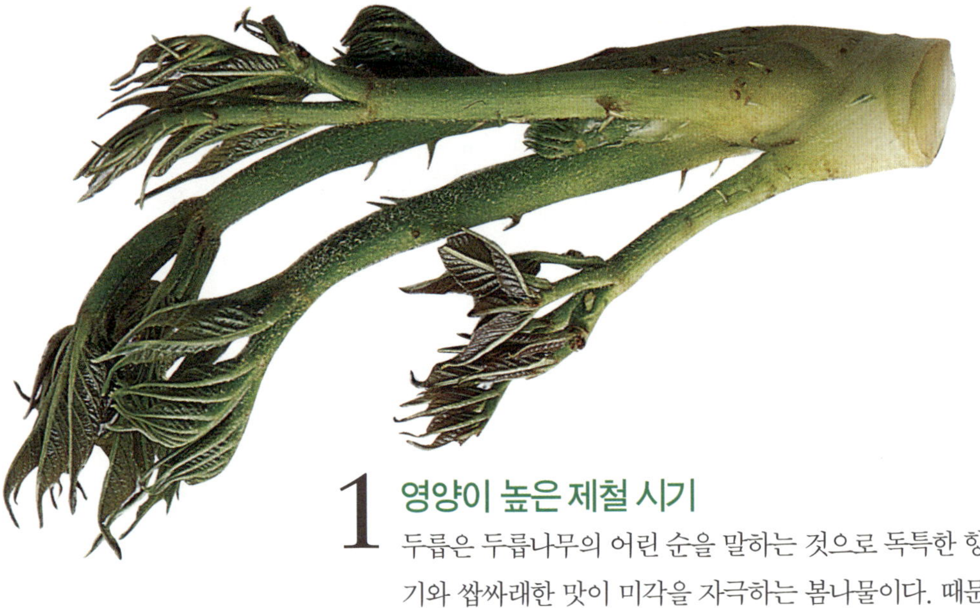

1 영양이 높은 제철 시기

두릅은 두릅나무의 어린 순을 말하는 것으로 독특한 향기와 쌉싸래한 맛이 미각을 자극하는 봄나물이다. 때문에 이른 봄에 나오는 어린 싹이 맛있으며 순이 너무 자라면 뻣뻣하고 까실해져서 맛이 없어진다.

2 고르는 방법

너무 큰 것은 뻣뻣하고 까실까실해서 맛이 없다. 크기가 작으면서도 굵은 것, 크기가 일정한 것을 고른다. 또한 빛깔이 선명하고 물기를 머금고 있는 것이 싱싱한 것이다. 봄나물은 채취한 뒤 시간이 지날수록 섬유질이 많아지고 풍미가 떨어진다. 때문에 좋은 음식 맛을 내려면 싱싱한 재료를 구하는 것이 무엇보다 중요하다. 나물 재료를 구입할 때는 순이 여리고 연하며 잎의 빛깔이 짙은 것을 골라야 조리해도 맛있다.

3 영양

두릅은 단백질이 함량이 높고 단백질을 구성하는 아미노산의 조성이 좋은 채소이다. 이 밖에도 칼슘과 비타민 C가 많이 들어 있어 영양 면에서 매우 우수한 편이다. 특히 독특한 향과 쌉사래한 맛이 식욕을 자극하기 때문에 입맛이 떨어지기 쉬운 봄에 좋으며 소화 기능을 촉진하는 효과도 있다.

4 손질법

손질하지 않은 채 파는 두릅은 끝에 나무껍질 같은 딱딱한 뿌리 껍질이 붙어 있으므로 밑동을 감싸고 있는 이 껍질을 벗긴 다음 딱딱한 부분을 조금 잘라내고 조리한다. 밑동이 굵은 것은 2~4 등분으로 쪼개 굵기를 일정하게 하거나, 밑동에 칼집을 낸 후 데쳐야 고르게 익는다. 푸른 잎 채소와 마찬가지로 소금을 약간 넣은 끓는 물에 굵은 밑동부터 넣어 데친다. 너무 익히면 두릅 특유의 맛이 사라지므로 살짝 데치고, 데친 후에는 곧바로 찬물에 담가 식힌다.

5 보관법

향을 즐기는 산채이므로 오래 보관하지 않는 것이 제 맛을 즐기는 방법이다. 스프레이로 물을 뿌려 준 다음 신문지에 싸서 냉장고 채소칸에 보관하면 된다. 냉장고에서 너무 오래 보관해 시들시들해졌다면 데쳐서 비닐백에 넣고 냉장실에 두면 1~2일 더 보관이 가능하다.

두릅을 약재로도 사용할 수 있을까?

두릅은 위를 건강하게 하는 건위 작용 외에도 이뇨, 진통, 수렴 등의 효과가 있어 위궤양, 위경련, 신장염, 당뇨병 등 여러 증상의 치료에 도움이 된다. 보통 뿌리와 나무껍질을 벗겨 약재로 쓴다.
햇볕에 말린 나무껍질 5~8g에 1컵의 물을 붓고 물의 양이 반으로 줄 때까지 달여서 마신다. 또는 말린 두릅의 뿌리나 나무껍질을 가루로 내어 복용하기도 한다.
당뇨 증상이 있다면 두릅 뿌리를 달여서 마신다. 두릅 가지의 새순, 나무껍질, 뿌리에 이르기까지 모두 혈당을 내려 주는 효능을 지니고 있다. 그중에서도 뿌리의 껍질 부분이 당뇨병에 가장 좋다.

〈두릅〉 동의보감

'산채의 제왕' 이라 불리는 두릅은 맛이 맵고, 성질이 차지도 뜨겁지도 않아 누구에게나 잘 맞는 식품이다. 영양도 풍부해 비타민 C · B₁, 칼슘 등이 많고 칼륨, 디아스타제, 타닌 등이 들어 있다. 잎에는 헤데라제닌 등의 성분이 들어 있으며 칼슘, 철분, 리보플라빈, 비타민 A · C 등이 함유되어 있다. 또한 열매에는 페트로세리닉산 등이 함유되어 있다. 이러한 영양 성분은 불안 · 초조 · 불면증 등의 증세를 없애며, 우울증으로 두통 · 어지럼증이 있을 때 도움이 된다. 또한 스트레스를 해소하며, 자율신경실조증에도 좋다. 해열 · 거담 작용이 있어 열을 내리고 가래를 없애는 데 사용하기도 한다. 당뇨병 때문에 기력이 없고 머리가 아플 때도 좋으며, 쓴맛을 내는 사포닌 성분은 혈액순환을 돕고 피로를 풀어 준다.

두릅의 또 다른 효과 중 하나는 위궤양, 고혈압, 신경통을 개선하는 것이다. 건위 작용을 해 식욕을 돋우며 위경련 · 위궤양 등에 좋고, 혈중지질을 낮춰 주므로 고혈압 증상을 완화한다. 이뇨 작용 · 거풍 작용 · 진통 작용 · 강정 작용도 한다. 그래서 부종, 신장염, 관절염, 신경통 등에도 폭 넓게 이용된다. 약으로 쓸 때는 가시가 많이 붙어 있는 가지를 칼로 잘게 썬 다음 그늘에 말려서 쓰면 된다.

두릅의 약효 : 위궤양, 위경련, 고혈압, 신경통, 이뇨 · 거풍 · 진통 작용, 부종, 신장염

〈두릅〉의 음식궁합

두릅＋감초 : 위궤양이 있다면 두릅의 뿌리껍질 12g에 감초 6g을 넣고 물 5컵을 부은 다음 물이 반으로 줄어들 때까지 달여 하루 4번씩 공복에 마시면 그 증상이 완화된다.

두릅＋초장 : 두릅을 살짝 데친 후 참기름과 깨소금에 무쳐 초고추장이나 겨자즙에 찍어 먹으면 비타민 파괴가 적다. 잎이 녹색이며 너무 피지 않은 것, 잎줄기에 붙은 가시를 만졌을 때 아플 정도로 싱싱한 것을 고르도록 한다.

두릅＋쇠고기 : 두릅과 쇠고기는 궁합이 잘 맞는다. 두릅을 살짝 데쳐서 양념해 쇠고기와 함께 꼬챙이에 꿰어 밀가루를 묻히고 달걀옷을 입혀 지져 먹으면 체력을 보강 할 수 있으며, 입맛을 돋울 수 있다. 두릅은 칼슘, 칼륨, 마그네슘 등 미네랄이 풍부하기 때문에 봄을 탈 때 피로회복에 매우 좋다.

〈두릅〉의 영양을 지키는 조리법＆섭취법

여린 두릅을 살짝 데쳐서 초고추장에 찍어 먹거나 나물무침, 튀김을 해서 먹는 것이 좋다. 두릅은 약재로 쓰기 위해 말리거나 가루를 내어 사용하기도 한다. 하지만 조리해서 먹어도 같은 양의 영양분을 섭취할 수 있기 때문에 군이 약용으로 섭취하지 않아도 된다. 봄철 입맛이 없을 때 쉽게 먹을 수 있는 건강 채소다.

Tip〉말린 두릅 활용법

하루 한 번, 말린 두릅 12g에 물 3컵을 붓고 끓인 다음 그 물을 마시면 두통뿐 아니라 신경통, 류머티즘 증세에 좋다. 또한 우울증이 있는 사람의 만성적인 두통이나 식욕부진에도 효과가 있다.

vegetable recipe

두릅을 이용한 조리법 | 두릅숙회 |

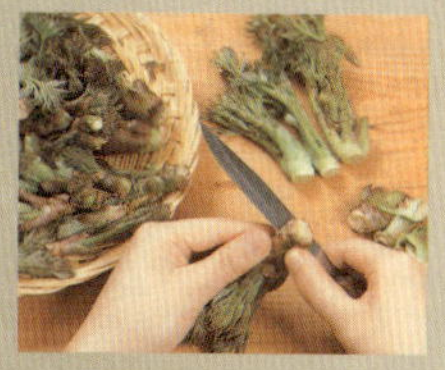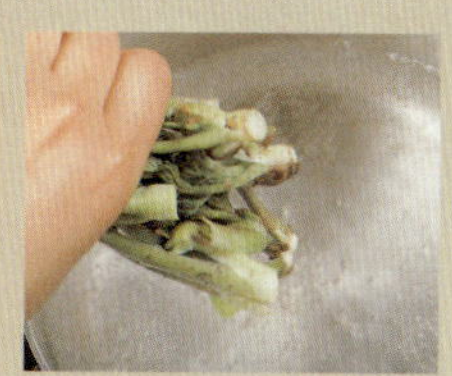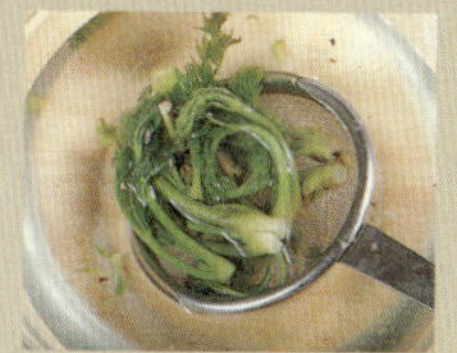

재료_ 두릅 300g
초고추장_ 고추장 3큰술, 간장
1큰술, 식초 1큰술, 설탕
1큰술반, 통깨 2작은술

만들기_ 1 두릅은 어린 싹으로 골라 가지 밑의 단단한 부분을 잘라내고 밑동이 쉽게 익을 수 있도록 칼집을 낸다.
2 손질한 두릅은 팔팔 끓는 소금물에 살짝 데친 후 찬물에 재빨리 헹궈 물기를 빼 둔다.
3 분량의 초고추장을 만들어 데친 두릅에 곁들여 낸다. 초고추장에 생강즙을 1/4작은술 정도 더 넣으면 맛이 더욱 깔끔해진다.

마늘 · 마늘종 garlic

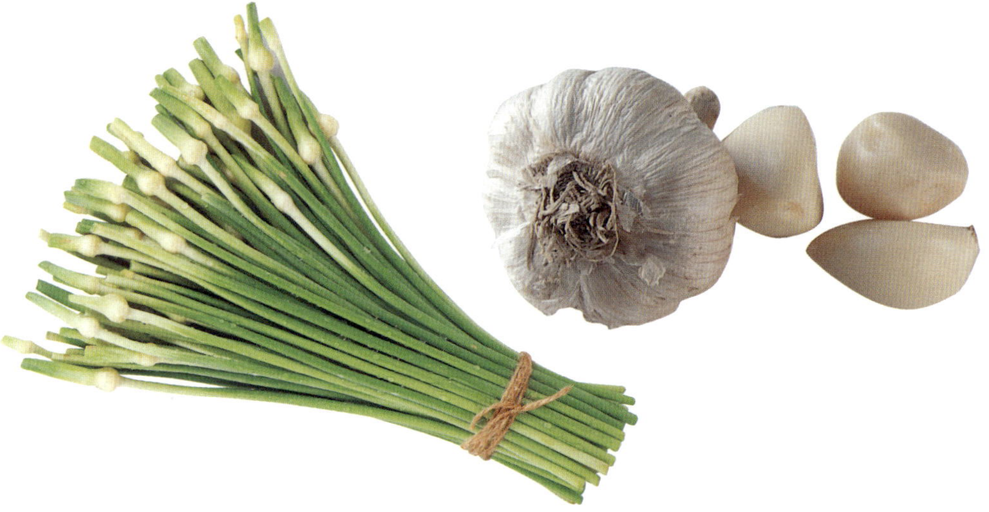

1 영양이 높은 제철 시기

마늘은 보통 가을에 파종해서 이듬해 초여름에 수확하는 작물로 저장성이 좋은 채소이다. 때문에 어느 시기에 구입해도 같은 맛의 마늘을 구할 수 있다. 하지만 햇마늘을 구할 수 있는 5~6월이 마늘장아찌를 담그기에는 가장 좋은 시기이다.

2 고르는 방법

색이 희고 통통하며 묵직한 것이 좋은 마늘이다. 껍질이 얇고 불그스름한 빛이 돌며 잘 마르고 알갱이가 단단한 것을 고른다. 알이 작게 여러 쪽으로 나눠진 것보다는 알의 크기가 굵은 '육쪽마늘'이 가장 좋다. 모양은 반듯반듯하고, 껍질 표면이 윤기 있으며 골이 뚜렷하게 져서 마늘 한쪽 한쪽이 탱탱한 것일수록 좋다.

3 영양

주성분은 단백질, 당질, 비타민 $B_1 \cdot B_2 \cdot C \cdot$ 칼슘, 인, 철분 등이다. 마늘에는 특유의 영양소인 생리 활성 물질이 조금 들어 있다. 이 성분이 우리 몸의 신진대사를 높이는 작용을 한다. 강한 살균 작용과 보온 효과가 있기 때문에 감기나 냉증에도 좋으며 가래를 잘 나오게 하므로 기관지염에도 도움이 된다. 강장 효과가 뛰어나 조금씩 꾸준히 복용하면 위가 좋아진다.

4 손질법

통마늘 장아찌를 담글 때는 겉의 마른 껍질만 한두 겹 벗겨내고 마늘쪽이 그대로 붙은 채로 손질한다. 다져서 양념으로 쓸 때는 한꺼번에 다져 밀폐용기에 넣거나 한 번에 먹을 만큼씩만 얼려 냉동실에 보관했다가 필요할 때마다 덜어서 쓰면 편리하다. 얼음판에 1큰술씩 담아 얼음 모양으로 얼린 뒤 밀폐용기에 담아 두면 사용하기가 편리하다. 마늘종은 시든 부분을 다듬어 버리고 깨끗이 씻은 후 물기를 빼서 적당한 크기로 잘라 조리한다.

5 보관법

마늘은 잘 말려서 망사 자루에 넣어 서늘하고 바람이 잘 통하는 곳에 매달아 두면 꽤 오래 두고 먹을 수 있다. 껍질 벗긴 것은 밀봉해서 냉장고에 보관한다. 양념으로 쓸 것이라면 다져서 납작하게 모양을 빚은 뒤 냉동실에 넣어 두고 그때그때 잘라서 쓰면 편리하다.

마늘종과 풋마늘대는 신문지에 싸서 냉장고 채소칸에 보관한다. 씻어서 물기를 뺀 후 적당한 크기로 썰어 냉동실에 넣어 두면 몇 달 후에도 먹을 수 있다.

마늘즙을 자극 없이 먹을 수 있는 방법은?

마늘을 생으로 먹을 경우는 자극이 심하지만 가열하면 자극 없이 섭취할 수 있다.

재료_ 마늘 1쪽, 흑설탕 3큰술 반, 물 1컵, 우유 1컵반

만들기_1 먼저 마늘을 으깬다.

2 분량의 흑설탕에 물을 붓고 불 위에 얹어 젓지 않고 두면 시럽이 된다.

3 흑설탕 시럽이 담긴 냄비에 으깬 마늘을 넣어 조린다.

4 조린 마늘즙에 우유를 타 마시면 마늘 냄새 없이 마실 수 있다. 우유 대신 뜨거운 물을 부어 차처럼 마셔도 좋다.

〈마늘〉 동의보감

마늘은 세계적으로 알려진 항암식품으로 스코르디닌, 알리신, 알리인, 게르마늄이 함유되어 있으며, 비타민 B₁이 풍부하다. 마늘에는 특유의 영양소인 생리활성물질, 즉 스코르디닌 성분이 들어 있어서 내장을 따뜻하게 하고 신진대사를 촉진하며 기력을 높여 준다. 또 저혈압으로 손발이 차고 머리가 무겁고 어지러운 증상이 있거나 심장이 두근거릴 때 좋고, 강한 살균력과 보온 효과가 뛰어나 감기·기침·가래·천식 등에도 효과가 있다. 또한 마늘의 주성분인 알리신이 위장을 자극해서 소화를 촉진하고 비타민 B의 흡수를 돕는다. 특히 암을 억제하고 암의 진행을 늦추는 효과가 있다.

마늘에는 게르마늄이 함유되어 있는데, 이 게르마늄은 생체 방어 기구 활성화 물질인 인터페론 생성을 돕는 물질로서 체내에서 이물질을 집어삼키는 대식세포나 자연방어세포를 활성화해 암세포를 억제하거나 공격하게 하므로 항암 효과를 발휘한다. 이 외에도 류머티즘·신경통·빈혈·불면·야뇨증 등에도 다양한 효과가 있다.

마늘의 약효 : 감기, 천식, 항암, 빈혈, 신경통

〈마늘〉의 음식궁합

마늘+식초 : 마늘 초절임은 마늘 속의 독성분을 제거하고 냄새를 제거할 수 있어서 좋다. 마늘에 식초를 붓고 10여 일 동안 둔 다음 식초를 따라버리고 새 식초를 부은 후 다시 10여 일 정도 지난 다음 먹는다. 혹은 사과식초 1컵을 약한 불에서 끓여, 식초가 끓으면 마늘 4~10쪽을 반씩 잘라 넣고, 불을 끈 뒤 24시간 덮어 두었다가 유리병에 옮겨 밀폐해서 2주간 보관한다. 2주 후부터 식초만 조미료처럼 사용한다.

마늘+검은깨 : 껍질을 깐 생마늘을 곱게 찧은 다음 볶은 검은깨와 2:1의 비율로 섞어 꿀에 재웠다가 하루에 두 번 1티스푼씩 따뜻한 물에 타서 복용하면 저혈압에 좋다.

마늘+게 : 게를 먹고 중독이 되었을 때 마늘즙을 마시면 해독이 된다.

마늘+우유 : 마늘을 우유와 함께 먹으면 마늘 냄새를 줄일 수 있다.

마늘+꿀 : 손발이 차고 쉽게 피로감을 느끼는 경우가 있다. 흔히 냉증이라고 하는데, 그 원인은 빈혈이거나 혈액은 충분한데도 불구하고 순환이 제대로 안 되기 때문. 이때는 보혈도 해야 하고 혈액순환도 시켜야 하며 보신 작용도 필요하다. 이런 모든 증상에 좋은 것이 마늘꿀 절임이다. 꿀에 마늘을 박아두고 한두 달 익힌 다음 더운물에 타서 마시면 된다.

〈마늘〉의 영양을 지키는 조리법 & 섭취법

특유의 강한 향기가 있어 음식의 나쁜 냄새를 없애 주기 때문에 대부분 다지거나 저며 썰어 양념으로 사용한다. 하지만 마늘을 주재료로 해 장아찌, 마늘구이로 먹어도 맛있다. 생마늘은 위벽을 자극할 수 있으므로 위가 약한 사람이라면 구워 먹는 것이 좋다. 마늘을 구우면 항산화물질 활성도가 높아지고 폴리페놀과 플라보노이드, 과당의 함량이 높아진다. 특히 생마늘을 구워 20일 동안 숙성·발효시킨 '흑마늘'은 항산화력이 10배나 높아 암, 동맥경화, 심장병, 당뇨병 등에 효력을 발휘한다.

vegetable recipe

마늘을 이용한 조리법 | 마늘장아찌 |

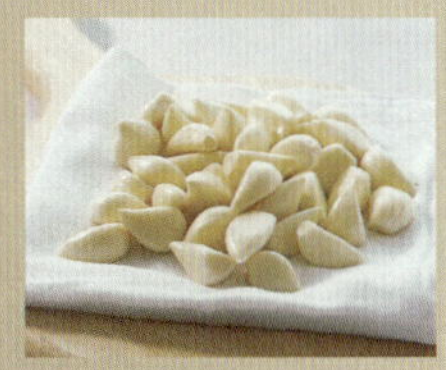 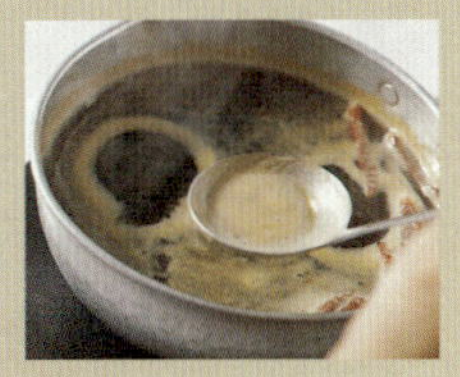 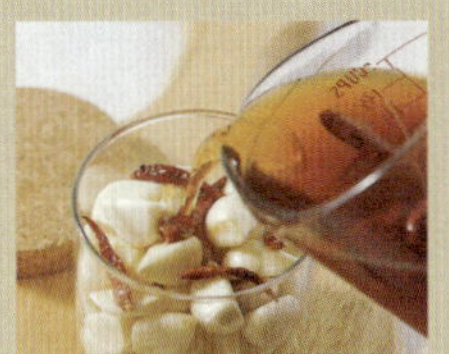

재료_ 깐 마늘 600g
장아찌 국물_ 간장 1컵반,
식초 1/2컵, 설탕 1/2컵,
마른고추 3~4개, 물 4컵

만들기_1 깐 마늘은 물에 씻은 뒤 면보에 싸서 물기를 닦아낸다.
2 장아찌 국물용으로 준비한 재료를 냄비에 넣고 팔팔 끓인다. 이때 거품을 걷어내야 국물이 탁하지 않다.
3 소독한 병에 마늘을 넣고 장아찌 국물을 식혀서 붓는다. 7일 후에 장아찌 국물만 따라내어 다시 끓여서 식혀 붓기를 3~4회 반복하면 새콤달콤한 마늘장아찌가 완성된다.

〈마늘종〉 동의보감

마늘종은 마늘의 장다리다. 장다리도 마늘의 향과 효능을 빨아먹으며 크기 때문에 마늘종 역시 향이나 효능이 마늘과 비슷하다. 다만 향이 마늘보다 순하며, 효능도 마늘보다 온화하다. 흔히 마늘종을 '산대'라고 하는데, 〈본초강목습유〉에는 마늘종을 '산경'이라고 했으며 "건조시켜 약용한다."고 했다. 약용의 예로 "종기가 아물지 않고 농이 그치지 않고 흐를 때 마늘종을 약간 태워 가루를 내어 환부에 바르면 증상이 아물고, 치질에는 그늘에서 말린 마늘종을 태워 그 연기를 쏘이면 좋다. 또 동상에는 마늘종과 가지꼭지를 함께 달여 그 물로 씻으면 그 증상이 나아진다."고 했다. 마늘종을 먹으면 자양강장이 되며 신진대사도 활발해진다. 그래서 스태미나도 강화되며, 몸이 따뜻해진다. 마늘종은 혈액순환을 촉진하면서 아울러 혈액을 정화한다. 또 섬유질이 풍부하여 변비를 개선한다.

마늘종의 약효 : 환부에 외용, 신진대사 활발, 혈액 정화, 변비

〈마늘종〉의 음식궁합

마늘종+조기 : 기혈쇠약에 효과가 있다. 마늘종은 자양강장에 효과가 있는데, 조기 역시 '조기(助氣, 힘이 나게 북돋는다)' 하는 식품으로 마늘종에 부족한 양질의 단백질을 보급하여 소화기가 약한 노인이나 발육기 어린이의 기혈쇠약을 돕는다. 기미를 없애며, 불면증이나 부종에도 효과적이다.

마늘종+식초 : 마늘종 초절임은 식욕을 돋워 준다. 마늘종에 식초를 넣고 10여 일 둔 다음 식초를 버리고 새 식초를 다시 붓고 10여 일 또 경과한 다음 먹는다. 마늘종은 마늘종대로 먹고, 식초는 식초대로 생수에 적정량씩 타서 마시거나 혹은 요리 때 조미료처럼 사용해도 좋다.

마늘종+검은깨 : 마늘종을 곱게 찧은 다음 볶은 검은깨와 2:1의 비율로 섞어 꿀에 재웠다가 하루에 2회 1티스푼씩 따뜻한 물에 타서 공복에 마신다. 이 즙은 저혈압에 좋으며, 손발이 차가울 때 좋다.

마늘종+게 : 게를 먹고 중독이 되었을 때 마늘 생즙을 마셔도 좋지만 마늘종을 즙을 내어 마시면 해독이 된다.

〈마늘종〉의 영양을 지키는 조리법 & 섭취법

마늘종과 풋마늘대는 고추장장아찌나 간장장아찌를 담가 먹거나, 간장 또는 소금으로
볶아도 맛있다. 봄에 나오는 풋마늘대를 겉절이처럼 갖은 양념에 무쳐 먹는 것도 별미.
마늘종과 풋마늘대에는 유화알릴이 풍부해 살균 작용을 하며 강장제로도 효과가 높다.

Tip〉마늘종장아찌 맛있게 만드는 법

마늘종 600g을 준비하고 장아찌 국물(진간장 5컵, 설탕 1컵, 물 1컵 반)을 끓여 식혀 둔다. 먼저 마늘종을 손질한 후 식
촛물에 2~3일간 담가 매운맛을 뺀다. 빨리 조리해야 한다면 끓는 소금물에 살짝 삶아서 식혀도 된다.
식촛물에서 마늘종을 건져 5cm 길이로 자른 후에 병이나 밀폐용기에 담은 다음 장아찌 국물을 붓고 발을 얹은
후 무거운 것으로 눌러 둔다. 마늘종이 다 익으면 꺼내서 참기름, 깨소금, 설탕을 넣고 고루 무쳐 먹으면 맛있다

vegetable recipe

마늘종 이용한 조리법 | 마늘종볶음 |

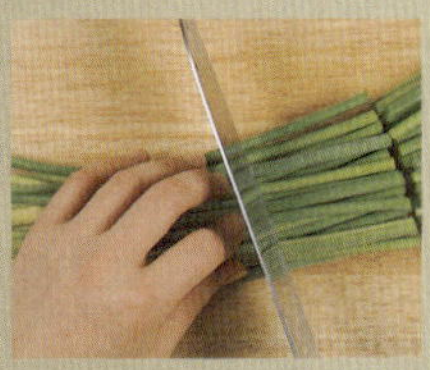 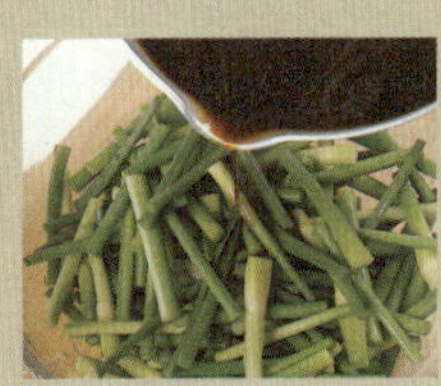 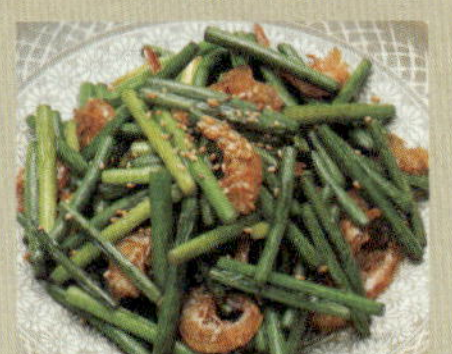

재료_ 마늘종 300g, 마른새우
20g, 붉은고추 1개
양념 설탕 1/2큰술, 식물성
기름·국간장 1큰술반씩,
깨소금·참기름 조금씩

만들기_1 마늘종은 연한 것으로 골라 깨끗이 씻은 후 4cm 정도의
먹기 좋은 길이로 자른다.
2 마른새우를 체에 담아 흔들어 부스러기를 제거하고 기름을 두르지
않은 팬에 볶아 가시와 가루를 털어 준비한다.
3 기름을 두른 팬에 마늘종과 마른새우를 넣어 볶다가 분량의
양념을 넣고 채 썬 고추를 넣어 다시 한 번 볶아낸다.

무 radish

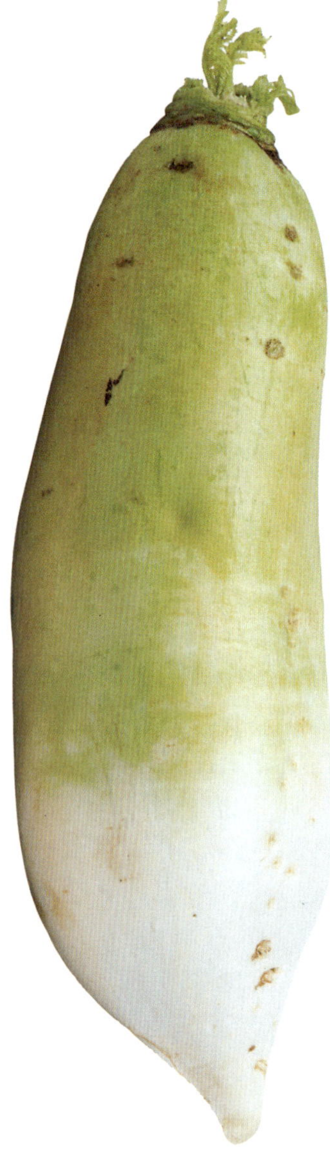

1 영양이 높은 제철 시기

늦가을이 제철이므로 가을에서 겨울에 걸쳐 맛이 가장 좋다. 이때가 지나면 무가 싱거워지고 바람이 드는 경우가 많다.

2 고르는 방법

겉모양이 고르고 빛깔이 희며 줄기가 마르지 않은 싱싱한 것을 고른다. 진흙에서 자란 것으로 무청이 달려 있는 것이 싱싱하고 맛도 좋다. 시커먼 빛이 나거나 울퉁불퉁한 것은 맛이 없다. 무는 몸 전체가 흰 것과 무청이 달린 부분이 푸른 것이 있는데 푸른 부분이 많을수록 단맛이 강하다. 무를 오래 두거나 보관을 잘못하면 바람이 잘 들기 때문에 되도록 싱싱한 것을 고른다. 여러 개를 살 경우에는 반드시 잘라 보고 구멍이 있는지 살핀 다음 구입한다.

3 영양

무에는 디아스타제라는 전분 분해 효소가 들어 있어 음식의 소화 흡수를 촉진한다. 또한 식물성 섬유도 풍부해 장내 노폐물을 청소하는 역할을 한다. 무에는 비타민 C가 많이 들어 있다. 특히 무 껍질에는 무 속의 2배가량

되는 비타민 C가 들어 있다. 따라서 무로 음식을 만들 때는 깨끗이 씻어서 껍질째 쓰는 것이 좋다. 무생채를 할 때 식초를 조금 뿌리면 비타민 C의 파괴를 막을 수 있다.

4 손질법

무는 크고 묵직해서 통째로 들고 손질하려면 무척 힘들다. 때문에 일부만 쓸 경우에는 무를 씻지 않은 채로 토막을 낸 후 나머지 부분은 흙이 묻은 채 보관하고 쓸 부분만 손질하는 것이 좋다. 적당한 크기로 토막 낸 후에 흙을 씻어내고 수세미로 문지르거나 칼로 껍질을 벗겨서 모양대로 썬다. 오래 끓이는 전골이나 찜에 깍둑썰기 해 넣을 때 모서리가 각이 지면 음식 재료끼리 서로 부딪쳐 끝 부분이 떨어져 음식이 지저분해지므로 모서리를 둥글게 다듬어서 사용한다. 무생채를 하기 위해 채 썰 때는 손질하기 편하게 토막 낸 후, 돌려깎기하여 얇고 길게 깎은 무를 2~3장씩 겹쳐서 돌돌 만 다음 채 썬다.

5 보관법

흙이 묻은 채로 신문지에 싸서 바람이 잘 통하고 햇볕이 들지 않는 5℃ 정도의 온도에 저장하는 것이 가장 싱싱하게 보관할 수 있으며 오랫동안 두고 먹을 수 있는 방법이다. 흔히 무에 바람이 들었다고 말하는 것은 수분이 날아가 생기는 현상이므로 이따금씩 분무기로 물을 뿌려 주면 좀더 싱싱하게 저장할 수 있다.

Q&A 무 궁금증!

무 잎도 몸에 좋다던데, 사용법은?

무 잎에는 비타민 A와 C, 칼륨, 철분, 식물성 섬유질 등이 풍부하여 암 예방뿐 아니라 골다공증, 빈혈 예방에 효과가 있다. 무 잎은 소금을 넣은 물에 살짝 삶은 뒤 참기름으로 무쳐 먹는다. 소금은 무 잎의 비타민 C가 물 속으로 빠져 나가는 것을 막아 준다. 또한 무 잎은 몸을 따뜻하게 하는 작용이 있으므로 무 잎을 깨끗이 씻어서 말린 후 적당한 크기로 잘라 면주머니에 넣어 목욕물에 넣어 두면 냉증이나 요통을 완화해 준다.

〈무〉 동의보감

무는 직장암을 예방해 주는 효과가 크다. 또 뇌졸중으로 반신마비가 왔을 때 무를 많이 먹으면 회복에 도움이 된다. 뇌졸중 전조증상이 있을 때도 좋다. 특히 갑자기 기온이 올라가는 여름철만 되면 혈압에 이상을 일으키는 사람에게 더할 나위 없는 좋은 식품이다. 〈동의보감〉에서는 "무는 오장에 있는 나쁜 기운을 씻어 내고 폐위(폐가 위축되는 병)로 피를 토하는 증상과 허로로 여윈 것, 기침하는 것을 치료한다."고 했다.

무는 소화를 촉진하고 장내 노폐물을 청소해 주는 역할을 한다. 무에 풍부하게 들어 있는 디아스타제는 소화를 촉진하고, 리그닌이라는 식물성 섬유는 변비를 개선하며 장내 노폐물을 청소해 주기 때문에 혈액이 깨끗해져 세포에 탄력을 준다. 이 리그닌은 자른 면이 클수록 증가하므로 잘게 썰어 무말랭이를 만들어 먹으면 더 좋다. 무말랭이는 비타민 D 공급에도 한몫을 한다. 무말랭이는 보통 겨울에 무를 썰어 말리지만 여름 무를 썰어 강렬한 햇볕에 말리면 철분, 비타민 $B_1 \cdot B_2$, 칼슘 같은 성분이 크게 늘어나며, 특히 철분은 시금치보다 많아진다.

무의 약효 : 직장암, 변비, 노폐물 배출, 뇌졸중, 소화촉진

〈무〉의 음식궁합

무+찹쌀 : 무와 찹쌀은 궁합이 잘 맞는다. 몸이 찬 체질로 늘 소화가 안 되고 속이 쓰릴 때는 무를 채썰어 찹쌀가루와 섞어서 '무떡'을 만들어 먹으면 좋다.

무+두부 : 무는 두부와도 궁합이 잘 맞는다. 냉한 체질로 설사를 잘하거나 방귀를 잘 뀌는 경우 두부를 먹으면 중독이 되기 쉬운데, 이때 무 끓인 물을 마시면 해독이 된다.

무+꿀 : 호주머니에 사탕이 녹았을 때 무즙으로 문지르면 무가 설탕의 끈적임을 흡수해 깨끗해질 정도로 무의 당분 흡수력은 뛰어나며 궁합 역시 잘 맞는다. 무를 껍질째 얇게 저며 꿀에 재운 것은 감기나 기침 등 호흡기 질환에 좋은 민간요법으로 쓰인다. 오래된 설사나 이질에도 무즙에 꿀을 타서 따뜻하게 먹으면 곧 낫는다.

무+식초·생강 : 무를 식초에 절여 먹으면 냉방병으로 열이 나며 기침하고 목이 갈라지고 목이 아프며, 가래가 많이 끓을 때 좋다. 무즙에 생강즙을 타 마셔도 좋다.

〈무〉의 영양을 지키는 조리법& 섭취법

무의 껍질에는 소화효소와 비타민 C가 많으므로 껍질째 요리하는 것이 좋다. 김치 종류는 물론 각종 요리에 들어가 음식물의 맛을 돋우고 중화하는 작용을 하고 디아스타제라는 소화효소가 음식물의 소화 흡수를 돕기 때문에 여러 음식에 다양하게 활용할 수 있다. 무 자체로만 생채를 하거나 단촛물에 담가 새콤달콤하게 먹기도 하며 간장에 조려 먹어도 맛있다.

Tip〉무와 함께 조리하면 안되는 음식

오이 : 오이를 자르면 아스코르비나아제라는 비타민 C 분해효소가 생기는데, 이것이 무의 비타민 C를 파괴하기 때문에 함께 조리하지 않는것이 좋다.

vegetable recipe

무를 이용한 조리법 | 무생채 |

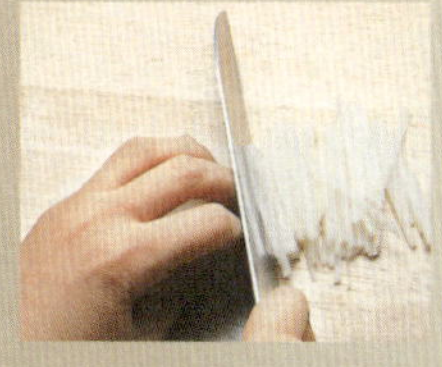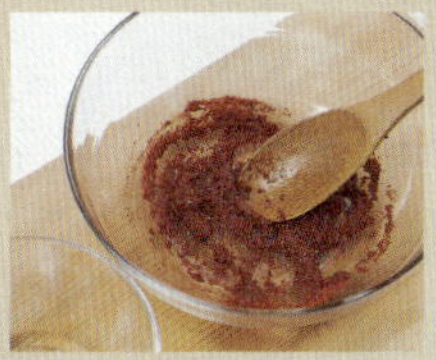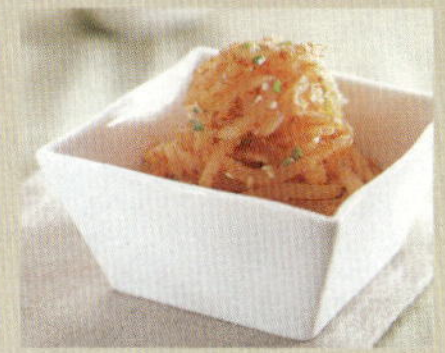

재료_ 무 1/3개, 고춧가루 1큰술, 꿀 1작은술, 다진파 2큰술, 다진마늘 1작은술, 소금 · 후춧가루 · 깨소금 · 참기름 1작은술씩

만들기_ 1 무는 깨끗이 문질러 씻은 다음 껍질째 얇게 썬 후 곱게 채 썬다.
2 우묵한 그릇에 채 썬 무를 담고 고춧가루, 꿀, 다진파, 다진마늘, 후춧가루, 소금, 참기름을 분량대로 넣어 조물조물 무친다.
3 무생채가 맛있게 무쳐지면 그릇에 담고 깨소금을 뿌려 완성한다.

셀러리 Celery

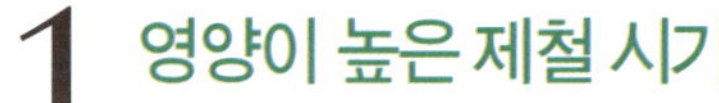

1 영양이 높은 제철 시기

셀러리는 재배 방법과 파종 시기에 따라 수확하는 시기가 다르므로 제철이 따로 정해져 있지 않다. 봄에 심은 셀러리는 6월 정도 되면 먹을 수 있다. 따라서 시기보다는 싱싱한 셀러리를 구입하는 방법을 알아 두고 셀러리의 특성을 잘 살펴서 조리하는 것이 제 맛을 낼 수 있는 비결이다.

2 고르는 방법

키가 작고 밑동 자른 부분이 넓은 것이 좋다. 잎은 짙은 녹색을 띠고 싱싱한 것이 좋으며, 줄기는 초록빛보다는 연둣빛에 가까운, 연한 것이 좋다. 너무 많이 자란 셀러리는 껍질이 두껍고 샐러드로 먹기엔 억세기 때문에 줄기는 너무 굵지 않은 것으로 고른다. 또한 셀러리 줄기에 섬유 형태가 굵게 보이는 것은 피한다.

3 영양

셀러리는 다른 채소에 비해 비타민 B군의 함량이 높고 조혈작용을 하는 철분, 단백질을 구성하는 글루타민산과 메티오닌도 많다. 또한 섬유질도 풍부해 장의 활동을 강화하는 역할을 하며, 특히 불용성 섬유가 많이 함유되

어 있어 변비를 개선하는 효과가 있다. 이 외에 비타민 A
와 C, 나트륨, 칼슘 등도 많아 피로회복이 빠르고 병에
대한 저항력을 길러 주는 역할도 톡톡히 해낸다. 셀러리
의 녹색 잎에는 다량의 β-카로틴과 비타민 A가 들어 있
다. 하지만 위가 약한 사람은 셀러리의 섬유질이 위에 부
담을 줄 수 있으므로 생으로 먹기보다는 익혀서 섭취하
는 것이 좋다.

이 외에도 셀러리는 목욕제로 사용해도 효과가 있다. 셀
러리 잎은 줄기보다 비타민과 무기질이 더 풍부하므로,
잎을 잘게 썰어 천주머니에 넣어 목욕물에 담가 목욕을
하면 피부에 영양을 공급해 주며 몸을 따뜻하게 하는 효
과를 얻을 수 있다.

4 손질법

흐르는 물에 깨끗이 씻은 다음 줄기와 잎 부분을 나눈다.
질기거나 줄기의 섬유 형태가 굵은 것은 필러를 이용해
밑동에서 위쪽으로 벗겨 사용한다. 잎은 잘게 썰어서 카
레나 스튜, 수프 등에 넣어 향미를 높이는 채소로 활용할
수 있다.

5 보관법

시들기 쉬운 줄기는 겹쳐서 냉장고에 보관한다. 잎에서
수분이 증발되어 줄기까지 영향을 미치므로 잎과 줄기
를 따로 분리한 다음 잎만 따로 식품 보관용 비닐백에 넣
고 공기를 뺀 다음 냉장 보관한다. 줄기는 잎보다 보관성
이 좋다. 마찬가지로 줄기만 따로 랩으로 감싸 냉장고 채
소칸에 보관하면 된다.

Q&A 셀러리 궁금증

**셀러리를 주스로 마실 때
함께 넣으면 좋은 과일은?**
셀러리로 주스를 만들 때 사과나
당근, 토마토, 귤과 함께 즙을
내어 먹으면 영양은 물론 맛도
즐길 수 있다. 셀러리를 흐르는
물에 깨끗이 씻고, 과일도
손질한 다음, 적당한 크기로
썰어 믹서에 넣어 곱게 간 다음
그 즙을 마신다.
특히 셀러리에 사과를 배합하면
신경을 안정시키고 피를 맑게
하는 작용을 하기 때문에
불면증에 좋다. 또한 사과의
유기산이 신진대사를 좋게 한다.

〈셀러리〉 동의보감

셀러리는 맛이 달고 쓰며 성질은 평이하거나 약간 찬 성질을 가진 채소이다. 카로틴, 비타민 B1·B2·C 및 철분 등을 함유하고 있다. 셀러리는 약으로서 효능이 크기 때문에 일명 '약근'이라고도 한다. 특히 간의 기운을 고르게 하고 열을 내리며 풍을 제거하고 습을 제거한다. 그래서 고혈압을 비롯해서 어지럼증, 두통, 얼굴이 벌겋게 상열된 증상에 약으로 쓸 수 있다. 또한 콜레스테롤도 떨어뜨리기 때문에 성인병 예방에 좋다. 또 칼륨이 풍부하게 들어 있기 때문에 피를 맑게 하는 정혈 효과가 크고 소변을 원활하게 한다. 소변불리나 배뇨통, 혈뇨 등을 치료하며 위장을 부드럽게 자극하므로 변비에도 좋다. 배에 물과 가스가 차서 기분 나쁘게 복부가 팽만한 느낌이 있을 때 깨끗이 낫게 한다. 셀러리는 주로 생으로 씹어 먹거나 즙을 내 주스로 먹거나 샐러드를 만들어 먹는다. 이렇게 하면 몸에 좋은 푸른 채소를 보충하는 데 안성맞춤이다.

셀러리의 약효 : 고혈압, 두통, 어지럼증, 변비, 복부팽만감

〈셀러리〉의 음식궁합

셀러리+꿀 : 셀러리를 간 녹즙에 꿀을 타고 뜨거운 물을 부어 마시면 수면을 촉진하는 효능이 상승하고 혈압을 떨어뜨리는 효과가 있다.

셀러리+후추 : 셀러리와 후추는 궁합이 잘 맞는다. 셀러리는 향이 강한데 후추가 이를 완화해 준다. 또한 후추는 셀러리의 찬 성질을 누그러뜨리며 셀러리와 후추를 배합하면 건위·소화촉진 작용이 상승한다.

셀러리+대추 : 셀러리와 대추를 배합하면 콜레스테롤 강하에 좋다. 셀러리를 짓찧어 대추와 함께 달여 마시면 고혈압 및 관상동맥경화성 심장병 등과 관련된 증상에서 오는 혈청 콜레스테롤 수치를 낮출 수 있다.

셀러리+당근 : 셀러리와 당근을 배합하면 신진대사를 활발하게 하고 소화도 촉진하므로 피부 트러블을 예방할 수 있다. 또한 질 좋은 섬유질이 다량 함유되어 있기 때문에 변비에도 효과가 있다.

셀러리+다시마 : 셀러리와 다시마를 배합하면 체내 독소 배출을 돕는다. 셀러리나 다시마 모두 체내 열을 식히고 소변을 원활하게 하므로 얼굴 홍조와 부종에도 효과를 발휘한다.

〈셀러리〉의 영양을 지키는 조리법 & 섭취법

셀러리의 강한 향은 식욕을 촉진하므로 기름기 많은 고기 요리에 곁들이면 고기 냄새를 없애 주고 입 안을 산뜻하게 한다. 셀러리는 생으로 즙을 내 마시기도 하며 수프에 넣거나 데쳐서 무쳐 먹어도 색다른 맛이 있다. 중국에서는 돼지 염통과 민들레 뿌리, 셀러리를 섞어 볶은 요리를 혈압 안정 · 강정 · 심장병의 치료식으로 먹는다. 영국에서는 직사광선으로 손상된 피부를 셀러리와 치즈를 먹어 치료한다.

Tip〉셀러리즙을 효과적으로 먹는 방법
셀러리 녹즙을 먹을 때 무즙을 함께 넣어 마시면 고혈압에 효과가 있다. 셀러리는 물론 무에 있는 각종 무기질과 영양 성분들이 혈압 강하작용을 확실하게 해 주기 때문에 고혈압은 물론, 고혈압으로 인해 생기는 여러 가지 성인병 증상들을 예방 · 완화할 수 있다.

vegetable recipe

셀러리 이용한 조리법 | 셀러리돼지고기볶음 |

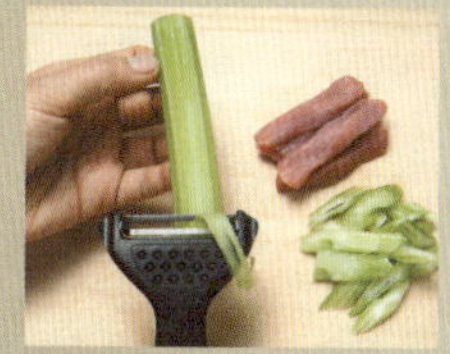 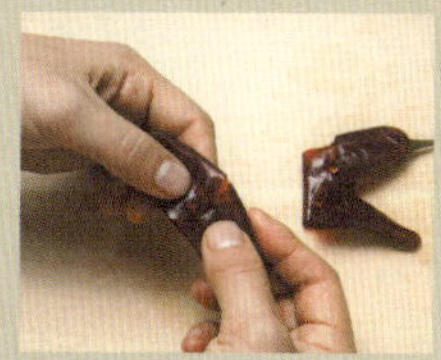 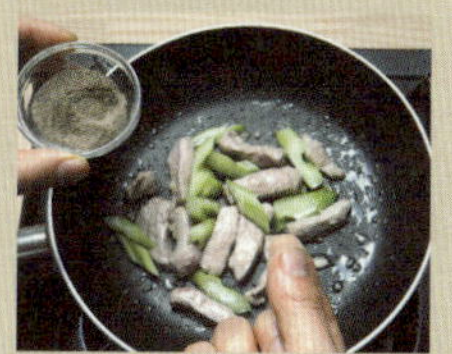

재료_ 돼지고기 250g, 셀러리 5줄기, 마른 고추 3개,
볶음 재료_ 올리브유 1큰술, 다진마늘 1/2작은술, 청주 1/2큰술,
양념 재료_ 소금 1/2작은술, 후춧가루 1/4작은술

만들기_ 1 돼지고기는 기름기 없는 부위로 준비해 굵직하게 채 썬다.
2 셀러리는 질긴 섬유질을 벗긴 후 어슷하게 저며 썰고 마른 고추는 굵직하게 부순다.
3 달군 팬에 올리브유를 두르고 돼지고기에 다진마늘과 청주를 넣어 센 불에서 재빨리 볶는다.
4 돼지고기가 충분히 익으면 셀러리를 고루 섞어가며 볶다가 소금과 후춧가루로 간을 한다.

아스파라거스 asparagus

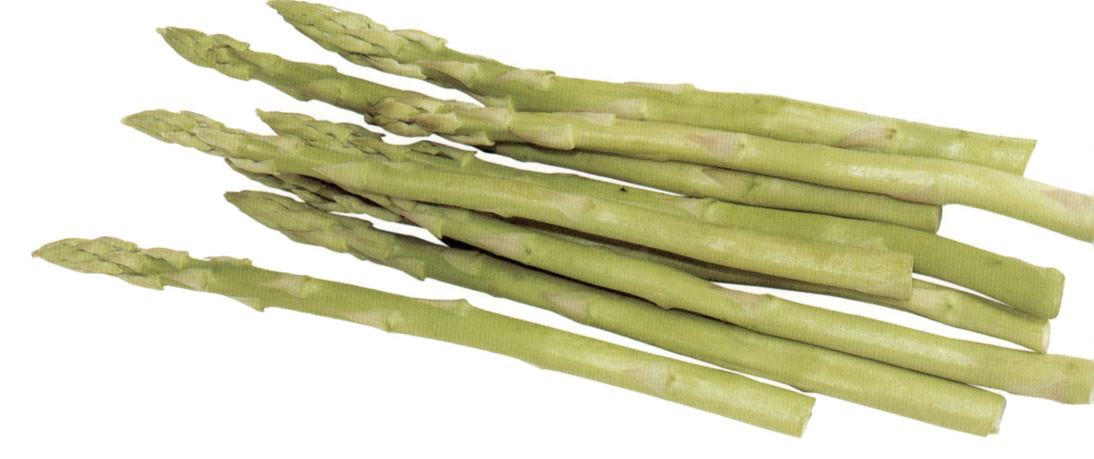

1 영양이 높은 제철 시기

아스파라거스는 4~5월이 제철. 이 시기의 아스파라거스가 연하고 맛도 좋다. 주로 봄에서 여름철까지는 국산 아스파라거스가 많이 출하되고 10월부터 이듬해 3~4월까지는 수입산이 대부분이다.

2 고르는 방법

아스파라거스는 흰색, 녹색, 자색이 있으며 흰색은 아스파라거스의 어린 순으로 특유의 아삭한 맛은 덜하지만 부드러운 맛이 있다. 시중에서 가장 흔히 볼 수 있는 것이 그린 아스파라거스로 아삭하게 씹히는 맛이 좋아 샐러드로 많이 쓰인다. 전체적으로 진한 녹색을 띠고 줄기가 곧은 것을 고른다. 줄기가 통통하고 부드러운 것을 골라 흐르는 물에 깨끗이 씻어 사용한다. 가늘고 힘이 없는 것은 맛도 없다.

3 영양

아스파라거스에는 아미노산의 일종인 아스파라긴산
이 많이 들어 있어 신진대사에 좋다. 또 비타민 A · C ·
E와 철분, 인 등 무기질도 많아 피부미용에도 좋으며
피로회복이나 고혈압 예방에도 좋다. 100g당 20Kcal로
열량은 낮으면서 영양성분은 풍부하며 채소로서는 드
물게 비타민뿐만 아니라 단백질과 미네랄을 골고루
함유하고 있는 것이 특징이다. 아스파라거스는 신진
대사를 활발하게 해 피로를 풀고 체력을 높여 주며, 신
경통, 동맥경화 등 성인병 예방에 좋다. 또 뛰어난 이
뇨 효과가 있어 신장에도 좋은 채소이다.

4 손질법

아스파라거스의 뿌리는 단단하므로 잘라내 즙을 내거
나 볶음 요리를 만들 때 사용한다. 조금 더 부드러운 아
스파라거스를 맛보고 싶다면 필러를 이용해 줄기의 울
퉁불퉁한 잔가지를 벗겨내고 조리한다.

5 보관법

아스파라거스는 구입한 후 되도록 빨리 먹는 것이 좋
다. 냉장실에 오래 두면 시간이 흐름에 따라 쓴맛이 더
해지고 단단해지기 때문이다. 구입한 후 랩으로 감싸
냉장실에 보관하거나 사온 즉시 삶아 보관하면 조금
더 오래 두고 먹을 수 있다.

**아스파라거스를 샐러드에
이용하려면?**
끓는 물에 소금을 약간 넣고
아스파라거스를 넣어 약
30초간 삶는다.
체에 건져 물기를 빼 두고
오렌지나, 당근, 감자, 피망,
콜리플라워, 브로콜리 등
함께 조리할 채소를
준비하고 우스터소스나
식초 드레싱, 요구르트 드레싱
등 원하는 드레싱을 뿌려
먹으면 아삭한 아스파라거스
샐러드의 맛을 즐길 수 있다.
아스파라거스에 베이컨을
말아 구운 다음 샐러드
소스를 뿌려 먹어도 맛있다.

〈아스파라거스〉 동의보감

이름에서 알 수 있듯이 아스파라거스에는 아미노산의 일종인 아스파라긴산이 다량 함유되어 있다. 이 성분을 아스파르트산이라고도 하며, 일명 아미노호박(琥珀)이라고 한다. 이 성분은 자양강장에 도움이 된다. 또 신진대사를 활발하게 하며, 신경통에도 도움이 된다. 또한 아스파라거스에는 루틴 성분도 많이 함유되어 있다. 따라서 모세혈관을 강화하며 고혈압이나 동맥경화를 예방하는 데도 효과가 있다.

이 밖에 비타민 A · C · E, 칼슘, 철분 등도 함유하고 있다. 따라서 쉽게 피로하거나 피부가 거칠어지며 입술이 자주 틀 때 좋으며, 눈이 건조하거나 혀가 빨갛게 부어오르면서 아프거나 혹은 맛과 냄새에 둔해질 때 효과가 있는 채소이다. 또한 손톱이 잘 물러지거나 근육과 뼈가 약해지거나 점막 출혈이 잦을 때 좋고, 안색이 창백하거나 혹은 얼굴이 때가 낀 듯 검어지면서 기미가 잘 생길 때 섭취하면 도움이 된다. 특히 습관적으로 유산이 될 때 아스파라거스를 먹으면 유산 예방에 도움이 된다. 또 이뇨 작용이 뛰어나서 부종을 없애며, 신장병에도 좋다.

아스파라거스의 약효 : 고혈압, 동맥경화, 만성피로, 신장병, 습관성 유산

〈아스파라거스〉의 음식궁합

아스파라거스+식초 : 피로회복에 효과가 크다. 아스파라거스 생즙에 현미식초를 적당량 타서 마시면 피로가 빨리 회복되고, 간장 기능의 회복이 쉬우며, 머리를 맑게 하는 역할도 하며 기억력이 증진되는 효과도 있어 수험생에게 특히 좋다.

아스파라거스+쑥갓 : 아스파라거스와 쑥갓을 배합하면 동맥경화증에 좋다. 쑥갓에도 아스파라거스처럼 루틴이 많아 모세혈관을 튼튼하게 한다. 또한 이 두 식품을 함께 조리하면 미각도 살릴 수 있다. 두 가지 다 알칼리성 식품이기 때문에 산성 체질을 개선할 수 있으며, 아스파라긴산을 함유하고 있어서 피로회복에 특히 좋다. 또한 두 가지 식품 모두 이뇨 작용이 있으므로 신장 강화에도 도움이 된다.

아스파라거스+셀러리 : 고혈압 예방에 효과가 있다. 셀러리는 피를 맑게 해 주는 정혈 작용과 소변을 원활하게 해 주는 이뇨 작용과 혈압을 안정시키는 작용을 한다. 이 두 가지를 배합하면 비타민 A · C의 흡수가 놀랍도록 상승한다.

〈아스파라거스〉의 영양을 지키는 조리법 & 섭취법

보통 살짝 데쳐 조리하는 것이 일반적이므로 끓는 물에 소금을 조금 넣고 30초 정도 살짝 데쳐 마요네즈소스나 우스터소스, 식초 드레싱, 요구르트 드레싱을 만들어 얹어 먹으면 맛있다. 하지만 수용성 비타민을 보호하기 위해서는 구워 먹거나 볶거나, 살짝 튀기는 조리법이 가장 좋다.

Tip〉아스파라거스에 어울리는 시저 드레싱

달걀노른자 1개, 앤초비 1큰술, 다진마늘 1큰술, 레몬즙 1큰술, 우스터소스 1/2작은술, 식초 1/2큰술, 올리브유 5큰술, 소금·후춧가루 약간씩을 준비한다. 먼저 달걀, 앤초비, 마늘, 우스터소스를 넣고 믹서에 간 다음 레몬즙, 식초, 올리브유를 넣어 섞어 준다. 마지막에 소금과 후춧가루로 간을 하면 새콤한 시저 드레싱이 완성된다.

vegetable recipe

아스파라거스를 이용한 조리법 ㅣ 아스파라거스베이컨말이 ㅣ

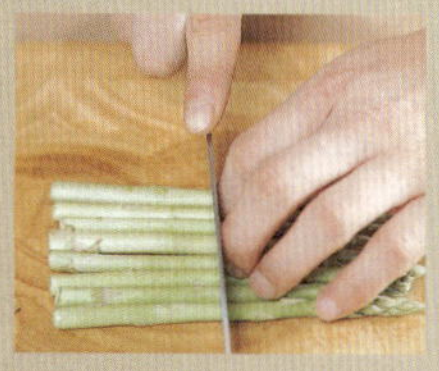 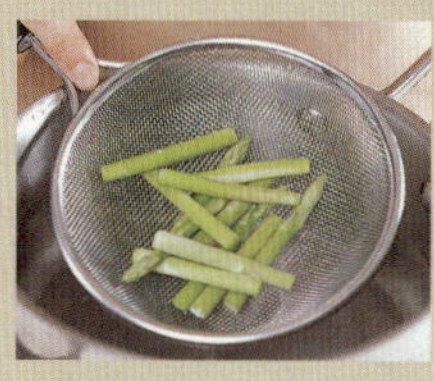 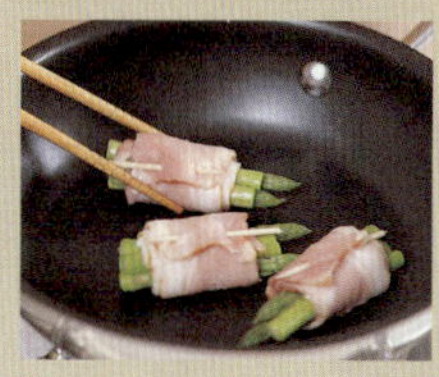

재료_ 아스파라거스 20개,
베이컨 20줄, 식용유·소금 조금씩,
꼬치 조금

만들기_1 아스파라거스는 딱딱한 뿌리 부분을 조금 잘라낸 후 가시처럼 올라와 있는 돌기 부분에 칼을 넣어 껍질을 얇게 벗기고 적당한 크기로 자른다.
2 잘라낸 아스파라거스를 소금물에 데친다.
3 베이컨 위에 아스파라거스를 올린 다음 돌돌 만다.
4 돌돌 만 아스파라거스를 꼬치로 고정한다. 이때 꼬치는 길이를 맞추어 고정한다.
5 프라이팬에 식용유를 살짝 두르고 준비한 재료를 올려놓고 굴려가며 익힌다.

청경채 Pak Choi

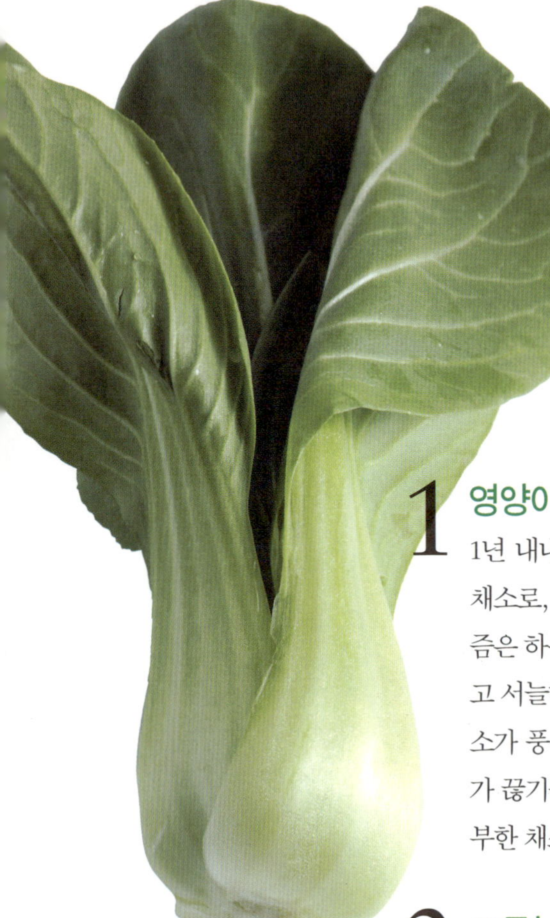

1 영양이 높은 제철 시기

1년 내내 출하되지만 차고 서늘한 기후에서 잘 자라는 채소로, 11~12월에 나오는 것이 잎이 연해 먹기 좋다. 요즘은 하우스 재배로 사철 푸른 채소를 먹을 수 있지만 차고 서늘한 기후에서 잘 자라기 때문에 예전에는 녹색 채소가 풍성한 여름철엔 눈길을 끌지 못하다가 채소 재배가 끊기는 겨울이면 빛을 발했던, 비타민과 미네랄이 풍부한 채소이다.

2 고르는 방법

잎의 녹색이 짙고 줄기 부분이 푸르스름하고 흰 빛을 띠는 것이 싱싱한 것. 또한 중앙의 잎줄기가 넓고 두터운 것이 씹히는 맛도 좋으며 신선하다. 줄기가 갈색빛을 띠기 시작한 것은 수확한 지 오래된 것이므로 구입을 하지 않는 것이 좋다.

3 영양

중국 배추의 일종인 청경채는 특별한 향이나 맛이 없기 때문에 다른 재료와 섞어 조리해도 주재료의 맛과 향을 해치지 않는다. 이런 장점은 음식이 완성된 후에도 소스의 향을 그대로 살릴 수 있기 때문에 소스 요리를 할 때도 많이 활용된다. 청경채에는 칼슘이 많이 함유되어 있으며 β-카로틴 함유량이 높아 비타민 A의 섭취를 돕는다. 또한 비타민 C, 나트륨, 미네랄이 많이 함유되어 있어 신진대사를 촉진하고 세포조직을 튼튼하게 한다.

4 손질법

청경채는 특별한 손질법이 필요 없다. 다만 잎 사이사이 이물질이 끼어 있을 수 있으므로 흐르는 물에 잎 사이사이를 깨끗이 씻어 주기만 하면 된다. 찌개나 쌈으로 먹을 때는 밑동을 잘라 잎을 하나씩 떼어내고, 무침으로 먹을 때는 밑동을 반 또는 열십자로 칼집을 내어 자른 뒤 데쳐서 조리한다. 작은 것은 모양 그대로 사용하기도 한다.

5 보관법

청경채는 냉동 보관이 어려운 채소이므로 구입 후 깨끗한 비닐백에 담아 냉장 보관하고 3~4일 내로 먹어야 무르지 않은 싱싱한 것으로 먹을 수 있다. 또한 냉장실에 보관할 때는 세워서 보관하는 것이 좋다.

Q&A 청경채 궁금증!

청경채 볶음을 맛있게 하려면?

청경채를 골고루 볶기 위해서는 먼저 반으로 썰어 줄기와 잎 부분을 나눈다. 넉넉히 기름을 두르고 기름이 어느 정도 달궈지면 줄기 부분을 먼저 넣고 볶다가 줄기가 적당히 익으면 잎을 넣고 재빨리 볶는다. 청경채 볶음에 마른새우를 함께 넣어 볶으면 더욱 맛있다. 마른새우를 체에 넣고 흔들어 준 다음 기름을 두르지 않은 팬에 한 번 살짝 볶아 주면 수염이나 잡티를 제거할 수 있다.

〈청경채〉 동의보감

청경채는 잎과 줄기가 푸르기 때문에 붙은 이름. 성질이 차서 일명 '한채'라고 불리기도 한다. 이런 찬 기운은 '수태음폐경(12정경의 하나로 대장에 속하고 폐에 연결되는 경맥)'의 열을 내린다. 폐의 경락에 열이 있으면 코가 건조해지고 알레르기성 비염 증상이 쉽게 나타나며 기관지가 건조해지고, 모발이 잘 빠지거나 두피에 더께가 앉으면서 비듬이 잘 생긴다. 또 땀이 나도 머리에서 땀이 많이 나며 장이 건조해져 변이 굳어지며, 피부가 거칠어지고 살비듬이 일어나며 긁으면 벌겋게 줄이 죽죽 가는 피부묘기증이 생긴다. 입술이 거칠게 잘 트기도 하며 종기나 여드름도 잘 난다. 이런 증상이 있는 사람들에게 청경채는 좋은 채소이다. 청경채는 폐 경락의 열을 떨어뜨림으로써 이런 다양한 증상을 개선하기 때문이다. 또한 청경채에는 비타민 A · C가 풍부하고 칼슘, 칼륨 등도 많이 들어 있다. 따라서 점막이 약해서 감기에 잘 걸리고 감염증에 걸리기 쉽거나 눈의 점막이 마를 때 좋으며, 점막 출혈이나 근육과 뼈가 약할 때 좋고, 심장근육의 수축 이상이 있거나 신경과민으로 정서가 불안정하고 흥분하기 쉬울 때 증상을 완화해 주는 효과가 있다. 또 위장 기능을 조절하여 수분대사를 원활하게 하기 때문에 부종을 없앨 수 있으며 체내에 정체된 어혈을 풀어 주기 때문에 생리통에도 좋다.

청경채의 약효 : 알레르기성 비염, 기관지염, 감기, 점막 출혈, 두피 트러블, 생리통, 부종

〈청경채〉의 음식궁합

청경채+기름 : 청경채에는 면역체계를 강화하는 베타카로틴이 풍부하며 청경채를 기름에 조리하면 이 카로틴의 흡수를 촉진한다. 또한 찬 성질의 청경채가 기름과 배합되면 성질이 누그러지기 때문에 몸을 따뜻하게 할 수 있다.

청경채+닭고기 : 찬 성질의 청경채와 따뜻한 성질의 닭고기를 함께 조리하면 성질이 중화된다. 특히 몸이 찬 소음인도 청경채를 무난히 섭취하고 흡수할 수 있다.

청경채+호박씨 : 청경채는 자양강장 효력이 뚜렷해 피로회복을 돕는다. 특히 부인병에 특효이며 '산후혈풍'을 다스려 산후 회복을 빠르게 한다. 또한 산후풍으로 뼈마디가 아픈 것을 내리며, 모유 분비를 촉진한다. 호박씨도 젖을 잘 나오게 하고 양도 많게 하므로 청경채와 배합하면 좋다. 껍질 벗긴 호박씨를 볶아서 곱게 가루를 내어 청경채 요리에 뿌려서 먹으면 비타민 A · C의 흡수율도 상승한다.

⟨청경채⟩의 영양을 지키는 조리법 & 섭취법

청경채의 영양 성분과 효능을 가장 잘 섭취하려면 기름에 볶는 것이 가장 좋다. 기름에 청경채를 볶으면 청경채에 많은 베타카로틴의 흡수를 더욱 높일 수 있다. 청경채는 중국 요리에 많이 사용하는 채소로 잎이 배추보다 연해 찌개나 볶음, 무침, 쌈 등으로 다양하게 활용할 수 있다. 청경채를 데칠 때는 소금을 조금 넣은 끓는 물에 잠깐 넣었다 건지고, 볶을 때는 청경채 줄기를 반으로 썰어 줄기를 먼저 넣고 볶다가 줄기가 적당히 익으면 잎을 넣어 함께 볶아 준다.

vegetable recipe

청경채를 이용한 조리법 | 마른새우청경채볶음 |

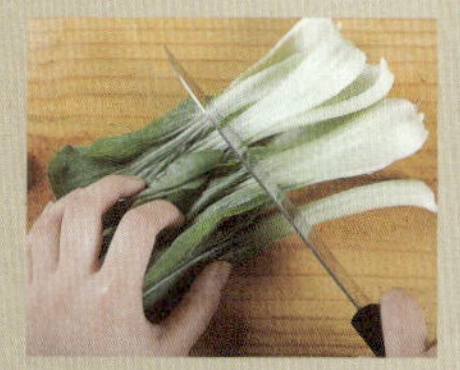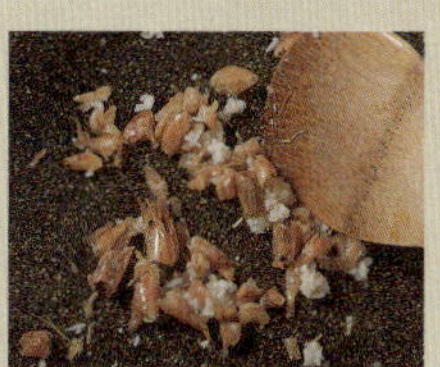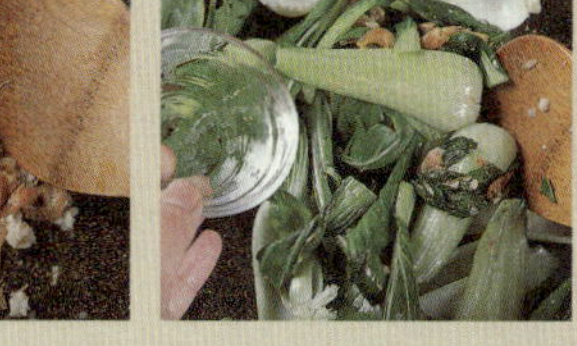

재료_ 청경채 10줄기, 마른새우 1/3컵, 다진마늘 1/2큰술, 청주 1/2큰술, 소금 조금, 후춧가루 · 식용유 조금씩

만들기_1 청경채는 깨끗이 씻어서 물기를 뺀 후 가닥가닥 떼어내 줄기와 잎 부분을 나눠둔다.

2 마른새우는 따뜻한 물에 20분 정도 불렸다가 건져 굵게 다진다.

3 팬에 기름을 두르고 마늘을 볶아 마늘의 향이 돌면 마른새우 다진 것을 넣어 볶는다

4 기름에 향이 돌면 청경채 줄기 부분을 먼저 볶다가 줄기가 적당히 익으면 잎을 넣어 볶은 다음 청주 · 소금 · 후춧가루로 간을 한다.

콩나물 bean Sprouts

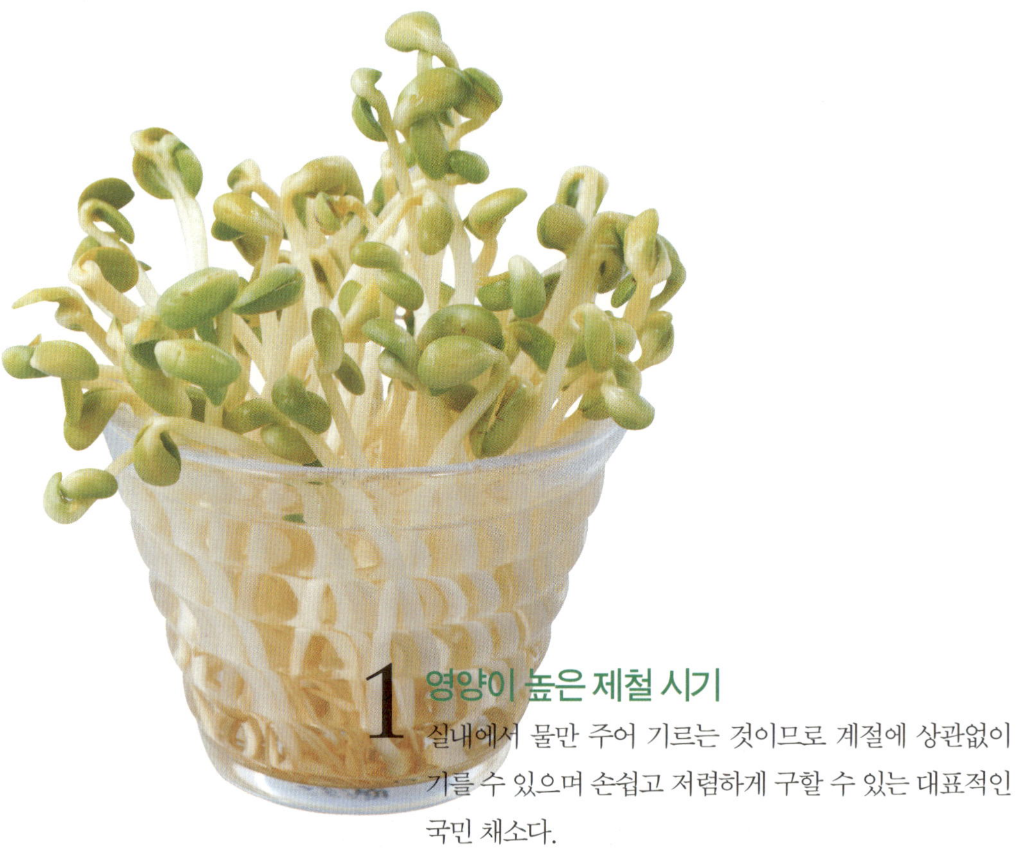

1 영양이 높은 제철 시기

실내에서 물만 주어 기르는 것이므로 계절에 상관없이 기를 수 있으며 손쉽고 저렴하게 구할 수 있는 대표적인 국민 채소다.

2 고르는 방법

줄기가 하얗고 두툼하면서 튼튼하고 잔뿌리가 적은 것을 고른다. 콩나물을 기를 때 물을 적게 주면 잔뿌리가 많이 생기는데, 이런 것은 질기고 맛이 없다. 검은 점이 있거나 머리 부분이 물렁물렁해진 것은 오래된 것이므로 피한다. 또한 콩이 벌어지지 않은 것이 신선한 것이다.

3 영양

콩나물은 양질의 단백질과 비타민 C를 많이 함유하고 있으며 그 밖에 식물성 섬유와 칼슘, 철분, 지방의 대사를 촉진하는 비타민 B_1도 풍부하므로 비만인 사람이나 다이어트 중인 사람에게 매우 좋은 채소이다.

단백질의 경우 다른 콩류에 비해 소화가 잘되는 형태로 들어 있다. 하지만 물에 너무 오래 담가 두거나 지나치게 가열하면 비타민 C가 감소하므로 조리할 때 주의를 기울여야 한다.

4 손질법

깍지를 벗겨내고 잔뿌리를 다듬은 다음 물에 헹구어 씻는다. 용도에 따라 머리와 꼬리를 떼어내고 줄기만 사용하기도 하지만 대체로 뿌리 끝 부분만 정리한 뒤 데쳐서 요리에 사용한다. 콩나물의 머리와 꼬리에도 영양분이 충분히 함유되어 있다.

5 보관법

비닐백에 넣어 냉장고에 두면 되지만 오래 보관할 수 없는 채소이므로 이틀을 넘기지 않는 것이 좋다. 보존 기간을 조금 더 연장하려면 삶아서 물기를 뺀 후 냉장고에 넣어 둔다. 간혹 콩나물을 물에 담아 보관하는 경우도 있는데 이런 방법은 콩나물을 시들지 않고 싱싱하게 보관할 수는 있을지 몰라도 콩나물에서 섭취할 수 있는 비타민은 파괴되기 때문에 피하는 것이 좋다.

〈콩나물〉 동의보감

콩나물은 〈본초강목〉에서 '채중지가품(菜中之佳品)'이라고 극찬한 식품이다. 양질의 단백질을 비롯해서 비타민 C는 물론 B_1·B_2와 아스파라긴산, 칼슘, 철분, 식물성 섬유 등 영양이 풍부하다. 따라서 피로를 빨리 풀어 주며, 근육통을 완화하고, 비만을 개선한다. 또한 기의 순환장애나 스트레스도 풀어 준다. 피부미용에 좋으며, 변비를 없애고, 특히 산후 어혈을 빨리 제거해 주는 역할도 한다.

콩나물로 기르기 전, 즉 콩나물순 상태를 '대두황권'이라고 하는데, 이것을 우황청심환의 재료로 쓸 정도로 콩나물은 뇌의 노화 방지에도 효과가 좋다. 또 위장의 열을 내리고, 간장 기능을 원활하게 하여 숙취 해소에 뛰어난 효과가 있다. 부종을 제거하는 효과도 있으며, 더위를 먹어 열이 나거나 감기로 열이 있을 때 열을 떨어뜨리는 효과도 있다. 또 소변의 양이 줄거나 설사를 하거나 가슴이 답답해질 때도 콩나물을 먹으면 효과를 얻을 수 있다.

콩나물의 약효 : 숙취, 피로회복, 피부미용, 변비, 해열, 뇌의 노화방지

〈콩나물〉의 음식궁합

콩나물+카레 : 뇌의 노화 예방에 좋은 배합이다. 치매에도 좋고, 기억력을 증진시키는 효과도 있어 수험생에게도 좋다. 콩나물도 뇌의 노화를 방지하지만 카레의 주요 성분인 울금에 들어 있는 폴리페놀 화합물의 일종인 황색 색소 쿠르쿠민(강황)이 치매 예방에 효과가 있다고 알려져 있다.

콩나물+갱엿 : 이 두 가지 재료를 배합하면 아스파라긴산과 과당을 함께 공급할 수 있기 때문에 숙취 해소에 좋다. 콩나물이 잠길 정도로 갱엿을 넣어 전기밥통에서 익히면 갱엿이 녹으면서 콩나물에서 수분이 빠져 나오는데, 이 물을 마시면 된다.

콩나물+양파·곤약 : 콩나물과 양파를 함께 조리하면 비만 개선에 효과가 있다. 또 콩나물과 곤약을 배합해도 비만에 좋다. 곤약에는 글루코만난이라는 수용성 식이섬유가 많기 때문이다.

콩나물+제라늄 : 콩나물의 이뇨작용과 제라늄의 이뇨 및 지혈작용이 신장에 작용하기 때문에 소변이 시원치 않거나 혈뇨가 있을 때 효과가 있다. 또한 과로나 과음에 의해 소변이 잘 나오지 않는 것도 치료한다.

〈콩나물〉의 영양을 지키는 조리법 & 섭취법

콩나물을 물에 너무 오랫동안 담가 두면 비타민 C가 파괴되므로 흐르는 물에 되도록 빨리 씻는 것이 좋다. 삶을 때는 냄비의 밑바닥에 자작할 정도만 물을 붓고 뚜껑을 덮고 삶는다. 푸른 잎 채소를 데치듯 물을 많이 부으면 콩나물의 맛이 다 빠져서 제 맛이 나지 않기 때문이다. 또한 삶는 중간에 뚜껑을 열면 비린내가 나므로 다 삶아질 때까지 뚜껑을 열지 않는다. 삶을 때도 소금을 첨가하여 단시간에 데쳐야 아미노산과 비타민 C의 파괴를 막을 수 있다. 당근, 부추 등 채소와 함께 볶아 먹으면 맛도 좋아지고 질 좋은 비타민 A도 섭취할 수 있다.

vegetable recipe

콩나물을 이용한 조리법 | 콩나물겨자잡채 |

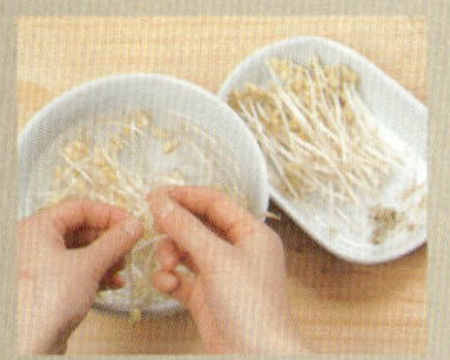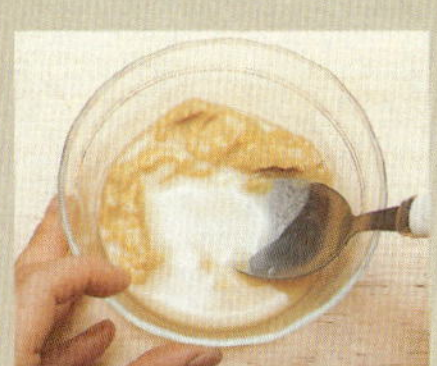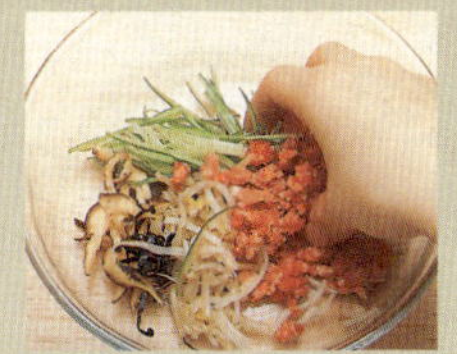

재료_ 콩나물 200g, 배 1/4개, 오이 1/2개, 맛살 조금

겨자소스_ 겨자가루 2큰술, 식초 · 설탕 2큰술씩, 소금 · 간장 조금씩

만들기_ 1 콩나물을 머리와 꼬리를 떼고 씻은 다음 끓는 물에 소금을 조금 넣고 데쳐서 식혀 둔다.

2 배는 4cm 길이로 곱게 채 썰고, 오이도 4cm 길이로 채 썰어 소금물에 살짝 절인 다음 물기를 짜 둔다. 맛살도 잘게 찢어 둔다.

3 겨자가루는 따뜻한 물에 되직할 정도로 개어 랩을 씌운 뒤 따뜻한 곳에 20분 정도 두어 매운맛이 나도록 발효시킨다.

4 겨자가 발효되면 분량의 식초를 넣고 묽게 풀어 준 다음 준비한 양념을 섞는다.

5 볼에 콩나물과 채 썰어 둔 채소를 골고루 섞은 다음 겨자소스를 넣어 완성한다.

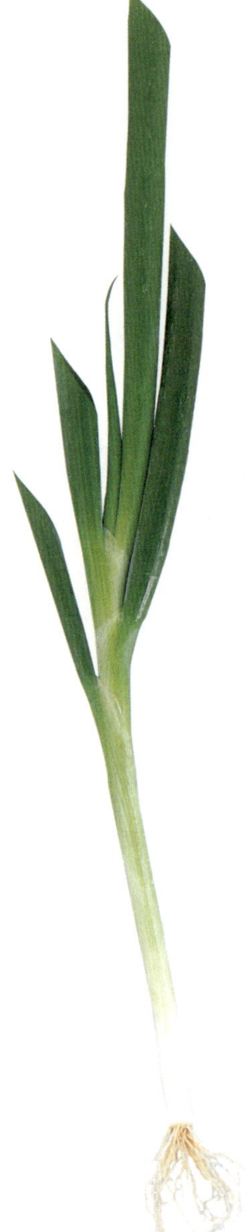

파 green onion

1 영양이 높은 제철 시기

1년 내내 재배되지만 자연에서 기르는 것은 봄과 초겨울, 두 차례에 걸쳐 줄기가 자란다. 겨울보다는 봄에 나오는 것이 달고 부드럽다.

2 고르는 방법

흰 부분이 광택이 있고 탄력이 있으며 초록과 흰색 부분 사이의 경계가 선명한 것이 좋다. 또 푸른 잎 부분이 길고 탄력이 있는 것을 고른다. 다듬어서 파는 것보다는 뿌리가 달려 있는 채로 사는 것이 오래 저장할 수 있다. 다듬어 냉장 보관할 때는 잎 끝부터 말라가기 때문에 잎은 잘라내지 말고 보관한다. 파에는 잎이 크고 넓은 대파와 잎이 가는 실파가 있는데 이 두 가지 모두 맛과 영양이 비슷하므로 음식의 용도에 따라 선택하면 된다.

3 영양

파는 전체적으로 비타민 A·C, 칼슘, 칼륨 등이 풍부하다. 하지만 흰 부분인 줄기와 푸른 부분인 잎의 영양 성분은 다르다. 푸른 부분은 흰 부분에 비해 비타민 A, 칼슘, 철분, 비타민 B_2와 C가 훨씬 많이 들어 있다. 파에는 마늘과 같이 비타민 B_1의 흡수를 도와주는 유화알릴 성분이 들어 있는데 파의 톡 쏘는 냄새는 바로 이 성분 때문이다. 이 유화알릴 성분은 소화액 분비를 촉진하고 식욕을 증진하고 피로회복을 도와준다. 또한 발한·해열·소염 작용이 있기 때문에 감기 예방이나 치료에 좋고 배가 차가워서 생기기 쉬운 설사증에도 효력을 발휘한다.

4 손질법

뿌리 쪽을 깨끗이 잘라내고 바싹 마른 얇은 겉껍질을 벗겨서 다듬은 뒤 물에 깨끗이 씻어낸다. 시든 잎이나 늘어진 잎도 잘라 정리한다.

손질한 파는 용도에 따라 써는 법을 달리해서 음식에 이용한다. 조림·볶음·찌개 등에는 어슷 썰기로, 양념장에 넣을 때는 다지기로, 육개장에 넣을 때는 굵게 채 썰기로, 파생채를 할 때는 길게 채 썰기로, 각각 손질한 다음 조리한다. 특히, 파생채를 할 때는 찬 물에 잠시 담가 매운맛을 빼고 조리한다.

5 보관법

오래 두고 먹으려면 뿌리째 구입해 땅에 묻어 두는 것이 가장 좋다. 또는 화분에 흙을 채운 뒤 뿌리째 심어 두고 필요할 때마다 뽑아서 써도 된다. 조금씩 손질해 두고 사용할 파는 간단하게 뿌리와 겉잎만 떼어낸 다음 신문지에 싸서 냉장고 채소칸에 보관한다. 잎부터 마르기 때문에 잎은 조리하기 직전에 다듬거나 떼어낸다. 요즘은 파를 보관할 수 있는 밀폐용기가 따로 나오는데, 이 용기에 담아 냉장 보관해도 좋다.

〈파〉 동의보감

파의 전체적인 성질은 따뜻하지만 파란 잎 부분은 차다. 파의 흰 부분과 푸른 잎 부분은 영양소에서도 차이가 있으며 맛도 다르다. 파의 흰 부분은 맛이 맵고 시원하며, 푸른 잎 부분은 덜 맵고 열기가 있다.

파는 예로부터 몸이 부어오를 때나 목구멍이 아플 때, 감기에 걸렸을 때 쓰던 식품으로 몸을 따뜻하게 하고 피를 맑게 한다. 또, 간장의 해독 작용을 촉진하고 발한 및 이뇨 작용도 돕는다. 이외에도 유화알릴 성분을 함유하고 있기 때문에 소화액의 분비를 늘리고 피로회복에 도움이 되며 신경을 안정시키는 효과가 있다. 그래서 불면증, 숙취에 효과가 있으며, 소염·진통·지혈 작용 및 스태미나 강화에 도움이 된다. 또 파의 알린 성분은 비타민 B_1의 흡수를 높인다.

하지만 땀을 많이 흘리거나 흥분성 신경증이 있을 때는 좋지 않다. 또 파를 너무 많이 먹으면 땀을 많이 흘리게 돼 허해지기 쉽다.

파의 약효 : 감기, 신경쇠약, 불면증, 숙취, 스태미나 강화, 소염·진통·지혈 작용

〈파〉의 음식궁합

파+술 : 파와 술을 배합하면 초기 감기에 효과가 있다. 파의 수염뿌리를 깨끗이 씻은 뒤 파의 흰 부분과 함께 잘게 썰어 따끈한 술에 담갔다가 마시고 땀을 내면 몸이 가뿐해지고 한결 증상이 나아진다.

파+된장 : 파와 된장을 배합하면 오슬오슬한 감기 초기 증상에 특효이다. 〈동의보감〉에는 파의 흰 부분을 된장콩과 배합하면 열을 떨어뜨리고 감기에 좋다고 나와 있다. 파 흰 부분 20g을 잘게 썰어 된장 10g에 버무린 다음 끓여 먹는다. 또 신경쇠약에는 파를 된장에 찍어 먹으면 도움이 된다.

파+생강 : 파와 생강을 배합하면 감기로 인한 두통에 좋다. 파의 흰 부분을 뿌리째 생강과 함께 달여 마신다. 또 가래가 끓고 목이 많이 아플 때는 물과 청주를 반반씩 섞어서 끓이면 더욱 효과적이다.

파+참기름 : 파와 참기름을 배합하면 급성 위통에 좋다. 파 뿌리의 껍질을 벗긴 뒤 찧어 참기름과 섞어 먹으면 된다.

〈파〉의 영양을 지키는 조리법 & 섭취법

파는 우리 음식에서 빼놓을 수 없는 기본양념으로 다양한 음식에 들어가 맛을 낸다. 또 독특한 향 때문에 고기나 생선 요리에 부재료로 많이 쓰이며 김치, 무침, 국, 전 등 파를 주재료로도 사용하는 음식도 많다.

Tip〉 파와 함께 먹으면 안되는 식품

꿀 · 개고기 · 대추 · 미역 · 매실 : 파와 꿀과 함께 먹으면 설사를 유발한다. 파와 개고기, 파와 닭고기도 함께 먹으면 혈액 질환을 앓게 된다. 파와 대추를 함께 먹는 것 역시 좋지 않다. 또 파와 미역을 배합하면 파가 미역의 칼슘 흡수를 방해한다. 파와 매실 역시 궁합이 안 좋기 때문에 함께 섭취하지 않도록 한다.

vegetable recipe

파를 이용한 조리법 | 골뱅이대파초무침 |

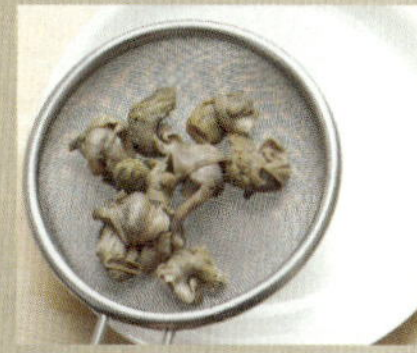 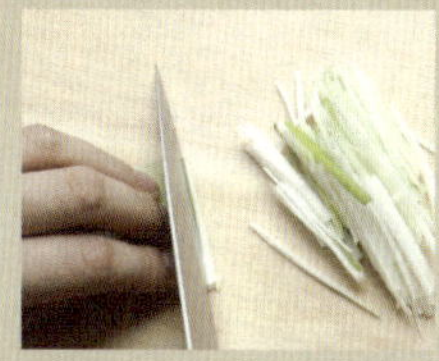 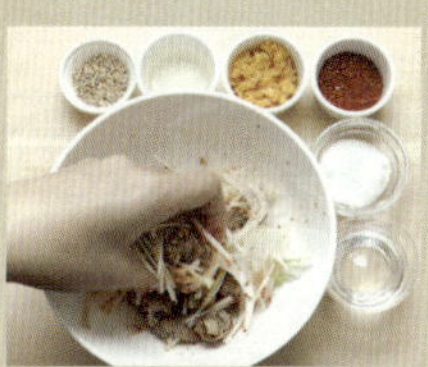

재료_ 골뱅이 통조림 500g, 대파 1줄기, 양파 1/3개, 붉은고추 1개,

무침양념_ 고춧가루 3큰술, 골뱅이 통조림 국물 2큰술, 식초 · 물엿 1큰술씩, 다진마늘 · 참기름 · 설탕 1/2큰술씩, 소금 · 통깨 조금씩

만들기_1 골뱅이 통조림은 체에 밭쳐 국물을 빼 둔다.

2 대파는 5㎝길이로 잘라 가늘게 채 썰고, 양파는 가늘게 채 썰어 얼음물에 담가 매운맛을 없애고 체에 건져 물기를 뺀다.

3 그릇에 골뱅이, 양파채, 대파채를 넣고 무침양념을 모두 넣고 무친다.

순무 turnip

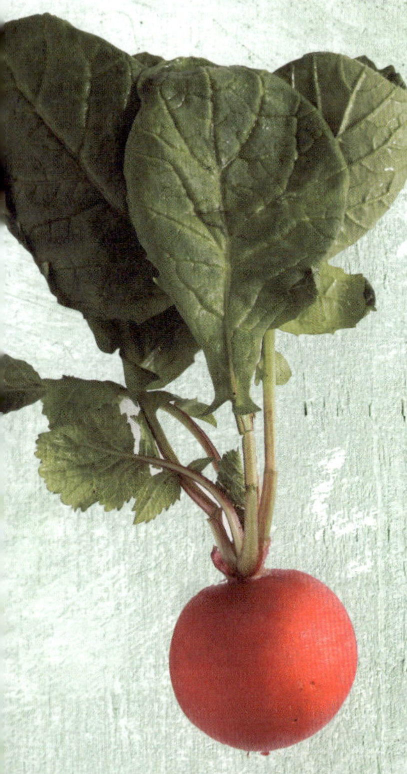

순무는… 순무는 겨자과에 딸린 한해 또는 두해살이풀로 무와 한가지이다. 순무를 '만청' 이라고도 하며 무보다 오랜 역사를 가진 채소가 순무이다.
제갈량이 병사들로 하여금 순무를 심어 길러 양식으로 보급했다고 하여 '제갈채' 라는 이름도 갖고 있다. 순무는 무보다 뿌리가 퉁퉁하며 둥글거나 길다. 빛깔은 백색, 적색, 자색 등이 있다.

순무의 효능

순무는 알칼리성 식품으로 모든 채소 중에서 칼슘 함유량이 가장 높다. 또 잎에는 칼륨이 다량 함유되어 있다. 이 외에도 비타민 C 함유량은 오렌지와 토마토의 3배나 된다. 뼈를 튼튼하게 하고 치아를 견고하게 하며, 엽산도 풍부하게 들어 있어 치매 예방에도 좋다. 순무의 뿌리와 잎은 맛이 쓰고 성질은 따뜻하여 오장을 이롭게 하고, 소화를 도우며 몸을 가볍게 하고 기를 내리기도 하고 기를 늘리기도 한다. 또한 기침을 다스리고 가슴과 배의 냉통을 없애고, 풍기로 생긴 종양이나 유방의 응어리도 다스린다.
순무의 약효 : 치매 예방, 골다공증, 냉증, 기침, 소화 작용

순무씨의 효능

순무의 씨를 '만청자' 라고도 하는데 오래 복용하면 곡식을 끊고도 장생할 수 있다고 〈동의보감〉에서는 말한다. 순무의 씨는 소화기능을 원활히 하는 데 효과적이다.
한 홉을 삶아 말리기를 3회 이상 거듭한 후 가루를 내어 쌀과 함께 죽을 쑤어 먹으면 태음인의 기력을 살리는 데 아주 좋다. 또한 황달을 다스리고 눈도 밝게 해 주며 발한 작용과 이뇨 작용도 한다. 그래서 노인성 백내장이나 눈의 피로를 예방하는 데 사용한다.

순무씨는 주근깨를 없애고 발모에도 효과가 좋다. 순무씨로 기름을 짜
서 얼굴에 바르면 주근깨를 없애고, 머리에 바르면 머리카락이 윤택해
진다. 원형탈모증에도 씨를 갈아 으깬 다음 소량의 술을 섞어 환부에 문
질러 마사지하면 머리카락이 돋아나는 효과를 얻을 수 있다.

순무씨의 약효 : 소화 작용, 발한 · 이뇨 작용, 눈의 피로

순무꽃의 효능

순무의 꽃도 약으로 쓴다. 꽃을 달여 마시면 간장의 활동을 돕고 황달을
없애며 간염에 좋다고 알려져 있다.

순무꽃의 약효 : 황달, 간염

순무를 고르는 방법

뿌리가 희고 매끄러우며 색이 변하지 않은 것이 싱싱한 것. 물론 잎이
마르지 않고 푸른빛이 확실하고 싱싱한 것을 고르도록 한다. 흠집이 있
는 것은 무르기 쉬우므로 바로 조리할 것이 아니라면 구입하지 않는다.

순무를 효과적으로 섭취하는 방법

순무 : 감기에 걸리면 체력 소모로 인해 소화가 잘 안 될 수가 있다. 이때
디아스타제라는 소화효소가 들어 있는 순무를 이용하면 좋다. 순무는
기침을 멎게 하고 가래를 삭이며 입 안의 갈증을 풀어 준다. 순무를 잎
째로 녹즙기에 넣고 즙을 내어 마시거나 순무에 사과와 귤을 넣어 즙을
내어 마시면 체력이 떨어진 감기에도 도움이 된다.

순무꽃 : 봄철에 딴 순무꽃을 햇볕에 잘 말렸다가 하루 15g씩 차로 끓
여 마시면 원기가 부족해 잠이 쏟아질 때 효과가 있다. 순무꽃 15g을
물 3컵에 부어 반으로 줄어들 때까지 끓인 다음 하루 3회 나누어 마시
면 좋다.

비타민이 가득한 과일

몸속 면역력을 키워 주는 천연 비타민 과일. 과일에는 대체로 단백질과 지방이 적고 수분과 비타민, 무기질이 풍부하게 들어 있다. 다양한 종류만큼이나 다양한 맛이 미각을 자극하며 과일 특유의 향이 풍미를 주기 때문에 식사 전·후는 물론 누구나 좋아하는 건강 간식이 된다. 또 제철에 나오는 과일만 잘 먹어도 평생 건강을 지킬 수 있다.

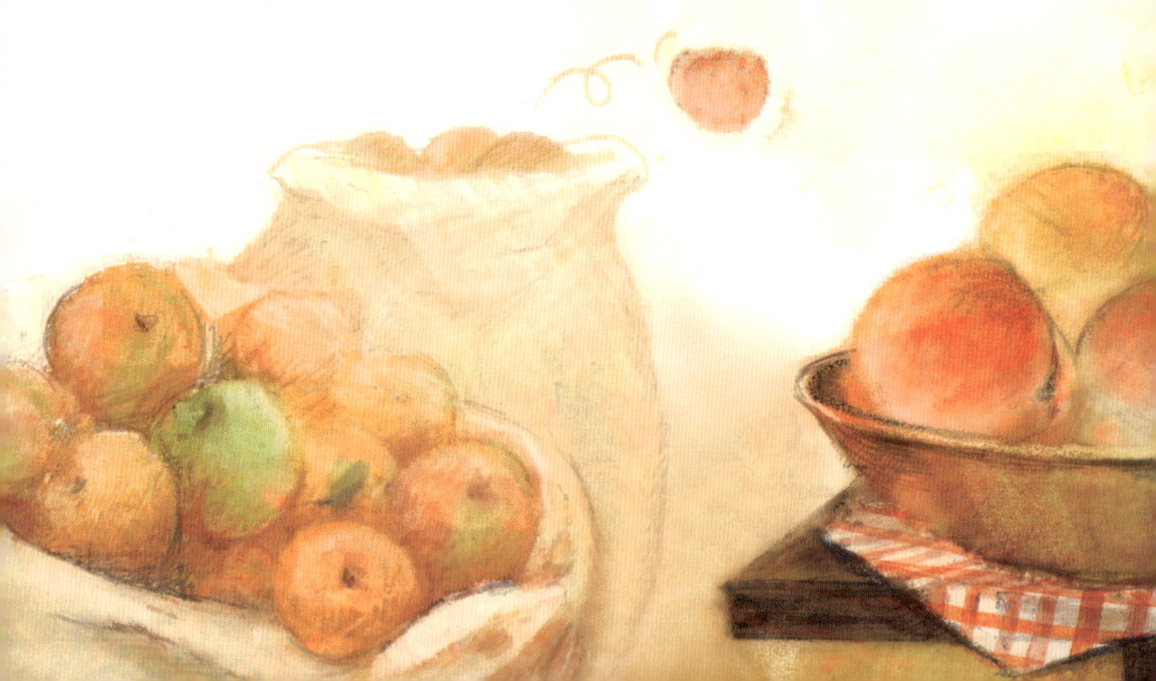

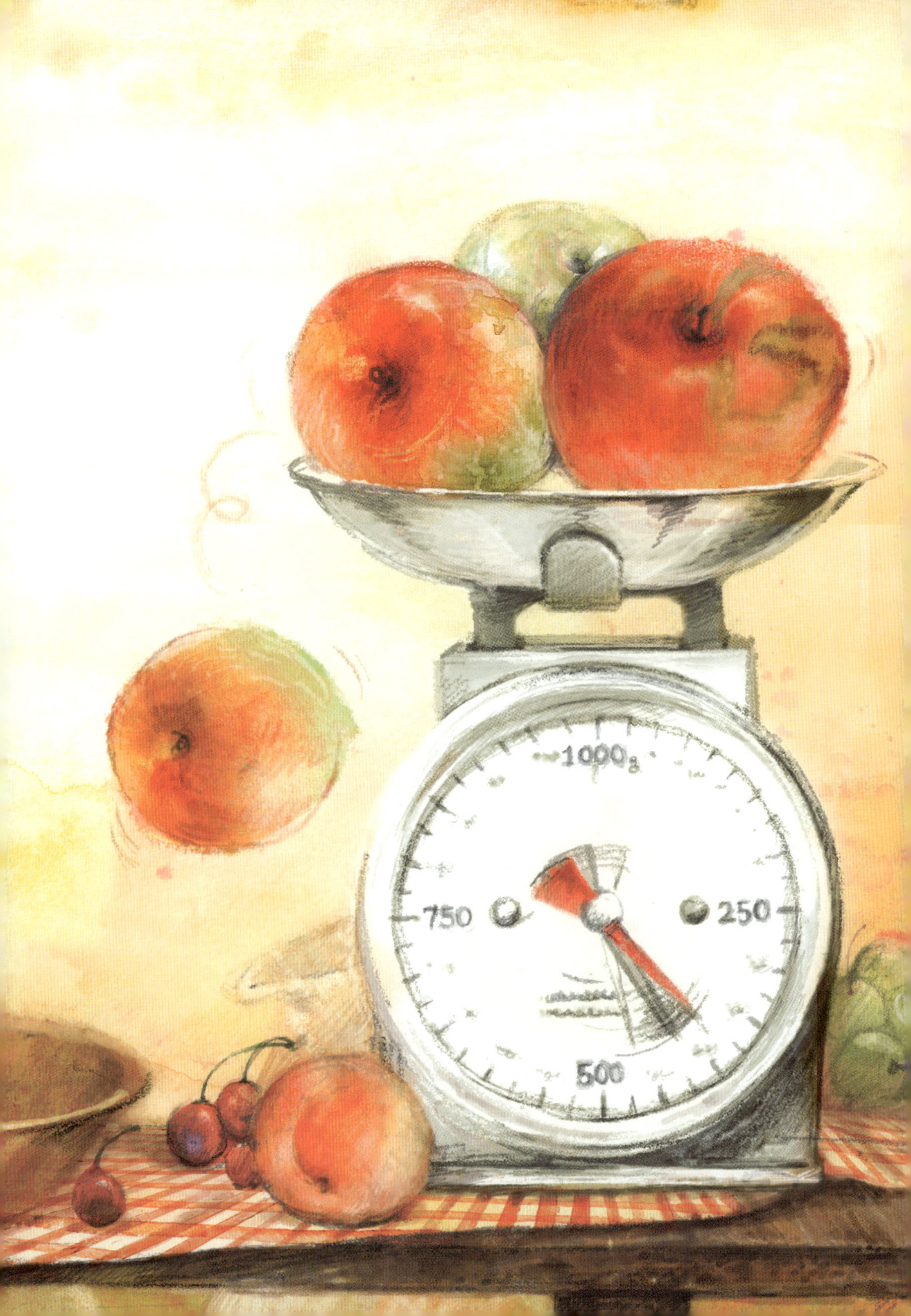

1000 g
750
250
500

감 persimmon

비타민 함유량이 높아 몸의 저항력을
높여 주는 가을 대표 과일

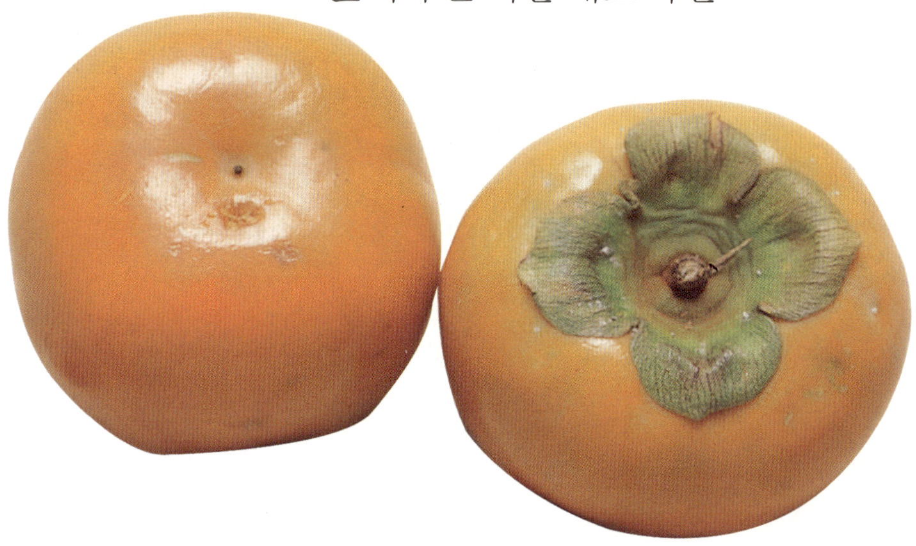

몸에 좋은 〈감〉 이야기

추석 전후로 맛이 가장 좋은 감은 가을이 제철인 대표적
과일이다. 10월~11월경에 구입하는 감이 영양이 가장 높
다. 감을 고를 때는 꼭지 부분이 찌그러지지 않은 것으로
고르고, 무르거나 멍든 것은 피한다. 또, 껍질 표면이 매
끈하고 꼭지와 배꼽 부분을 살펴 변색되지 않은 것을 고
르는 것이 좋다.

비타민이 풍부해 면역력 높이는 〈감〉

비타민 C가 사과의 8~10배나 들어 있어 큼직한 감 1개만
먹으면 하루에 필요한 비타민 C 섭취량을 충분히 섭취할

수 있다. 감에는 다른 과일에는 없는 비타민 A도 많이 들어 있으며 곶감으로 만들면 이 비타민 A가 약 3배 정도로 늘어난다. 단, 곶감으로 만들면 비타민 C는 거의 손실된다. 비타민 C는 숙취 해독과 멀미 예방에 뛰어난 효과를 나타내며, 비타민 A·C는 몸의 저항력을 높이고 점막을 강하게 하기 때문에 꾸준히 먹으면 감기를 예방할 수 있다. 단, 감에는 타닌 성분이 들어 있어 변비가 생길 수 있으므로 한 번에 너무 많이 먹지 않도록 한다.

〈감〉 동의보감

감은 자당·과당·포도당 등 당분을 많이 가지고 있는 과일이다. 열매가 미숙할 때는 타닌 성분이 있고, 신선할 때는 요오드화물 49.7%나 함유하고 있다. 맛은 달고 떫으며 성질은 차다. 흔히 열을 내리며, 열로 인한 갈증이나 기침, 토혈, 구강염 등을 다스리는 데 사용하는데, 술로 인한 열독을 제거하고 위장의 열을 누르는 효과도 있다. 또한 가래, 기침을 다스리며 심장의 열을 내려 주기도 한다. 특히 설사를 멎게 하며, 세균성 전염성 설사에 아주 효과가 좋은 편이다. 요오드화물을 함유하고 있어서 갑상선 질환에도 도움이 된다.

또 체열이 있어 체내의 영양물질인 진액이 마르기 쉬운 열성 체질과 궁합이 맞는다. 하지만 비위가 허하고 냉하여 복통이 잦고 자주 구토를 하는 사람에게는 적당하지 않다. 또한 체내 수분대사가 제대로 이루어지지 않거나, 출산 직후, 질병을 앓은 후 막 회복되려고 할 때는 감을 먹지 않는 것이 좋다. 햇빛에 잘 말려서 만든 곶감은 감보다 수렴 작용과 지혈 작용이 강하다.

감의 약효 : 가래, 기침, 구강염, 설사, 갑상선 질환

함께 먹으면 좋은 〈감〉의 음식궁합

감+우유 : 〈동의보감〉에서는 "감은 비위를 강하게 하며 우유와 꿀을 섞어 달여 마시면 효과가 상승한다."고 했다. 하지만 떫은 감은 주의해야 한다. 떫은 감은 펩신·트리프신·디아스타제 등 소화효소의 작용을 저해하여 소화에 지장을 줄 수 있다.

감+무 : 감즙과 무즙을 같은 양으로 섞어 소주잔으로 한 잔씩 하루 2~3회 공복에 마시면 중풍을 예방하는 데 도움이 된다.

감+들깨 : 곶감과 들깨를 함께 먹으면 방광염에 좋은 효과를 볼 수 있다. 곶감 5개와 들깨 4g에 500ml 정도의 물을 붓고 달여 물이 절반 정도 줄어들면 그물을 마시면 된다.

〈감〉 제대로 먹는 법

감의 움푹 들어간 윗 부분에 칼을 대고 자르면 씨를 건드리지 않고도 자를 수 있다. 또한 껍질은 되도록 얇게 깎는 것이 단맛을 달아나지 않게 하는 비결이다. 먹을 때는 세로로 잘라서 먹는 것이 좋은데, 이는 꼭지 반대쪽과 씨 주위가 가장 달고 맛이 있어 세로로 자르면 단맛을 균등하게 나누어 먹을 수 있기 때문이다. 잼이나 소스를 만드는 경우에는 잘 숙성되고 떫은맛을 없앤 감을 이용한다.

참고로 감은 게와 술과 상극이다. 게는 감의 타닌산이 게의 단백질과 결합하여 딱딱한 채로 장에 남아 복통과 큰 설사를 일으킬 수 있으며, 술은 〈동의보감〉에 이르기를 "술 마신 후에 연시를 먹으면 위통이 생기고 술이 더 취하게 된다."고 했다.

귤 mandarin

신경을 안정시키고
피로회복에 좋은 천연 영양제

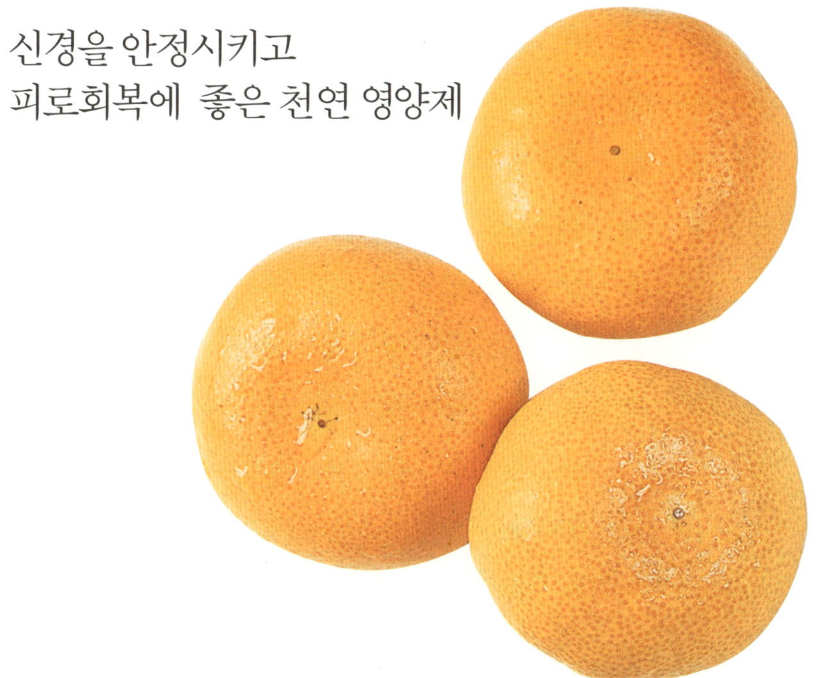

몸에 좋은 〈귤〉 이야기

요새는 하우스 밀감이 많이 출하돼 1년 내내 귤을 맛볼 수
있지만, 귤의 비타민 C가 가장 풍부한 시기는 한겨울이다.
제철 귤은 10월경부터 나오기 시작하지만, 비타민 C는 추
운 겨울에 접어들면서 더 증가한다. 귤은 저온에서 장기간
보관해도 영양소 손실이 없는 편이다.

맛있는 귤을 고르려면 먼저 색깔이 짙고, 표면에 윤기가 있
으며 탄력이 좋고 쭈글쭈글하지 않은 신선한 것을 고른다.
만져 보았을 때 단단하고 껍질이 얇은 것이 좋다. 크기는 지
름 5cm 정도로 약간 작은 것이 맛있다.

비타민이 가득한 천연 영양제 〈귤〉

귤은 비타민 C가 풍부하여 하루에 2개만 먹으면 성인 하루 필요량의 비타민 C를 모두 섭취할 수 있다. 속껍질에는 식물성 섬유가 풍부하며, 특히 속껍질의 흰 부분에는 비타민 B₁·C·P가 많이 들어 있다. 귤 특유의 맛과 향은 귤 속에 들어 있는 당분, 유기산, 아미노산, 비타민, 미네랄 등 여러 성분이 복잡하게 얽혀서 생긴다. 당분과 구연산의 함량은 귤의 성숙도에 따라 달라지는데, 덜 익었을 때는 당분이 적고 구연산이 많으며 익어갈수록 정반대가 된다. 수분이 87.5%이며 열량은 100g당 50kcal에 불과하다.

〈귤〉동의보감

귤은 '달다' 는 뜻으로 '감귤' 이라고 하며, 귤의 속살을 '귤육' 이라고 한다. 맛은 달고 시며, 성질은 차다. 피로를 풀고, 소갈(당뇨병 유형)을 다스리며, 음식 맛을 나게 하고, 구토와 설사를 멎게 하는 효과가 있다. 진액을 생성하고, 숙취를 빨리 깨게 하며, 동맥경화증 예방에도 도움이 된다. 하지만 성질이 차기 때문에 몸이 냉한 사람이나 비위가 약하여 기침이 심한 사람은 많이 먹지 않는 것이 좋다.

귤껍질은 '귤피' 라 하여 약용하는데, 오래 묵은 것일수록 약효가 좋다고 해서 '진피' 라고 한다. 맛은 쓰고 매우며, 성질은 따뜻하다. 헤스페리딘, α-리모넨, 비타민 B₁ 등이 함유되어 있다. 건위·정장 작용을 도와 식욕부진·소화불량·딸꾹질 등에 효과적이며, 가래를 삭이는 데도 좋아 끈적끈적한 가래가 있고 기침이 심하며 호흡이 곤란할 때도 쓴다. 또한 신경안정제 역할을 하기도 하고, 고혈압, 동맥경화, 심장병, 뇌졸중의 위험을 줄이는 작용도 한다. 변비, 어지럼증이나 가슴 두근거림에도 도움이 된다.

귤·귤껍질의 약효 : 〈귤〉 피로회복, 갈증 해소, 구토, 숙취
〈귤껍질〉 식욕부진, 소화불량, 가래, 신경안정, 어지럼증

함께 해서 더 좋은 〈귤〉의 음식궁합

귤＋꿀 : 비위가 약하여 기침이 심한 경우에는 귤 한 개를 통째 으깬 다음 꿀과 함께 끓여 농축시켜 먹으면 효과가 있다.

귤씨＋호두 : 귤씨와 호두를 섞어 먹으면 술독으로 콧등이 붉어진 딸기코에 효과가 있다. 살짝 볶은 귤씨를 가루 내어 한 번에 4g씩 호두 한 개를 간 것과 함께 따끈한 술에 타서 마시면 효과를 볼 수 있다.

귤껍질＋생선 : 귤껍질은 생선 요리에 넣으면 생선 비린내를 없애며 독을 풀어 주는 역할을 한다. 생선을 먹고 중독이 되었을 때 귤껍질을 진하게 달여 마시면 도움이 된다.

귤껍질＋감초 : 귤껍질 160g에 감초 40g을 함께 볶아 가루 내어 1회 8g씩 먹으면 폐를 보하기 때문에 기침에 좋으며, 젖몸살에도 효과가 있다.

〈귤〉 제대로 먹는 법

귤은 생으로 많이 가장 많이 먹지만, 요즘은 고기요리, 샐러드, 초밥에도 많이 활용된다. 귤은 하얀 속껍질째 먹는 것이 좋은데, 여기에는 섬유소가 많아 변비를 예방할 뿐 아니라 펙틴이 많이 들어있어 혈중 콜레스테롤을 낮추는 작용도 하기 때문이다. 거의 버려지는 겉껍질의 영양도 과육 못지않다. 말려서 차로만 이용할 것이 아니라 요리할 때도 사용해보자. 깨끗이 씻어 살짝 데쳐 이용하면 된다. 귤을 생으로 그냥 먹는 것이 지겹다면 귤을 하나하나 까서 살짝 얼려서 먹어보자. 아사삭거리는 맛이 일품이다.

plus tip
우리 몸 곳곳에서 좋은 영양분을 주는 귤은 게와 함께 먹으면 오히려 역효과를 낼 수 있다. 귤은 성질이 찬 과일이며 게 역시 성질이 차기 때문에 이 두 재료를 함께 먹으면 종기를 앓기 쉽다. 또한 냉한 체질의 사람이라면 더더욱 이 두 가지 식품을 함께 섭취하면 안 된다.

딸기 Strawberry

철분, 비타민 C가 풍부해 멜라닌 색소의
침착을 막아 주는 여자에게 좋은 Beauty Fruit

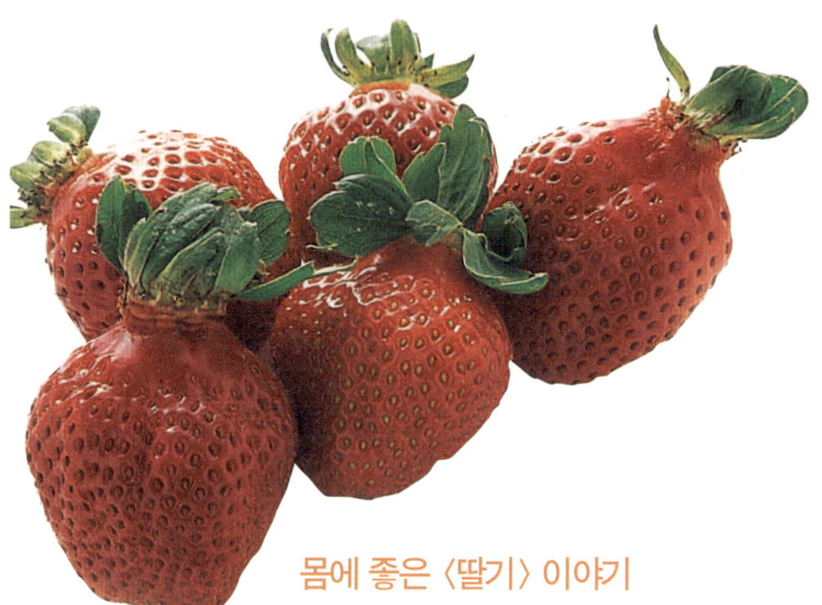

몸에 좋은 〈딸기〉 이야기

딸기는 다른 채소들과 마찬가지로 하우스에서 재배를 하
기 때문에 겨울부터 쉽게 여름까지 쉽게 볼 수 있다. 하지
만 가장 영양이 많고 맛이 좋은 것은 초여름에 제대로 익
어 나온 것이다. 겨울부터 이듬해 봄까지 나오는 것은 하
우스 딸기이며 제철 딸기는 5~6월경에 맛볼 수 있다.
꼭지가 파릇파릇하고 싱싱하며, 표면에 광택이 있고 붉은
기가 꼭지 부위까지 퍼져 있는 것이 잘 익고 신선한 것이
다. 딸기는 모양이 타원형으로 일정하고 전체적으로 고르
게 붉은색을 띤 것이 맛있으며, 역삼각형이나 모양이 고르
지 않은 것은 맛도 좋지 않다.

미용에 좋은 Beauty Fruit 〈딸기〉

과일 중에 비타민 C가 가장 많은 편이다. 적당한 크기의 딸기 4알만 먹으면 하루 비타민 C의 필요량을 채울 수 있다. 담배를 한 개비 피우면 비타민 C가 약 25mg이 파괴되므로 딸기는 흡연가에게 특히 추천할 만한 과일이다. 감기 예방은 물론 피부에 멜라닌 색소가 침착하는 것을 막기 때문에 기미, 주근깨 예방에 좋다. 잇몸에서 피가 나는 사람은 자주 먹으면 잇몸이 튼튼해지고 치조농루도 예방할 수 있다.

〈딸기〉 동의보감

딸기는 비타민 C가 매우 풍부한 과일로, 안토시아닌 성분이 빨간색을 내며 시트르산과 말산이 새콤한 맛을 만든다. 딸기는 특히 신장 기능을 강화하여 소변을 원활하게 하고, 피부를 윤택하게 해 주기 때문에 미용 과일이라고도 불린다. 또한 자일리톨 성분이 함유되어 있어, 먹으면 입 안이 상큼해지는 것을 느낄 수 있다. 구내염에 잘 걸리는 사람, 잇몸이 곪고 피가 나는 사람, 구취가 심한 사람은 딸기를 자주 먹으면 도움이 된다. 입 안이 헐었을 때는 딸기의 생잎을 진하게 달여 수시로 입가심을 하고, 치아가 더러워지거나 누렇게 됐을 때는 딸기로 치아를 닦으면 치아미백은 물론 잇몸건강에도 도움이 된다.

철분 함량이 많아 빈혈이 심한 사람에게도 좋다. 또한 해열·이뇨·거담 작용도 하기 때문에 감기, 기관지염, 기타 호흡기 질병에도 도움이 된다. 이 외에도 세포조직을 튼튼하게 해 주며 간세포의 기능을 되살려 주는 작용도 하므로, 신경통 환자나 애연가에게 특히 좋은 과일이다.

딸기의 약효 : 해열·이뇨·거담 작용, 간기능 회복, 피부미용, 잇몸 질환, 빈혈

산딸기도 딸기와 효능이 같을까?

산딸기는 흔히 '복분자'라고 하며 포도당·과당·레몬산·사과산·살리실산 등 유기산과 비타민 A 유사물질, 비타민 C·B군 등 자양 성분이 듬뿍 들어 있다. 또 칼슘과 철분이 많은 알칼리성 식품이다. 신장 기능과 간장 기능을 강화하고 청량 작용을 하여 갈증이 심할 때 먹으면 도움이 된다. 월경불순을 개선하는 데도 효과가 있으며 여성의 불임증에도 쓰인다. 피를 맑게 하는 정혈 작용도 있어 산딸기를 많이 먹으면 얼굴빛이 좋아진다.

함께 해서 더 좋은 〈딸기〉의 음식궁합

딸기+검은콩 : 딸기는 콩의 불포화지방산이 산화하는 것을 막아 주기 때문에 검은콩과 함께 먹으면 딸기와 콩 속 영양소를 모두 섭취할 수 있다.

딸기+우유 : 우유에 딸기를 넣어 마시면 자극적인 맛이 중화되고 딸기에 부족한 단백질, 칼슘 등이 보충된다. 또한 여기에 달걀까지 섞어서 음료를 만들어 마시면, 비타민 C와 칼슘, 단백질 등이 풍부해져 골다공증 예방 및 치료에 도움이 된다.

딸기+파프리카 : 둘 다 비타민 C가 풍부하여 함께 먹으면 감기 예방과 피부미용 효과가 탁월하다.

딸기+식초 : 딸기즙에 샐러드유, 식초, 소금을 섞어 만든 프렌치 드레싱은 상큼한 맛을 낼 수 있으면서 영양의 상승 효과도 있다. 또한 딸기를 씻을 때 마지막 헹구는 물에 식초 한 방울을 떨어뜨리면 농약 잔여물을 제거할 수 있을 뿐 아니라 비타민 C의 손실을 막을 수 있다.

〈딸기〉 제대로 먹는 법

딸기에 많이 함유된 비타민 C는 열과 공기에 약하기 때문에 조리하지 않고 생것 그대로 먹는 것이 가장 좋다. 간혹 딸기에 설탕을 뿌려 먹기도 하는데, 설탕은 딸기의 비타민 B_1과 사과산, 구연산 등을 파괴하므로 좋지 않다. 단맛을 추가하고 싶다면 설탕보다는 꿀을 넣는 것이 좋다. 꿀은 오히려 비타민 C의 흡수를 돕는다. 또 우유와 요구르트와 함께 먹으면 딸기 속 영양이 더욱 잘 흡수된다.

하지만 딸기가 너무 익어 맛이 없다면, 이럴 때는 설탕을 뿌린 다음 위스키나 브랜디 등 양주를 살짝 뿌려 보자. 또 다른 딸기의 색다른 맛을 볼 수 있다.

매실 japanese apricot

열을 흡수하고 해독 작용을 해
약이 되는 여름과일

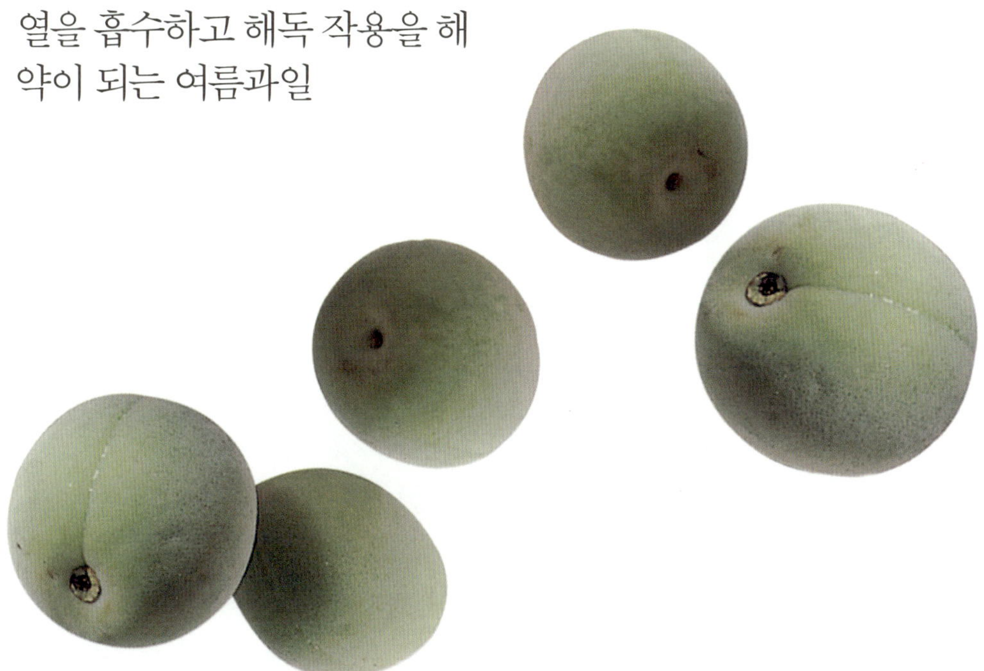

몸에 좋은 〈매실〉 이야기

매실이 제철인 시기는 6~7월이다. 덜 익은 상태로 수확한
매실에는 구연산이 거의 없기 때문에 매실의 효과를 보려
면 망종(양력 6월6일) 이후에 수확하는 것을 구입해야 한다.
제대로 익은 매실은 덜 익은 것에 비해 구연산 함량이 14배
이상 된다. 또 잔털이 어느 정도 제거된 것이 잘 익은 것이
다. 표면에 흠집이 없고 모양이 타원형으로 고른 것이 좋으
며 칼로 자르거나 깨물어 보았을 때 씨가 깨지지 않을 만큼
단단한 것이 잘 익은 매실이다.

해독 작용에 좋은 〈매실〉

약 85%가 수분이며 당질이 10% 정도 차지한다. 미네랄, 비타민, 유기산은 다른 식품이 미치지 못할 정도로 풍부하다. 매실의 구연산은 당질의 대사를 촉진하고 피로회복을 돕는다. 따라서 피로가 쌓일 때 매실차나 매실장아찌를 먹으면 좋다. 매실에 풍부한 유기산은 위장의 작용을 활발하게 하고 식욕을 돋우며 변비나 거친 피부에 도움이 된다. 또 열을 흡수하는 작용을 하기 때문에 해열에도 좋다. 매실의 산에는 강한 살균성과 해독 효과가 있어 식중독이 흔한 여름에 먹으면 식중독을 예방할 수 있다.

〈매실〉동의보감

'탐낼 만큼 아름다운 꽃과 열매를 맺는 나무' 라는 뜻으로 '매' 라고 불렀고, 그의 열매라 하여 '매실' 이라는 이름이 붙게 됐다. 맛은 시며, 성질은 평하고, 독이 없다.

매실의 유기산은 구연산, 사과산, 주석산, 호박산 등으로 구성돼 있는데 특히 구연산 함량이 매우 높다. 칼슘, 인, 칼륨 등 미네랄과 카로틴도 조금씩 들어 있다.

매실은 열을 떨어뜨리며, 열로 인한 갈증을 풀어 주는 효과가 있다. 또한 매실의 피크리산이 간 기능을 활성화하고 담즙 분비를 촉진하여 간장 질환을 비롯해서 숙취, 피로회복, 메스꺼움, 멀미 등에 이용되고 있다. 때문에 과음한 다음 날 매실차를 한 잔 마시면 숙취 회복이 빠르다. 매실은 위장의 작용도 활발하게 하며, 정장 작용도 해 설사·식욕부진·소화 장애 등을 앓고 있을 때 먹으면 좋다. 또한 비타민 B_{17}이 많이 들어 있어 체내의 독소를 배출하며, 공해 물질을 해독하고, 살균 작용을 하기도 한다.

매실의 약효 : 피로회복, 변비, 설사, 식욕증진, 숙취

Q&A 매실 궁금증!

매실장아찌는 어떻게 만들까?

매실을 오랫동안 보관하려면 장아찌를 담아 두는 것이 가장 좋다. 우선, 청매실 2kg, 차조기잎, 소금 3컵을 준비한다. 매실을 깨끗이 씻어 소금 1컵을 뿌려 하루 정도 절여 둔다. 절인 매실의 소금물을 빼내고 서늘한 곳에서 1주일간 말린 후 유리병에 매실과 잘게 찢은 차조기잎, 소금 2컵을 넣고 물 2컵을 부어 1개월 정도 숙성시킨 다음 먹는다.

함께 먹으면 좋은 〈매실〉 음식궁합

매실+달래 : 매실과 달래를 섞어 먹으면 피부에 탄력을 주고 빈혈을 없애는 데 도움이 된다. 또한 간 기능 회복에도 좋고 숙면을 취하게 하며 정력도 증진한다. 감기가 자주 걸리는 허약한 사람이나 면역력이 떨어진 사람에게도 좋다.

매실+생선·육류 : 생선이나 육류를 먹으면서 술을 마실 때는 매실주가 가장 좋다. 피로하고 스태미나가 부족할 때, 냉한 성질을 갖고 있는 술을 마시면 영락없이 설사를 하거나 복통으로 고생을 하는 경향이 있다면, 매실주가 적당하다. 위장의 작용을 활발하게 하고 정장 작용까지 하기 때문이다. 또한 더위로 갈증이 심할 때나 식욕이 없을 때도 좋다.

매실+호두 : 매실을 먹고 치아가 신 경우에는 호두를 먹으면 풀린다.

〈매실〉 제대로 섭취법

매실은 장아찌, 술, 밥 등 여러 가지 음식으로 만들어 먹을 수 있다. 술로 담근 '매실주'나 소금에 절인 '매실장아찌', 설탕에 재운 '매실즙' 등이 대표적이다. 혹은 익은 매실을 눌러 짜서 즙을 내어 볕에 쪼여 졸인 것을 '매장'이라고 하는데, 여름철 더위로 갈증이 심할 때 물에 타서 마시면 갈증이 가라앉는다. 매실장아찌 1~2개를 얇게 썰어 불린 쌀과 함께 밥을 지어 먹기도 한다. 제일 간편하게 먹을 수 있는 것이 매실 엑기스. 매실 살만 믹서에 갈아 약한 불에 올려 걸쭉해질 때까지 조려 먹으면 된다. 단, 매실을 다룰 때 주의할 점은 덜 익은 매실을 절대 생으로 먹어서는 안된다는 것. 청산이 들어 있어 생으로 먹을 경우 중독을 일으킬 수 있다.

멜론 melon

불필요한 몸 속 노폐물을 배출시키는
피로회복용 과일

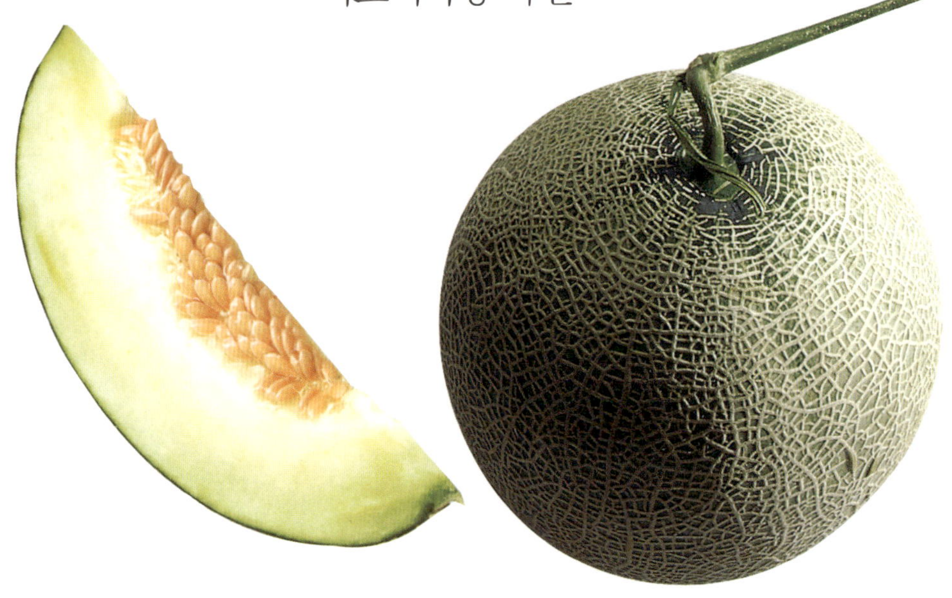

몸에 좋은 〈멜론〉 이야기

멜론은 수박, 참외와 함께 여름이 제철로, 가장 맛이 있는
시기는 6월~8월이다. 하지만 멜론은 비가 적은 지방에서
자라야 하는 특성이 있어서 우리나라에서 판매되는 것은
하우스 품종이 대부분이다.

맛있는 멜론을 고르려면 특유의 향이 나면서 과실 표면에
네트가 균일하고 치밀한 것이 좋다. 멜론은 겉으로만 봐서
는 당도나 맛을 짐작하기 어렵지만, 멜론의 꽃이 떨어진 배
꼽 부분을 손가락으로 눌러 보았을 때 눌리는 느낌이 있으
면 달고 맛있을 가능성이 높다.

몸속 노폐물의 배출을 돕는 〈멜론〉

노랗고 비교적 육질이 단단한 것이 동양 참외라면, 육질이
연하고 녹색 또는 노란색을 띠는 것이 서양 참외의 일종인
멜론이다. 때문에 영양이나 성질이 참외와 비슷하다. 당질
이 많아 당도가 높은 편이며, 철분이나 나이아신, 비타민
A·C도 많이 함유되어 있으며 단백질, 섬유소, 무기질, 칼
슘, 비타민 B₁ 등도 조금씩 함유되어 있다. 또한 칼륨 함유
량이 높아 염분을 몸 밖으로 배출하는 효과도 높다. 염분과
함께 각종 노폐물이 배출되므로 만성피로, 혈관노화, 고혈
압, 심근경색, 당뇨병 등을 예방하는 데 도움이 된다. 또한
열량이 100g당 38kcal에 불과하여 다이어트 식품으로 많이
이용된다.

〈멜론〉으로 알아보는 과일 동의보감

향이 좋고 맛이 부드러워 과일 중의 최고로 불리는 멜론.
멜론은 독특한 향이 있고 맛이 달고 성질이 찬 과일로, 설
탕, 과당, 포도당 등 당질이 풍부한 편이다. 이 외에 칼슘,
인, 철분, 비타민 A·B₁·B₂·C 등도 함유되어 있다. 시간이
지날수록 당질이 증가하는 성질이 있어, 금방 딴 것보다 따
서 천천히 익어갈수록 단맛이 증가한다. 또 프로토펙틴 성
분이 분해되어 부드러워지며, 향기 성분도 그때 만들어진
다. 멜론은 성질이 차고 91.2%의 수분을 함유하고 있기 때
문에 체내에 쌓인 열을 내려 주고, 조갈증을 풀어 주어 갈
증이 심할 때 좋으며 이뇨작용 또한 뛰어나다. 체액이 산성
으로 기울기 쉬운 여름에 먹으면 피로회복에도 효과를 볼
수 있다. 하지만 체질이 냉한 편이라면 몸을 더 냉하게 만
들 수 있으므로 자주 먹지 않는 것이 좋다.

멜론의 약효 : 피로회복, 잇몸 질환, 이뇨 작용

함께 먹으면 좋은 〈멜론〉의 음식궁합

멜론+파인애플 : 멜론이 파인애플을 만나면 영양 과잉으로 얼굴이 불그스름한 비만 체질의 고혈압 환자에게 효과적이다. 위로 올라간 열도 내리고 비만도 해소하며 혈압도 떨어뜨리기 때문. 대변에서 유난히 악취가 날 때도 좋다.

멜론+딸기 : 딸기와 함께 먹으면 잇몸을 튼튼하게 하는 작용을 한다. 멜론도 잇몸이나 입 안이 헐 때 좋으며 딸기도 잇몸에서 피가 나거나 치조농루가 된 데 좋기 때문이다. 특히 담배를 많이 필 때 효과가 있다. 두 과일을 우유나 요구르트와 함께 주스로 만들어 먹으면 비타민 등 유효 성분이 흡수가 잘 된다.

멜론+바나나 : 멜론과 바나나를 배합하면 당질 흡수가 현저히 높아진다. 허약한 어린이나 노인, 특히 과로하거나 심한 운동을 하는 경우에 에너지원으로 아주 적당하다. 또 피부가 거칠어지거나 뾰루지가 잘 날 때도 좋다.

〈멜론〉 제대로 먹는 법

갓 딴 멜론은 살이 단단하고 향기도 좋지 않기 때문에 후숙해서 먹는 것이 좋다. 고온에서 2일, 저온에서 3일간 숙성시킨 후 껍질 부분이 연해졌을 때 먹는다. 냉장고에 두면 후숙이 잘 되지 않으므로 7~10℃ 정도의 실온에 두는 것이 좋다. 후숙 정도가 지나치면 겉은 멀쩡하지만 속이 곪아서 부패할 수 있으므로 주의한다. 너무 차게 보관하면 단맛이 떨어지므로 실온에서 보관하다가 먹기 4~5시간 전에 냉장고에 넣었다가 꺼내면 단맛은 지키면서 시원하게 먹을 수 있다. 멜론의 과육만 발라 내 얼려도 색다르게 먹을 수 있다.

바나나 banana

칼로리가 풍부하고 영양을 골고루 갖춘
사계절 다이어트 과일

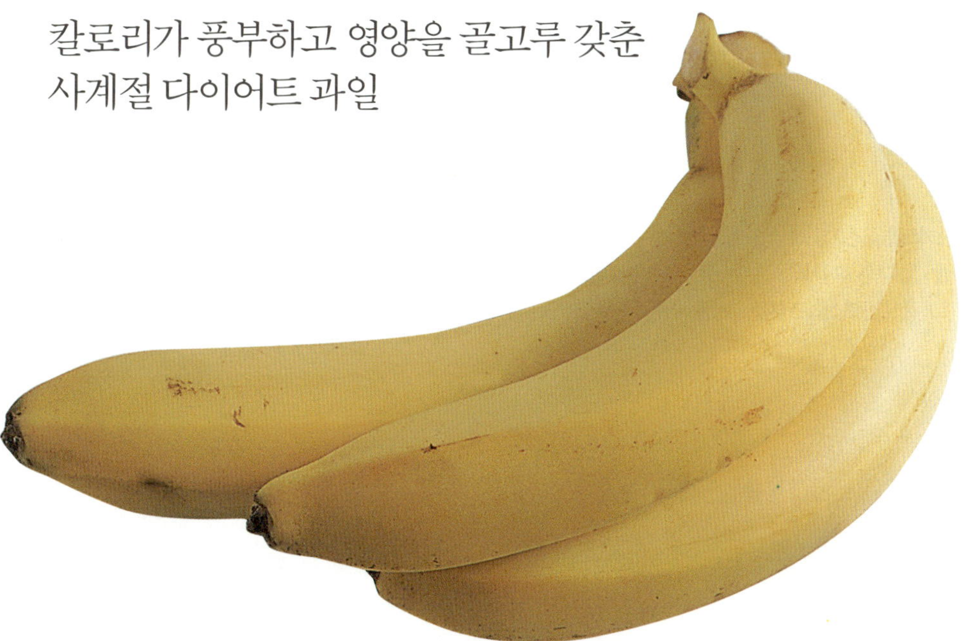

몸에 좋은 〈바나나〉 이야기

바나나는 열대 아시아가 원산지로 1년 내내 볼 수 있는 대
표적인 수입과일. '제철'이 따로 있는 것은 아니기 때문에
언제든 쉽게 구입해 먹을 수 있다. 바나나의 영양이 가장
놓은 시기는 껍질의 색깔로 알 수 있는데, 거뭇거뭇 반점이
생기기 시작할 때가 당도와 영양이 가장 높고 맛도 가장 좋
다. 하지만 한 번 검은 점이 생기기 시작한 바나나는 오래
저장할 수 없으므로 더 이상 상하지 않게 하려면 껍질을 벗
겨 하나하나 랩으로 싸 냉동해 두면 된다.

영양이 높은 다이어트 과일 〈바나나〉

당질이 풍부하여 과일 중에 칼로리가 가장 높다. 당분 함량이 무려 11%나 된다. 이 외에 비타민 A·B·C·E, 5-세로토닌, 노르아드레날린, 도파민도 함유하고 있는 등 여러 가지 영양을 고루 가진 과일 중의 하나이다. 칼로리와 단백질이 감자 못지 않으며, 칼륨, 카로틴, 식물성 섬유 등도 풍부하다. 식물성 섬유의 일종인 펙틴이 많은 것도 이점이다. 바나나의 당질은 소화흡수가 쉬운 과당이나 포도당으로 변하기 때문에 심한 운동을 하는 사람의 에너지원으로 가장 적합하다.

〈바나나〉로 알아보는 과일 동의보감

바나나는 성질이 차고 맛은 단 과일로 열을 내려 주는 효과가 있다. 열병에 의해 번갈(가슴이 답답하고 열이 나며 목이 마르는 증상)이 생겼을 때 좋으며, 평소 체열이 높아 갈증이 날 때도 좋다. 때문에 냉성 체질보다는 열성 체질에게 잘 어울린다. 장을 촉촉하게 하여 변비를 다스리는 효과도 있다. 배변 후 출혈이 있거나 치질이 있을 때도 도움이 되며, 비장의 열 때문에 설사가 잦을 때도 좋다. 특히 대변이 너무 단단해서 출혈이 있는 사람은 매일 아침 공복에 1~2개씩 먹으면 좋은 결과를 볼 수 있다.

또한 바나나는 어혈을 없애며, 폐를 촉촉하게 하고, 알코올 등을 해독하는 작용을 한다. 위궤양 예방과 치료에도 효과가 있는데, 바나나 과육이 위 자극을 완화하며 바나나 속 성분 중 하나인 5-세로토닌이 위산을 저하하기 때문이다. 하지만 속이 냉한 체질인 사람에게는 잘 맞지 않아 많이 먹으면 오히려 위염이나 소화성 궤양을 일으킬 수 있으므로 주의한다. 이 외에 암 예방과 노화 방지에도 좋다.

바나나의 약효 : 변비, 설사, 위궤양 예방, 해독 작용, 항암효과, 노화 방지

함께 먹으면 좋은 〈바나나〉의 음식궁합

바나나+굴 : 바나나에는 비타민 C가 많고, 굴에는 비타민 B_{12}와 구리가 풍부하다. 동물실험 결과 비타민 C에 B_{12}와 구리를 첨가하면 비타민 C만 단독으로 투여했을 때보다 암 퇴치 작용이 더 활발한 것으로 밝혀졌다. 또한 항빈혈 작용도 강화된다.

바나나+견과류 : 바나나에 호두 등 견과류를 섞어 먹으면 바나나의 유효 성분과 견과류의 구리 성분이 상생 작용을 하여 체내에서 일어나는 적혈구 생성을 돕는다. 때문에 빈혈 치료에 아주 좋으며 부정맥에도 도움이 된다.

바나나+달걀 : 바나나에 달걀노른자를 배합하면 간 기능 회복을 돕는다. 여기에 우유를 넣으면 더욱 좋다. 우선 바나나를 믹서에 넣고 달걀노른자와 우유를 넣고 간 다음 황설탕으로 맛을 내 먹는다.

〈바나나〉 제대로 먹는 법

그대로 먹거나, 말려서 가공하여 먹거나, 술을 담가 먹는 것은 이미 알려진 바나나를 먹는 방식. 이 외에도 튀김, 구이, 찜 등 여러 가지 요리에 사용할 수 있다. 약용할 때는 고아서 먹기도 한다. 손님이 와서 바나나를 낼 때, 간혹 검게 변해서 당황스러울 때가 있는데, 레몬을 이용하면 고민을 간단히 해결할 수 있다. 바나나 절단면에 레몬즙을 발라 두면 검게 변색되는 것을 막을 수 있다. 레몬은 바나나와 궁합이 잘 맞아 주성분이 탄수화물인 바나나와 함께 먹으면 체액의 산성화를 막을 수 있는 장점도 있다.

모든 영양이 골고루
바나나 다이어트

바나나는 다른 과일에 비해 탄수화물이 많다. 대부분 탄수화물이 많다고 하면 살찌는 과일이라 생각하기 쉽지만 탄수화물은 포만감을 주고 에너지를 공급하기 때문에 적은 양만 섭취해도 충분한 포만감과 활력을 느낄 수 있게 해준다. 이는 다이어트 식품으로 충분히 매력적인 요소다. 또한 바나나에 골고루 들어 있는 영양성분은 자칫 영양의 섭취가 소홀해질 수 있는 다이어트에 더없이 좋은 식품이 된다.

'바나나 다이어트' 어떻게 할까?

어떻게 먹을까? 바나나 + 물

얼마나 먹을까? 보통 한 끼에 바나나 한 개면 충분하다. 하지만 부족한 느낌이 든다면 반 개나 하나 정도 더 먹는 것은 괜찮다. 모든 다이어트의 가장 큰 적은 과식이다.

언제 먹을까? 바쁜 아침, 식사 대용으로 좋으며 운동 전후 섭취하면 에너지 공급에 효과적이다. 또 과일이 부족한 겨울철, 다이어트용 과일로 좋다.

바나나는 신맛이 없어 빈 속에 먹어도 부담이 없고, 풍부한 식이섬유가 포만감을 주므로 바쁜 아침, 식사 대용으로 가장 이상적이다. 또한 소화를 원활하게 돕는 바나나는 위의 활동이 덜 활발한 아침에 좋다. 이 밖에도 바나나는 소화흡수가 빠르고 탄수화물, 칼륨이 풍부해서 에너지 공급과 근수축 예방에 효과적이다. 때문에 운동 전후로 섭취하면 피로도 풀어 주고 신체 면역력도 높여 준다. 바나나로 다이어트하는 방법은 간단하다. 아침에 일어나 공복에 마시는 물은 여러모로 몸에 좋기 때문에 일단 일어나서 상온의 물을 마신 다음 아침식사 대신 바나나를 먹는다. 바나나는 부드럽게 넘어가고, 소화가 잘되는 과일이긴 하지만 그래도 방심은 금물. 되도록 꼭꼭 씹어 먹는 것이 좋다. 오전 중에 섭취하는 수분은 체내 순환을 돕기 때문에 물과 바나나만으로도 잠들어 있던 몸과 두뇌를 깨우는 데는 충분하다.

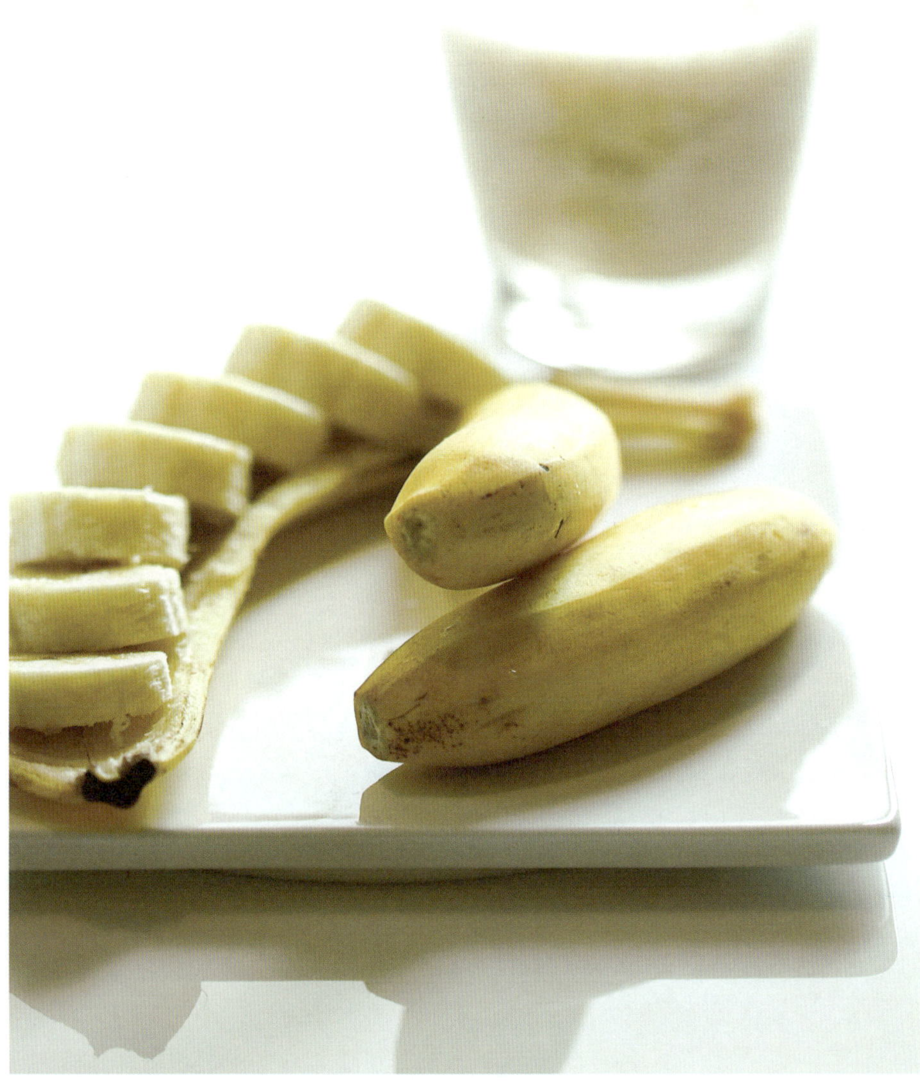

다이어트 POINT

바나나는 숙성되면서 전분이 당분으로 분해된다. 익지 않은 바나나는 전분이 많아 변비를 일으킬 수 있으므로 갈색 반점
이 생긴 잘 익은 바나나를 먹는 것이 좋다. 바나나는 포만감을 주긴 하지만 그 양을 정해 두고 먹지 않는다면 한 끼 섭취량
보다 더 많이 먹기 쉽다. 먹기 전 규칙을 정해 두고 정해진 양만 먹는 것이 중요하다. 또한 바나나의 항산화 성분은 노화방
지에 중요한 역할을 하며 식이섬유인 펙틴은 비타민 A와 상승 작용을 하여 피부를 매끄럽게 만들어 준다.

배 pear

몸에 필요한 수분을 채워 주고 장 운동을 활발하게 도와주는 약용과일

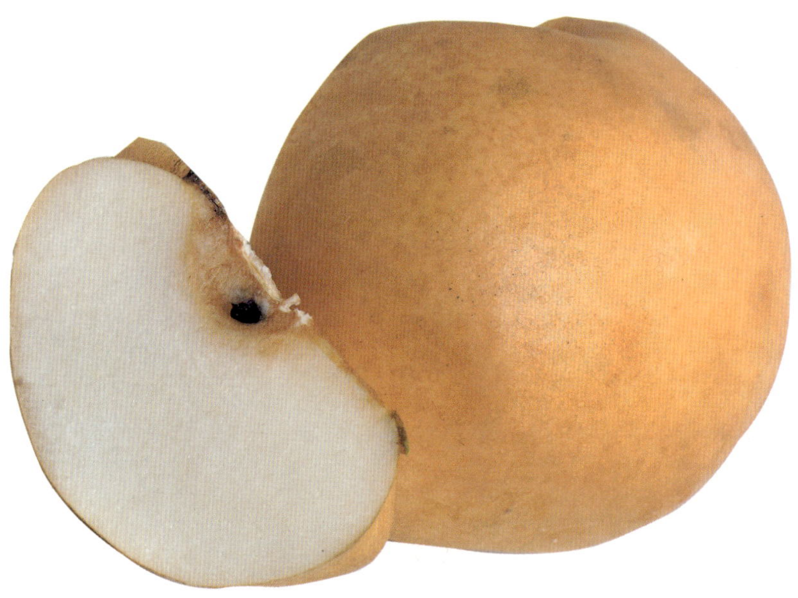

몸에 좋은 〈배〉 이야기

대표적인 가을철 과일. 9월~11월이 구입하기에 가장 좋은 시기이다. 12월 이후는 배를 구입해 놓고 며칠 지나면 무처럼 배에도 바람이 들 수 있다.

배를 고를 때는 크고 묵직하며 잘 익어 노란빛이 도는 것이 좋다. 울퉁불퉁하고 푸른빛이 도는 것은 단맛이 덜하고 딱딱해 맛이 없으므로 피한다. 배 고유의 점무늬가 크고, 껍질이 팽팽하며 무거운 것을 고른다. 또 하나, 향기가 좋은 것이 맛도 좋다.

소화 효소가 충분한 알칼리성 식품 〈배〉

배는 시원하고 독특한 단맛이 있는 알칼리성 식품이다. 성분을 보면 과육의 89%가 수분이다. 배의 당질은 자당과 과당이 대부분이며 사과산이나 구연산도 들어 있다. 다른 과일에 비해 비타민이 풍부한 편은 아니지만 소화 효소가 있어 불고기나 육회 등에 넣으면 고기가 연해지고 소화도 잘된다.

배는 예로부터 이뇨 작용이 있고 변비에 좋다고 알려져 왔다. 또한 해열 작용이 있으며 열에 의한 여러 증세를 완화시키는 데도 도움이 된다. 목이나 폐의 염증을 가라앉히는 작용도 한다.

〈배〉 동의보감

성질이 차고 독이 없는 배는 대체로 단맛이 나고 약간 신맛이 나기도 한다. 배의 단맛을 담당하는 당분은 대부분 과당이다. 또 신맛을 내는 성분은 주로 사과산이며, 주석산과 소량의 구연산도 함유되어 있다.

〈동의보감〉에는 배가 "열을 없애고, 가슴이 답답한 것을 멎게 하고 풍열과 가슴속에 뭉친 열을 풀어 준다."고 했다. 또 "열에 의한 해수에 주로 쓴다."고 했으며, "소갈(당뇨병 유형)을 멎게 하며 심장에 열이 있어서 나는 갈증을 잘 치료한다."고 했다. 특히 "술을 마신 뒤의 갈증을 치료하는 데 더욱 좋다."고 말한다.

기침이나 가래가 오래 갈 때 배를 갈아 마시거나 배에 꿀을 넣고 쪄서 먹으면 효과를 볼 수 있다. 배를 파내고 찌는 과정이 번거롭다면 그냥 즙을 내도 좋다. 배 한 개를 곱게 갈아 즙을 낸 다음 꿀을 섞어 마시면 된다.

배의 약효 : 기침, 가래, 갈증 해소

함께 먹으면 좋은 〈배〉의 음식궁합

배＋무 : 〈물류상감지〉에는 "배를 무와 함께 쌓아 저장하거나 꼭지를 깎아 낸 배를 무 위에 저장하면 1년 동안 저장해도 썩지 않는다."고 쓰여 있을 정도로 배와 무는 궁합이 잘 맞는 음식이다.

배＋두유 : 배와 두유를 함께 먹으면 콜레스테롤을 떨어뜨리고 혈압을 안정시키는 데 좋다. 또한 배와 두유 모두 변비에도 도움이 된다. 이 외에 소화도 돕고 갈증도 풀어 준다.

배＋식초 : 배와 식초는 궁합이 잘 맞는다. 피로로 인한 주의력 감퇴에 '배식초절임'을 먹으면 효과가 좋다. 또한 배와 식초를 함께 먹으면 간 기능을 원활히 하여 지방축적을 줄일 수 있으며 이는 비만을 다스리는 데도 도움이 된다. 배를 썰어 식초에 담갔다가 그 식초를 물에 타서 먹는다. 배는 배대로 먹어도 좋다.

〈배〉 제대로 먹는 법

불고기나 찜을 할 때나, 육회를 먹을 때 배를 섞으면 효소 작용에 의해 고기가 연해지고 소화도 잘된다. 단 불을 사용하는 요리에 넣으면 배 속의 석세포가 파괴된다. 배를 먹을 때 오돌토돌하게 씹히는 석세포는 장 운동을 활발하게 해 변비와 대장암을 예방하는 효과가 있다. 따라서 배는 익히지 않고 먹는 디저트 등에 잘 어울리며 닭고기와 함께 샐러드로 만들어도 좋다. 특히 냉면에 다른 야채와 같이 넣으면 산뜻하고 깨끗한 맛을 더해 준다.

참고로 배는 아랫 부분이 더 달다. 단맛은 온도가 내려가면 떨어지므로 배의 달콤한 맛을 즐기려면 너무 차게 해서 먹지 않도록 한다.

복숭아 peach

몸 속의 모든 순환을 돕고
피를 맑게 만드는 건강 과일

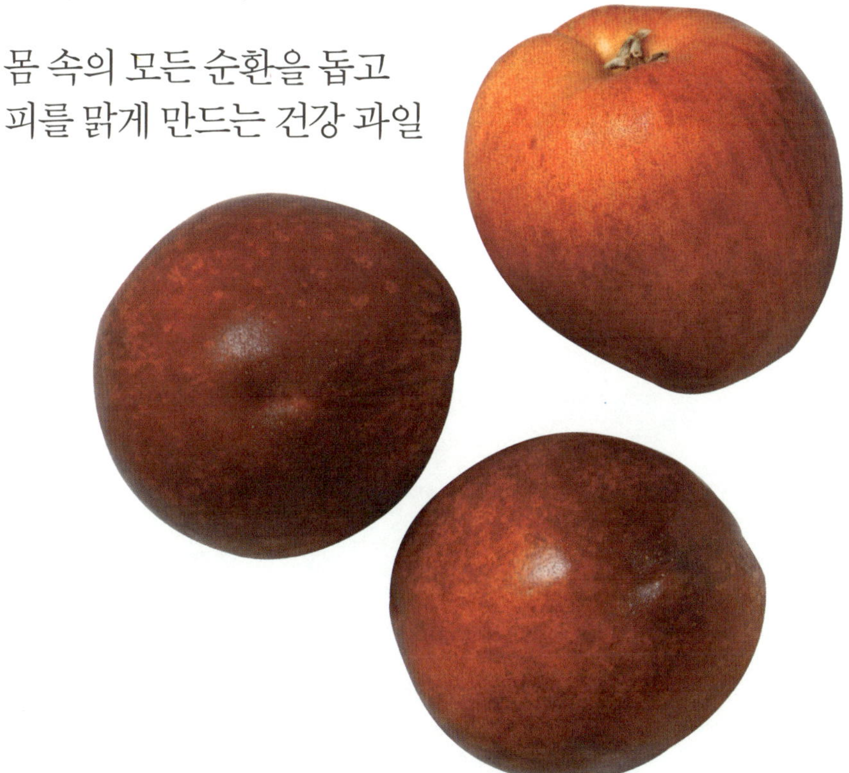

몸에 좋은 〈복숭아〉 이야기

하우스 재배로 1년 내내 볼 수는 있지만, 당도도 높고 영양
도 풍부한 것은 역시 제철인 7~8월, 더운 여름이다.
맛있는 복숭아를 고르려면 좌우대칭으로 잘생기고 상처가
없고 크며, 모양과 색깔이 균일하고 전체적으로 불그레하
고 잔털이 고루 퍼져 있는 것이 좋다.
복숭아가 잘 익었는지는 뒤쪽을 보면 알 수 있다. 파란 기
가 없으면 잘 익은 것이다. 완전히 익으면 향기가 진해지므
로 냄새로도 알 수 있다.

피를 맑게 해 미인을 만드는 〈복숭아〉

복숭아에는 식물성 섬유와 비타민 A·C가 풍부하다. 특히 비타민 A는 백도보다 황도에 많다. 당분은 대부분 설탕으로 구성되며 신맛은 사과산과 구연산이 낸다. 복숭아에는 식물성 섬유인 펙틴이 풍부해 변비에 효과가 좋은 편이다. 그래서 예로부터 복숭아를 많이 먹으면 미인이 된다는 말이 생겼다. 또한 피를 깨끗하게 하는 효과가 뚜렷해서 한방에서는 여성의 혈액순환에 빠져서는 안 될 생약으로 취급하고 있다.

〈복숭아〉동의보감

복숭아는 맛이 달고 시큼하며 성질은 따뜻하다. 신선한 과일이라 하여 '선과' 라고도 하며, 불로장수의 약으로 몸을 보호하는 효능이 뛰어나다. 간 기능을 강화하고 눈을 밝게 하는 효과가 있고 심장의 기를 보양하여 혈액순환을 촉진하고, 피를 깨끗하게 하는 작용도 한다. 폐의 기를 보강하므로 기침·가래·천식 치료에도 도움이 된다. 또한 신장의 노폐물 배설을 촉진하여 부종을 다스리기도 한다.

피부미용에도 탁월한 효과가 있어 미용재료로도 자주 사용된다. 몸속에 진액을 생기게 하여 갈증을 풀고, 장을 부드럽고 윤택하게 하며, 체했을 때 음식이 복부 내에 뭉친 것을 풀어 준다. 해열 작용과 해독 작용도 하는데, 특히 생선 식중독과 니코틴을 해독하는 효과가 크다.

하지만 알레르기를 일으키기 쉬우므로 알레르기성 체질이나 아토피 체질인 사람은 섭취를 자제해야 한다. 따뜻한 성질의 과일이라 열성 체질인 사람에게도 맞지 않으며, 많이 먹으면 열을 일으켜 부스럼, 종기, 화농성 염증이 생길 수 있다.

복숭아의 약효 : 간기능 강화, 혈액순환 촉진, 천식, 피부미용, 해독 작용, 부종, 노폐물 배설

함께 먹으면 좋은 〈복숭아〉의 음식궁합

복숭아+사과 : 복숭아와 사과는 모두 식물성 섬유인 펙틴이 풍부해서 변비에 좋다. 함께 먹으면 사과산, 구연산 등 유기산을 더 많이 섭취할 수 있어 피로회복에 더욱 좋다.

복숭아+바나나 : 두 과일을 함께 먹으면 열성 체질이든 냉성 체질이든 관계없이 장이 건조해서 생기는 변비를 모두 치료할 수 있다. 복숭아는 음성의 냉성 체질에 좋고, 바나나는 양성의 열성 체질에 잘 어울리기 때문. 또 두 과일을 일정한 비율로 섞어 먹으면 술독과 니코틴독을 해독하며 술과 담배가 지나쳐 갈증이 심한 때도 효과를 볼 수 있다.

복숭아+요구르트 : 복숭아를 요구르트와 함께 갈아 마시면 변비에 좋다.

〈복숭아〉 제대로 먹는 법

복숭아는 손가락으로 누르면 그 자리가 무르게 되므로 주의한다. 0~1℃ 정도의 온도로 냉장하면 2~3주 정도는 신선도을 유지할 수 있다. 하지만 제철에 구입하여 맛있게 먹으려면 냉장고에 보관하기보다는 저장기간은 짧지만 실온에 보관하는 것이 좋다. 차갑게 하면 단맛이 떨어지기 때문이다. 복숭아는 8~13℃ 에서 보관한 후 먹는 것이 아삭아삭함이나 단 맛, 과즙 등에서 최선이다. 시원하게 먹고 싶다면 먹기 2~3시간 전에 냉장고에 넣어 두도록 한다.

복숭아는 게나 장어와 상극이다. 때문에 바다 게와 함께 먹으면 복통을 일으키기 쉽고, 장어와 함께 먹으면 설사를 일으킬 가능성이 크다.

수박 watermelon

몸속 열은 내리고 수분은 채워 주는
영양 높은 여름철 필수 과일

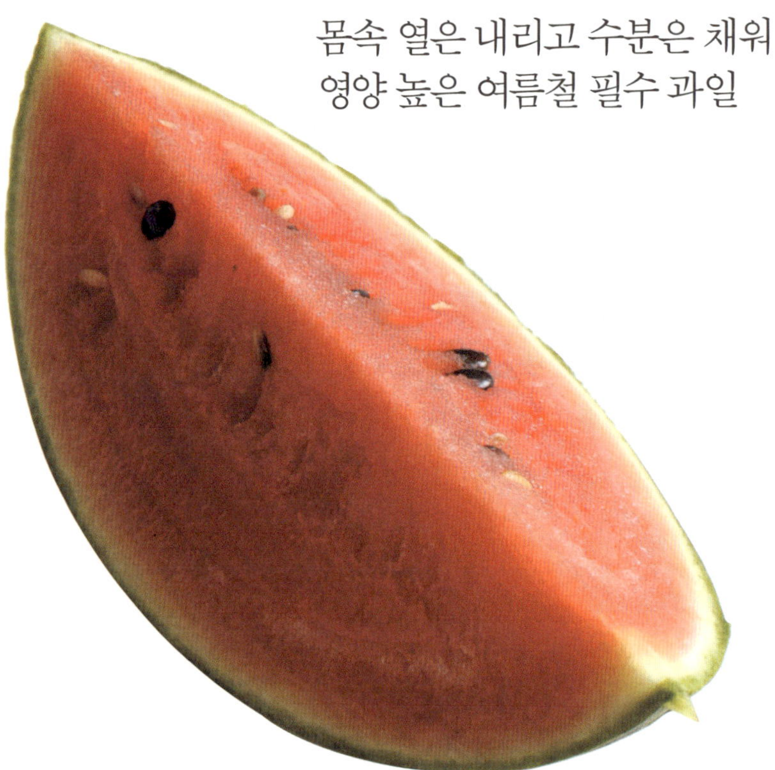

몸에 좋은 〈수박〉 이야기

수박은 6~8월이 제철인 여름 대표 과일이다. 수박은 그 양이 크기 때문에 고르는 방법을 알아 두는 것이 특히 중요하다. 두드려서 맑은 소리가 나면 잘 익은 것이며 수박 특유의 검은 줄무늬가 선명한 색깔을 띠고 매끈한 상태의 원형인 것이 좋은 것이다. 또 껍질이 얇고 씨가 적으며 과육 조직이 치밀하며 꼭지 부위는 움푹 들어간 것이 좋다. 크기에 비하여 비교적 가볍게 느껴지는 것을 고른다.

우리 몸의 수분을 충분히 채워 주는 〈수박〉

무더운 여름철 갈증을 풀어 주는 대표적인 과일. 거의가 수분이지만 의외로 영양가가 높다. 비타민 A·B$_1$·B$_2$·C를 비롯해 칼륨, 칼슘, 인, 철분 등 미네랄과 글루타민산, 아르기닌 등이 들어 있다. 수박씨에는 리놀레산이 풍부하게 들어 있어 동맥경화가 걱정되는 사람은 수박씨를 말려서 볶아 먹으면 좋다.

〈수박〉 동의보감

맛이 달고 담백한 수박은 성질이 찬 과일이다. 때문에 열을 내려 주고 더위를 풀어 주며 진액을 생기게 하여 갈증을 멎게 한다. 특히 더위를 이겨내기 힘든 열성 체질에게 잘 맞는다. 특히 심장의 열이 올라 가슴이 화끈거리고 입이 마르고 갈증이 나며, 입 안이 헐었을 때도 효과가 있다.
수박의 시트룰린 성분은 체내 독소를 소변으로 배출하는 작용을 한다. 때문에 심장병, 고혈압, 신장염 등에 의한 부종에 좋은 효과가 있다. 더위를 먹어 식욕이 전혀 없고 밥 대신 물만 자꾸 마시고 싶을 만큼 갈증이 심하며 소변이 붉고 뻑뻑하고 잘 나오지 않을 때도 좋다. 또 수박의 시트룰린과 아르기닌 성분은 간에서 효소의 생성을 빠르게 하여 숙취를 풀고, 간 기능을 좋게 한다. 수박의 과당과 포도당은 몸에 쉽게 흡수되어 피로회복에도 빠른 효과가 있다. 눈병이 있는 경우 수박을 잘라 햇볕에 바싹 말려서 먹으면 효과가 있는데, 눈병이 열로 인한 것이기 때문이다. 그러나 수박 자체는 찬 성질이므로 위장이 약하거나 몸이 차고 습기가 많은 사람은 너무 많이 먹어서는 안 된다.
수박의 약효 : 간기능 회복, 각종 질병으로 인한 부종 완화, 이뇨 작용, 피로회복

함께 먹으면 좋은 〈수박〉의 음식궁합

수박+멜론 : 수박과 멜론을 함께 먹으면 체내에 과잉 축적되는 나트륨을 효과적으로 배출할 수 있어 고혈압이나 부종에 좋다. 수박이 이뇨 작용을 하며, 멜론 역시 칼륨을 많이 함유하고 있어서 나트륨을 배출하기 때문이다.

수박+셀러리 : 수박과 셀러리를 배합하여 주스를 만들어 먹으면 고혈압을 개선할 수 있다. 셀러리 역시 혈압을 떨어뜨릴 뿐 아니라 이뇨·정혈 작용을 돕는다.

수박+복숭아 : 수박과 복숭아를 배합하면 간 기능이 좋아진다. 수박의 시트룰린과 아르기닌 성분이 간에서 효소 생성을 빠르게 하고, 복숭아가 묵은 피를 내몰고 간 기능을 활발하게 하기 때문이다.

〈수박〉 제대로 먹는 법

수박을 먹을 때 기억할 것 3가지. 첫째, 너무 차게 먹지 않는다. 수박의 단맛, 과즙, 아삭거림이 최고일 때는 8~10℃다. 냉장 보관보다는 실온 보관하며, 먹기 2~3시간 전에 냉장고에 넣어 두는 것이 좋다.

둘째, 소금에 찍어 먹는다. 언뜻 이상하게 들릴 수 있으나 이것은 설탕물에 소금을 약간 넣으면 단맛이 강해지는 것과 같은 이치다. 수박을 소금에 찍어 먹으면 더 달다.

셋째, 튀김 요리 후에는 먹지 않는다. 수박의 많은 수분이 위액을 희석해 튀김요리가 소화되는 것을 방해한다.

또한 수박으로 할 수 있는 대표적 요리는 수박화채이다. 수박 과육을 파내어 꿀에 재웠다가 오미자 우려낸 물에 수박과 잣을 띄워 내면 더운 여름 시원하게 먹을 수 있는 별미가 된다.

사과 apple

장을 튼튼하게 도와주는 펙틴 성분이
가득한 영양과일

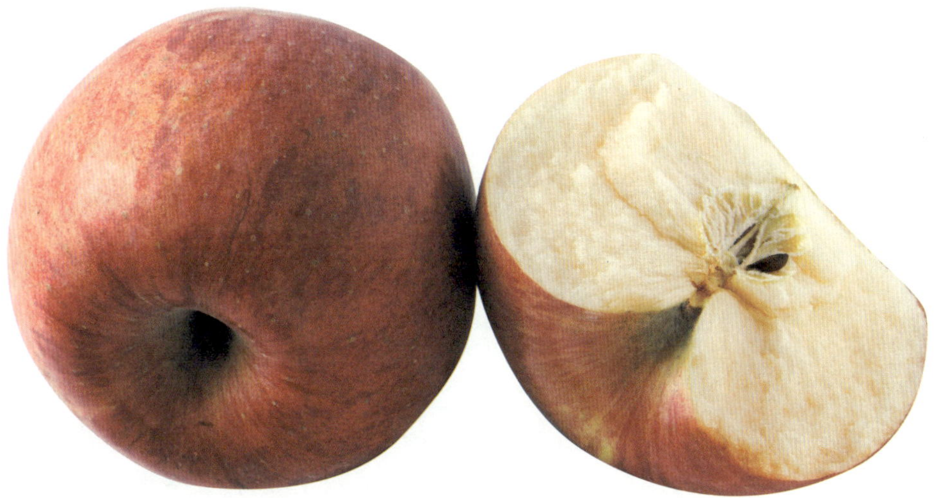

몸에 좋은 〈사과〉 이야기

사과는 수확 후 저온저장고에 보관해 두고 출하하므로 요
즘은 1년 내내 먹을 수 있게 됐다. 하지만 제철은 가을. 당
도와 영양이 가장 높은 시기는 10월~11월경이다. 이때 구
입하면 꽤 오래 두고 먹을 수 있다. 하지만 9월 전에 나오는
여름사과는 구입 즉시 먹는 것이 좋다.

좋은 사과는 껍질이 거칠고 측면은 빨간색이며 아랫부분
은 노란색이다. 일교차가 큰 곳에서 자란 사과는 당도가 높
기 때문에 당분이 밖으로 배어 나오면서 표면이 거칠어진
것이다. 반짝반짝 왁스칠한 것처럼 윤이 나는 사과는 오래
된 것으로 좋지 않다.

장을 튼튼하게 만드는 〈사과〉

주성분은 과당, 포도당 등 당질이며 신맛을 내는 유기산과 식물성 섬유의 일종인 펙틴, 칼륨 등 미네랄도 풍부하게 들어 있다. 사과 속 당은 우리 몸에 흡수가 잘되고 쉽게 동화되는 당류이다. 유기산은 사과산과 구연산이 주류를 이룬다. 사과에는 특히 펙틴이라는 식물성 섬유가 풍부한 편인데, 펙틴은 수분을 흡수하면 잘 엉기는 성질이 있다. 때문에 사과는 잼이나 젤리를 만들기에 좋다.

〈사과〉 동의보감

사과는 맛이 달고 성질이 서늘한 과일이다. 당을 많이 함유하고 있으며, 프로비타민 A · B · C 외에도 피로 물질을 제거하는 유기산도 풍부하다. 덜 익은 사과에는 녹말도 들어 있는데, 이것은 익을수록 점차 없어진다.

사과는 체내 정화작용 및 해열 · 거담 · 소염 작용을 하고 진정 작용 또한 강하다. 위액 분비를 촉진해 식욕을 돋우며, 피로와 갈증을 풀고, 땀으로 소실된 체내의 알칼리 성분을 보충해 준다. 사과의 펙틴 성분은 장내에서 유익균이 번식하는 것을 도와 장을 튼튼하게 한다. 또한 사과 속에 많은 섬유질과 소르비톨은 변비, 습진, 비만 등에 도움을 준다. 설사 때는 장 안에 젤리 모양의 벽을 만들어 장을 보호하고, 유독성 물질의 흡수를 막으면서 장내 이상 발효를 막아 설사를 멎게 한다. 단, 복부에 가스가 찰 수 있기 때문에 복부수술을 한 뒤에는 사과를 먹지 않는 것이 좋다.

사과에 풍부한 플라보노이드라는 항산화 물질은 폐암을 예방하는 효과가 있다.

사과의 약효 : 해열 · 거담 · 소염 작용, 변비, 습진, 비만 치료, 폐암 예방

Q&A 사과 궁금증!

사과를 보관할 때 주의할 점은?

흠집이 나지 않게 실온에서 보관하면 품질 변화 없이 3~4개월은 저장할 수 있다. 단, 사과는 따로 보관해야 한다. 다른 과일과 함께 두면 사과 속에 들어 있는 에틸렌 가스의 영향으로 다른 과일이 빨리 익어 버린다.

하지만 사과를 감자와 함께 두면 감자의 발아를 막아 감자에 싹이 나지 않는다. 이는 감자의 저장기간을 늘릴 수 있는 방법이 된다.

함께 먹으면 좋은 〈사과〉의 음식궁합

사과＋인삼 : 사과와 인삼을 함께 먹으면 세포활력 작용이 강해져 수술 후 상처가 빨리 아문다. 또한 식욕이 증진되면서 영양이 보충되어 회복도 빨라진다.

사과＋당근 : 두 가지를 함께 먹으면 펙틴 성분의 효과가 더욱 높아져 정장 작용에 좋다. 단, 당근에는 비타민 C를 파괴하는 효소가 있으므로 사과즙과 당근즙은 따로 만들어 마실 때 섞어 마신다.

사과＋양배추 : 사과와 양배추를 갈아서 마시면 강력한 정화작용을 한다. 장과 피부가 깨끗해지고 피부가 맑아진다. 또 양배추의 특유의 풋내를 사과즙이 해소한다.

사과＋레몬즙 : 사과에는 각종 유기산이 풍부해 피로회복에 좋다. 이런 사과에 레몬즙을 배합하면 사과의 갈변을 막아줄 뿐만 아니라 레몬의 유기산이 더해져 상승 효과가 있다.

사과＋키위·호박 : 사과는 호박·황도·모과와 함께 먹으면 폐암 예방에 좋다. 또 사과를 키위와 함께 두면 부드럽게 익는다.

〈사과〉제대로 먹는 법

사과는 깎거나 갈면 곧 갈색으로 변해 버린다. 이것은 사과 속의 클로로겐산과 폴리페놀산이 공기 중의 산소와 결합하여 산화하기 때문이다. 갈변을 방지하려면 소금물이나 설탕물에 담가 두거나 레몬즙을 뿌려 두면 된다. 또 사과를 먹을 때는 껍질째 먹는 것이 좋다. 장을 튼튼하게 하는 펙틴이 과육보다는 껍질에 많이 들어 있기 때문이다. 농약이 걱정된다면 흐르는 물에 깨끗이 씻은 다음 식촛물에 담가 헹구어 먹는다.

하루 한 알로 건강해지는
사과 다이어트

사과에는 여러 가지 영양소가 많지만 그 중에서도 특히 비타민 C와 식이섬유가 풍부하고 펙틴성분이 많이 들어 있다. 이런 성분은 장을 튼튼하게 해 변비나 설사를 없애고, 체내에 쌓인 노폐물을 밖으로 배출하기 때문에 다이어트에 효과적인 것은 물론 피부미용에도 좋다. 또 사과에 함유되어있는 퀘르시틴은 폴리페놀의 일종으로 라디칼로부터 피부세포가 공격당하는 것을 억제하며 피부의 염증 및 과잉 피지나 노폐물로 인한 뾰루지 발생을 억제하고 피부 재생을 돕는다. 또 상처를 치료하는 효과 또한 탁월하다.

'사과 다이어트' 어떻게 할까?

어떻게 먹을까? 껍질을 깎지 않은 사과 그대로 섭취 (물+사과)
얼마나 먹을까? 중간 크기 사과 1개면 충분하다. 사과 1개는 약 120~130kcal 정도. 아침을 거르는 것보다 칼로리가 적은 과일을 먹는 것이 다이어트에 훨씬 효과적이다.
언제 먹을까? 아침식사 대용으로 좋다. 단 사과는 껍질째 먹는 것이 훨씬 맛있으며 이렇게 먹어야 영양도 온전히 섭취할 수 있다.

사과는 영양이 풍부하고 맛이 자극적이지 않아 쉽게 질리지 않는다. 이는 꾸준히 다이어트를 해야 하는 사람들에게는 더 없이 큰 장점이다. 또한 사과는 내장지방을 줄여주고 근력을 향상시키기 때문에 운동 전이나 후에 꾸준히 섭취하면 좋은 효과를 볼 수 있다. 특히 비타민 C 성분이 이뇨 작용을 도우며 신진대사도 원활하게 하기 때문에 강도 높은 운동을 할 때 에너지 공급원으로도 좋다. 대부분 사과의 껍질을 깎아 먹는데, 비타민 C, 퀘르세틴·펙틴 등 사과의 진정한 영양은 이 껍질에 있다. 또 자주 먹다 보면 껍질째 먹어야 사과의 풍미를 제대로 맛볼 수 있다는 것을 알게 될 것이다. 추운 겨울에는 물을 따뜻하게 데워 한 잔 마신 다음 사과를 먹는 것이 좋다. 이렇게 하면 장의 활동을 도와 배변을 원활하게 해 준다.

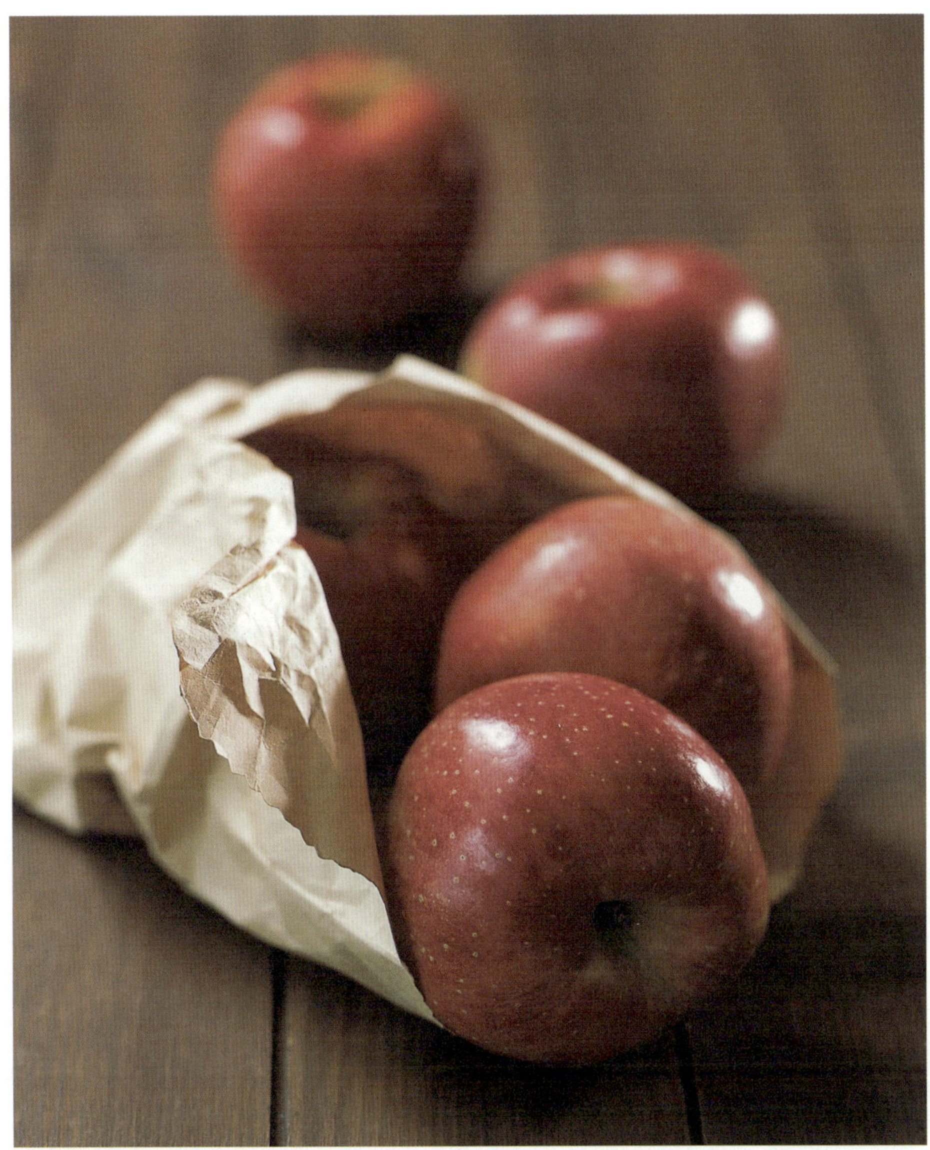

다이어트 POINT

다른 다이어트도 마찬가지이지만 채소나 과일 다이어트의 핵심은 스트레스 없이 꾸준히 하는 것이다. 아침식사 대용으로 과일을 먹고 점심이나 저녁에는 메뉴를 제한하지 않기 때문에 계절별로 자신이 좋아하는 과일이나 야채를 정해 두고 다이어트를 시작하면 일상생활에 지장을 주지 않고 꾸준히 할 수 있다. 다이어트의 적은 조바심이란 사실을 명심하자.

자두 plum

질병에 대한 저항력을 키워 주는
고칼륨 저나트륨 과일

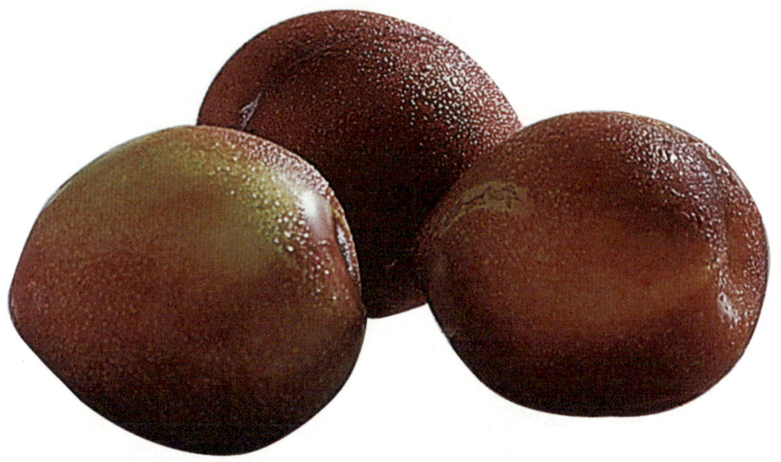

몸에 좋은 〈자두〉 이야기

자두는 참외나 수박과 함께 7~8월이 제철인 대표적인 여름과일이다. 4월에 꽃이 피어 7월이면 노란색 또는 붉은색을 띤 자주색으로 익으며, 과육은 노란색으로 수분이 풍부해 진다.

자두를 고를 때는 만져 보아 물렁거리지 않고, 약간 단단한 느낌이 나는 것이 좋다. 껍질에는 하얀 가루가 있고, 붉기만 한 것보다는 약간 푸른빛이 돌면서 붉은색으로 익어가는 것, 끝이 뾰족하며 자두 특유의 향이 강한 것을 고른다. 너무 붉은 것보다는 푸른빛이 도는 것이 당도가 높다.

고칼륨, 저나트륨 과일 〈자두〉

자두는 칼슘, 인, 철분, 비타민 B_1 · B_2 · C, 나이아신 등을 함유하고 있으며, 아스파라긴산이 특히 많다. 자두의 신맛은 유기산, 떫은맛은 타닌 때문이다. 말린 서양자두인 플룬에는 칼슘, 철분 등을 비롯해 비타민 A는 사과의 2배 정도, 비타민 B_1은 소맥 배아에 버금갈 정도로 많다. 또 칼륨은 나트륨의 2배 정도로 대표적인 고칼륨 · 저나트륨 식품이다. 미네랄이 풍부하기로도 과일 중에 최고다.

〈자두〉 동의보감

자두는 순우리말로 '오얏' 이지만, 자주색 열매가 복숭아를 닮았다는 뜻에서 붙여진 '자도(紫桃)' 가 '자두' 로 바뀌면서 지금까지 불리고 있다. 성질이 평이한 과일로 단맛과 신맛이 조화를 이루고 있어 피로회복 효과가 있으며, 신맛이 식욕을 증진한다. 자두를 섭취하면 체내에 알칼리성 무기물이 흡수되므로 산성 체질을 개선하여 질병에 대한 저항력을 강하게 해 준다. 또한 간기를 맑게 하고 열을 내려주는 효과가 있다. 특히 과로하거나 허약해서 뼈마디 사이에서 열이 날 때 좋다. 또한 혈액순환을 촉진하고, 진액을 생성하며 갈증을 풀어 주고 소변이 잘 나오게 하는 작용도 해서 부종, 복수 등을 치료하는 데도 좋다.
서양자두인 플룬은 대표적인 변비 치료제. 섬유소가 풍부할 뿐만 아니라 함께 강장과 건위 작용을 한다. 철분이 많아 빈혈에 좋고 산전 · 산후의 건강식품으로도 그만이다. 또 체내의 산성 독을 중화하며, 칼슘이 많아 신경안정제 역할도 한다.
자두의 약효 : 부종 · 복수 치료, 식욕 증진, 피로회복, 강장 작용, 신경 안정, 면역력 강화

함께 먹으면 좋은 〈자두〉의 음식궁합

자두+시금치 : 두 가지 모두 철분을 함유하고 있기 때문에 비타민 C와 유기산 흡수량도 늘어난다.

자두+자몽 : 자두와 자몽을 함께 먹으면 맛이 시고 달고, 쓰고 떫은 묘한 향미를 만끽할 수 있어 식욕이 증진된다. 또한 감기 예방, 피로회복에도 좋으며, 과음 후 빠른 숙취 해소에도 좋다. 자두의 강장 및 건위 작용과 자몽의 펙틴이 상호 상승 작용을 일으켜 변비를 없애 주며, 신경안정제 역할을 하기 때문에 숙면에도 도움이 된다.

자두+파파야 : 자두는 소화기관을 튼튼히 하고, 파파야는 파파인이라는 단백질 분해 효소를 지니고 있어 육류의 소화를 돕는다. 때문에 두 과일을 함께 먹으면 식욕이 증진되고 육류 소화에 효과적이다.

〈자두〉 제대로 먹는 법

건강식품으로 주목받고 있는 자두는 크게 플럼과 플룬으로 구분된다. 플럼은 생으로 먹거나 설탕에 절이거나 잼이나 술을 만들고, 과자를 구울 때 쓰기도 한다. 또 사과나 양배추 등 궁합맞는 채소와 함께 갈아 주스로 먹어도 좋다. 플룬은 씨를 제거하여 말려서 먹는 것으로 설탕절임이나 젤리, 케이크, 푸딩, 파이 등 디저트용으로 많이 활용된다. 플룬으로 만든 술은 맛있는 미네랄 과일주로 손꼽힌다. 빈혈이 있는 사람은 철분이 특히 많은 말린 자두를 먹는 것이 좋은데, 말린 자두를 구하기 어렵다면 집에서 말려도 된다. 말릴 때는 반드시 씨를 빼고 말린다. 참고로 자두는 예로부터 오리고기, 참새고기, 닭고기와는 먹으면 좋지 않다고 금해 왔다.

참외 melon

수분이 풍부하고 칼륨이 많아
신장을 튼튼하게 하는 건강 과일

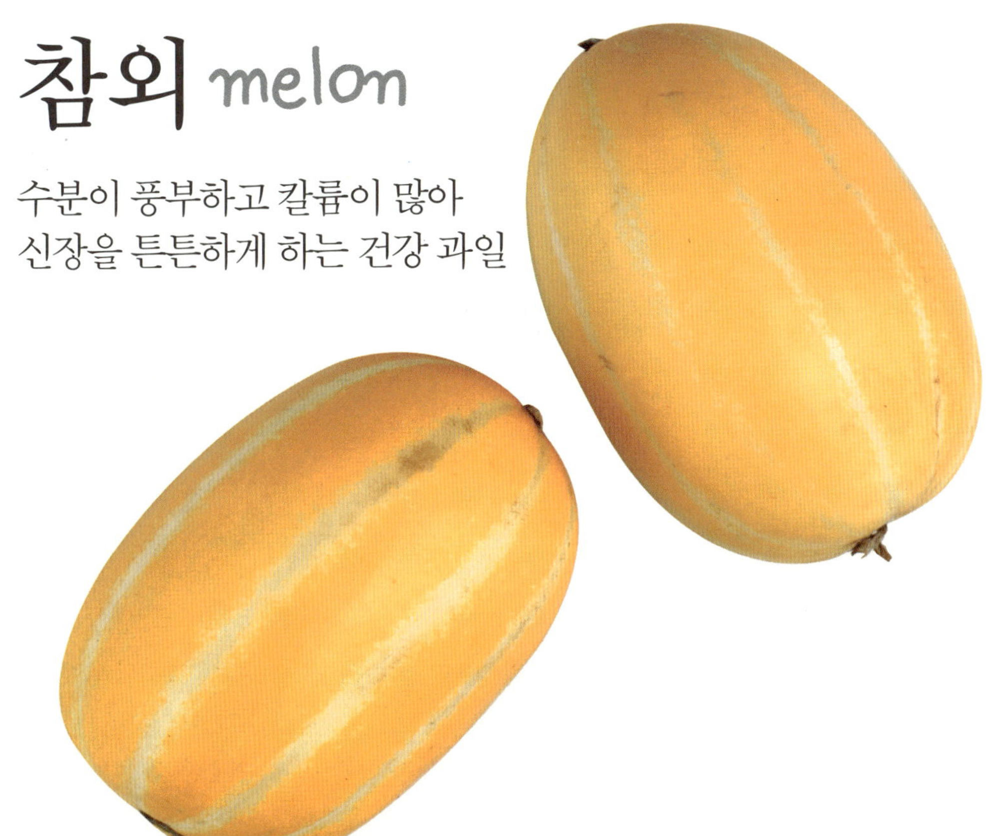

몸에 좋은 〈참외〉 이야기

여름 과일이라 한여름이 가장 맛있다. 제철은 6~8월. 다른
여름 과일과 마찬가지로 하우스 재배로 1년 내내 먹을 수
있다. 참외는 뭐니뭐니해도 적당히 달콤한 향이 나는 것을
고르는 것이 좋다. 또한 단단한 타원형이며 골과 산이 뚜렷
하게 구별되는 것, 맑은 노란색을 띠고 광택이 뛰어나며
꼭지가 싱싱한 것을 고른다. 두드려 봐서 맑은 소리가 아닌
탁한 소리가 나거나 무게가 무거운 것은 속이 상한 것이 대
부분이므로 피하는 것이 좋다.

피로회복에 효과적인 알칼리 과일 〈참외〉

수박과 함께 여름철에 나는 대표적인 과일. 칼로리가 적은 비타민 A와 B · B₁ · B₂ · C, 나이아신 등이 골고루 조금씩 들어 있는 알칼리성 식품이다. 수분이 많기 때문에 이뇨 작용이 뛰어나며 당분이 많아 피로회복에도 효과적이다. 덜 익은 참외 꼭지는 오이와 마찬가지로 쓴맛이 나는데, 이것은 에라테린이라는 물질 때문이다. 음식을 잘못 먹어 체했을 때 덜 익은 참외 꼭지를 씹으면 에라테린의 작용으로 먹은 것을 토해낼 수 있다.

〈참외〉 동의보감

참외는 독특한 향이 있고 맛이 달아서 첨과라고도 한다. 성질이 찬 과일로 주성분은 당질이며 글로빈, 구연산 등의 유기산과 베타카로틴, 비타민 B · C 등이 함유되어 있다. 참외는 여름철 열기를 내려 주는 효과가 있어 더위를 먹은 경우 자주 쓰인다. 번갈을 풀어 주고, 가슴이 답답하고 갈증이 심하며 입맛이 떨어진 경우에도 좋다.

수분이 풍부하고 칼륨이 많아 신장 기능을 강화하여, 소변이 잘 나오게 하는 효과도 있다. 또 신진대사를 촉진해 막힌 기를 풀어 주며, 노폐물 배출도 원활하게 한다. 때문에 변비와 부종 등의 증상에 사용된다. 이 외 입이나 코의 부스럼을 치료하고 풍기나 습기에 의해 사지가 아프거나 마비된 것에도 도움이 된다.

하지만 참외는 비위장이 차고 배가 부르면서 대변이 묽은 경우에는 오히려 증상을 악화시켜 설사를 유발할 수 있다. 또한 많이 먹으면 황달이 올 수 있고 냉병을 일으키며 몸을 야위게 만든다. 특히 약을 복용할 때 참외를 먹으면 약의 효능이 떨어지므로 주의한다.

참외의 약효 : 변비, 부종, 이뇨 작용, 입과 코의 부스럼 치료, 더위먹었을 때, 풍기, 습기

함께 먹으면 좋은 〈참외〉의 음식궁합

참외+돼지고기 : 참외를 먹고 체한 데는 돼지고기 태운 가루가 좋다. 또한 참외를 먹고 금방 물에 들어가면 쉽게 체할 수 있으므로 주의하도록 한다.

참외껍질+과일 : 참외껍질은 과일을 먹고 체한 데 좋다. 과일을 많이 먹어서 생긴 적체를 '과적체' 라고 하는데, 이때 참외껍질을 끓여 마신다. 참외껍질을 끓여 마시면 번갈을 없애는 데 효과가 있고, 그 물로 양치하면 치통을 예방할 수 있다.

참외줄기+수박넝쿨 : 참외줄기와 수박넝쿨을 배합해 끓여 먹으면 고혈압 치료에 효과가 있다. 임상 발표에 의하면 1주일 전후로 혈압이 정상으로 되돌아 온다고 한다.

〈참외〉 제대로 먹는 법

씨 사이의 희고 부드러운 속은 당분이 많아 피로회복의 효과가 뛰어나므로 버리지 말고 다 먹도록 한다. 참외는 생으로 먹는 게 보통이지만 씨를 빼고 오이처럼 초고추장에 무쳐 먹거나 간장을 치고 양념을 하여 장아찌를 해서 먹어도 색다른 맛이 나며 성분에도 거의 변화가 없다. 혹은 쇠고기·파·기름·깨소금·고추장 등의 양념에 무친 다음 지져 먹기도 한다. 참외를 보관할 때는 냉장고보다 신문지 등 종이에 싸거나 봉투에 담아서 그늘지고 시원한 곳에 놓아 두는 것이 좋다. 그렇게 보관하면 고유의 맛과 향, 당도 등을 비교적 오랫동안 지킬 수 있다.

plus tip

참외씨와 석류씨를 배합하면 체내의 열로 인한 구취를 제거하는 데 도움이 된다. 참외씨를 말려 가루 내어 석류주스(석류 씨를 즙내어 물과 설탕을 섞은 것)에 넣어 함께 마시면 된다.

비타민 C의 보고
참외 다이어트

참외는 비타민과 칼륨, 엽산 등 영양은 풍부하면서 열량은 적고, 포만감을 주므로 다이어트에 이상적인 과일이다. 참외에 비타민이 많다는 사실을 아는 사람들이 의외로 많지 않다. 하지만 참외 한 개를 먹으면 하루에 필요한 비타민 C를 충분히 섭취할 수 있으며 식이 섬유가 풍부하게 들어있어 변비를 예방해 준다. 비타민 C 를 충분히 섭취하면 면역체계를 강화할수 있으며, 항산화 작용에 의해 피부와 근육 세포가 노화되는 것을 막을 수 있다.

'참외 다이어트' 어떻게 할까?

어떻게 먹을까? 참외 + 물

얼마나 먹을까? 100g당 32kcal로 열량이 적은 편이다. 중간 정도 참외 1개면 보통 90~100kcal 정도 되므로 보통 하루, 한 끼에 한 개 정도면 충분하다.

언제 먹을까? 하루 세 끼 중 어느 때건 상관없이 한 끼 식사 대용으로 먹는다. 또한 가벼운 운동 전에 먹으면 노폐물 배출을 돕는다.

참외로 식사를 대체할 때는 먼저 물을 한 잔 마시고 참외를 먹는다. 따뜻한 물과 함께 참외를 먹으면 참외 향이 입 안에 퍼지면서 과일차를 마시는 기분도 든다. 참외에는 수분, 당분, 비타민 C가 많아서 강도가 높지 않은 운동 전에 먹으면 노폐물 배출을 돕고, 운동이 끝난 후에 섭취하면 피로회복에 도움이 된다. 또한 가벼운 운동 중에 섭취하면 신진대사를 돕는 효과도 있다. 하지만 찬 성질을 가지고 있기 때문에 냉한 체질의 사람들에게는 자칫 설사나 소화 불량을 유발할 수 있다. 이런 증상이 있다면 참외를 한 번에 많이 먹지 말고, 지속적으로 다이어트를 할 생각이라면 다른 과일로 대체하는 것이 좋다. 참외는 피부미용에도 효과적이며, 여름철 가장 큰 피부트러블인 붉게 달아오르는 증상에 진정효과를 줄 수 있다.

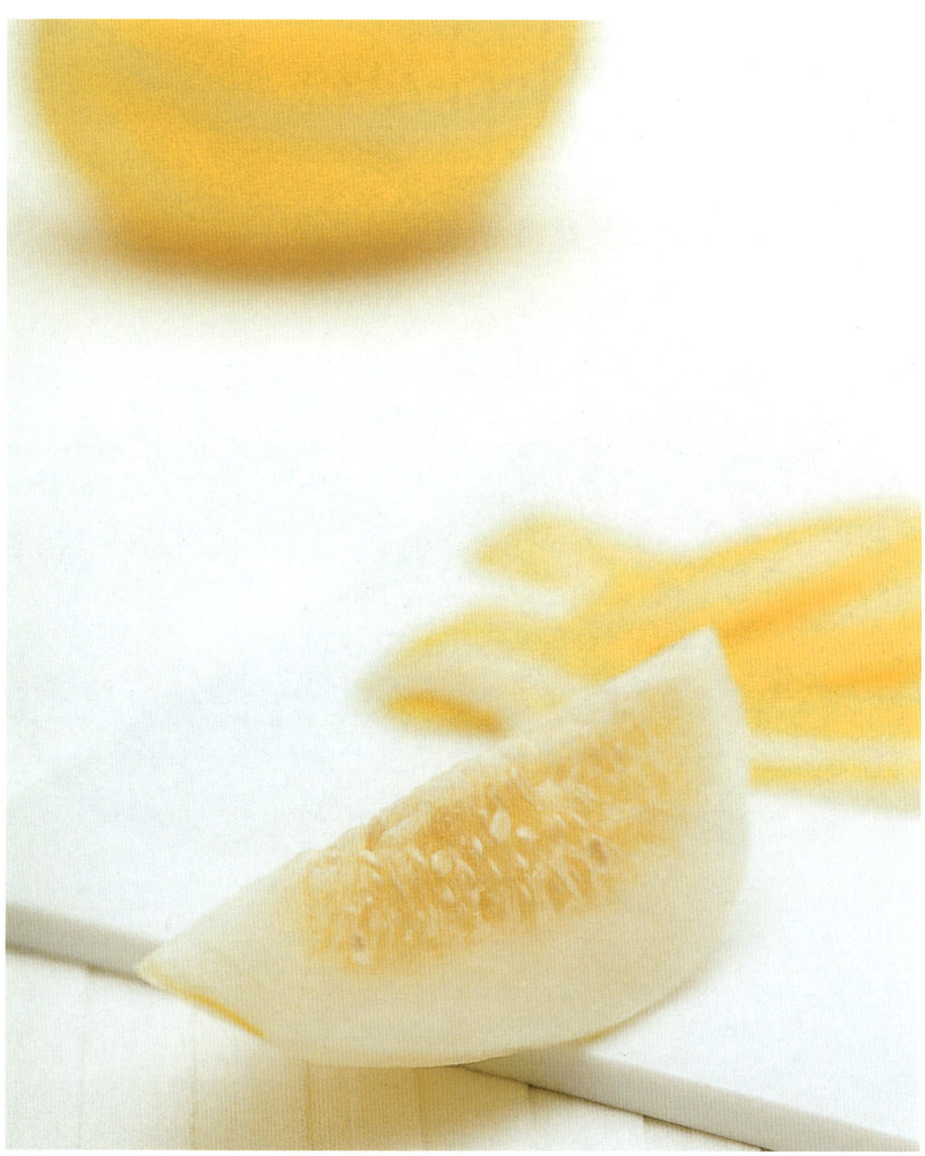

다이어트 POINT

다이어트를 하기로 마음을 먹었다면 저녁은 늦지 않게, 또 가볍게 먹는 것이 가장 중요하다. 저녁을 많이 먹으면 잠자리에 드는 순간까지 속이 더부룩한 느낌이 들기 쉬우며 소화가 되지 않은 상태에서 잠을 자기 때문에 다음 날 아침에도 배가 고프지 않아 아침식사를 거르게 된다. 이는 점심이나 저녁에 과식을 부르게 되는 원인이 되며, 이러한 불규칙한 식습관은 결국 살이 찌는 요인으로 작용한다. 잠자리에 드는 순간에는 배가 꺼진 느낌이 드는 것이 좋다.

키위 kiwi

열량은 낮고 영양은 높으며, 식이섬유가
풍부한 미용과일

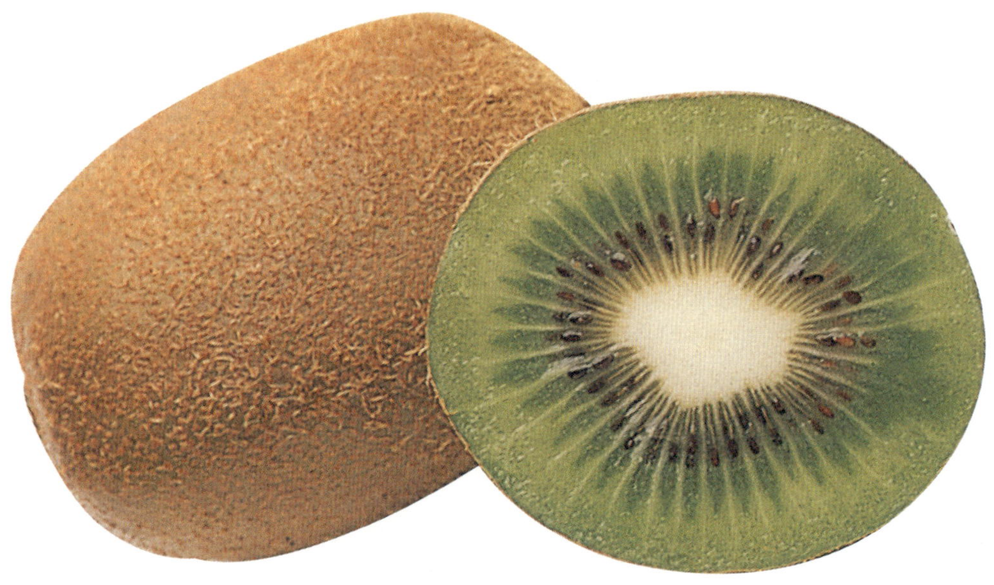

몸에 좋은 〈키위〉 이야기

우리나라에서 나는 키위, 즉 '참다래' 는 1월부터 4월까지
맛볼 수 있다. 하지만 이미 대중화되어 있는 수입과일 '키
위' 는 1년 내내 마트에서 구입할 수 있다.

키위는 손에 쥐었을 때 느낌이 균등한 것을 고른다. 전체적
으로 약간 무른 것이 적당히 익은 것이다. 예쁜 달걀 모양
을 한 것으로, 손으로 가볍게 쥐어 봤을 때 과실 전체가 균
등하게 딱딱한데 한 곳만 물렁한 것은 상했다는 증거이므
로 피하는 것이 좋다.

열량은 낮고, 영양은 풍부한 과일 〈키위〉

키위는 열량이 낮고 영양이 풍부한 과일이다. 비타민 C가 사과의 17배, 오렌지의 2배 정도로 많다. 키위 1개에는 성인 하루 비타민 C 필요량의 1.6배가 들어 있을 정도. 키위는 혈액 속 콜레스테롤을 감소시키고 고혈압, 동맥경화 등 성인병 예방과 당뇨병 치료에도 좋으며 단백질 분해 효소가 들어 있어 육류 섭취 후 먹으면 소화를 돕는다. 또한 다량의 비타민과 더불어 다이어트에 필수적인 식이섬유와 섬유소를 함유하고 있어 비타민 섭취량이 부족하거나 다이어트를 원하는 사람에게 특히 좋다.

〈키위〉 동의보감

키위는 '양다래'로 맛이 달면서도 신맛이 있으며, 타닌 성분이 들어 있어서 약간 떫기도 하다. 성질이 차서 열이 있을 때 영양을 공급하는 데 적당하다. 칼슘도 풍부하지만 비타민 C가 풍부해서 피로회복이나 감기 예방에 좋다.

식물성 섬유인 펙틴이 많고 나트륨이 적은 대신 칼륨이 많은 것이 특징으로 고혈압·심장병·신장병 등의 예방과 치료에 좋다. 또 변비 치료에도 효과가 좋기 때문에 아침식사 전에 매일 한 개씩 먹는 습관을 들이면 변비를 걱정할 필요가 없다. 식사 전에 키위즙을 마시는 것도 효과가 있다. 잘 익은 키위 한 개를 껍질을 벗겨 주서기에 담고 물 1컵, 설탕 1큰술을 넣어 곱게 갈아 마시면 식욕 증진에 효과가 있다. 성질이 차기 때문에 열성 체질에 잘 맞는다. 열기가 상충하여 머리가 자주 아프거나 눈이 쉽게 충혈될 때, 입 안이 잘 마르며 잘 헐거나 가슴속이 번열로 답답할 때, 소변이 농축되어 색이 짙고 냄새가 심하거나 변이 굳은 경우에 좋다.

키위의 약효 : 피로회복, 감기, 고혈압, 심장병, 변비

Q&A 키위 궁금증!

너무 익은 키위, 어떻게 보관할까?

가장 쉬운 방법은 그대로 냉동했다가 아이스크림처럼 떠먹는 것. 이 방법은 숙취해소에 딱이다.
키위를 모두 갈아 비닐백에 담아 종이처럼 납작하게 만들어 얼려 놓고, 고기 요리를 할 때 적당히 잘라서 넣으면 연육제로 사용할 수도 있다. 다른 과일과 함께 갈아 주스로 만들든지 드레싱으로 이용하는 것도 좋다.
특히 사과와 키위는 궁합이 잘 맞아 함께 먹으면 맛도 좋고, 영양도 훌륭하다.

함께 먹으면 좋은 〈키위〉의 음식궁합

키위+쇠고기 : 키위에는 단백질 분해효소인 액티니진이 들어 있기 때문에 쇠고기를 요리할 때 넣어 주면 육질을 부드럽게 만든다. 쇠고기 요리를 먹고 난 후 속이 거북할 때도 키위를 디저트로 먹으면 소화가 잘된다.

키위+대추 : 키위와 대추를 함께 먹으면 불면증을 개선할 수 있다. 체질에 따라서는 키위를 날로 먹을 때 단백질 분해 효소인 프로타아제 때문에 혀가 아리거나 입 가장자리가 트기도 하는데, 이때는 대추와 함께 소주에 담가 1개월 후 여과해서 술만 마시면 된다.

키위 뿌리+호장 뿌리 : 키위 뿌리와 호장 뿌리를 2:1의 비율로 배합하여 차처럼 끓여 마시면 위암에 좋다. 키위 뿌리는 유방암이나 자궁암에도 차로 마시면 도움이 된다. 또 호장 뿌리는 이뇨·파혈 작용이 뛰어나 소변불리 증상이나 방광염, 생리통, 어혈 치료에 응용되어 오던 약재이다. 때문에 이 두 가지 재료를 배합해 마시면 항암 효과를 얻을 수 있다. 두 가지 재료 모두 한약재상에서 구할 수 있다.

〈키위〉 제대로 먹는 법

완전히 익지 않은 약간 단단한 것을 골랐다면 적당히 익을 때까지 15~20℃의 실온에서 계속 익힌다. 익기 전에는 단단하고 시어서 제 맛이 나지 않고, 너무 익으면 물컹물컹해서 먹기가 좋지 않으므로 적당히 익히는 것이 중요하다. 빨리 익히고 싶다면 키위를 사과 한 개와 같이 비닐봉지에 넣은 다음 묶어 상온에 둔다. 익은 다음에는 1~2주 정도 냉장 보관이 가능하다. 딱딱한 것은 사과와 함께 봉지에 담아 냉장실에 두면 한 달 정도 보관할 수 있다.

포도 grape

영양이 풍부해 항암 효과는
물론 노화방지에 좋은
알칼리성 과일

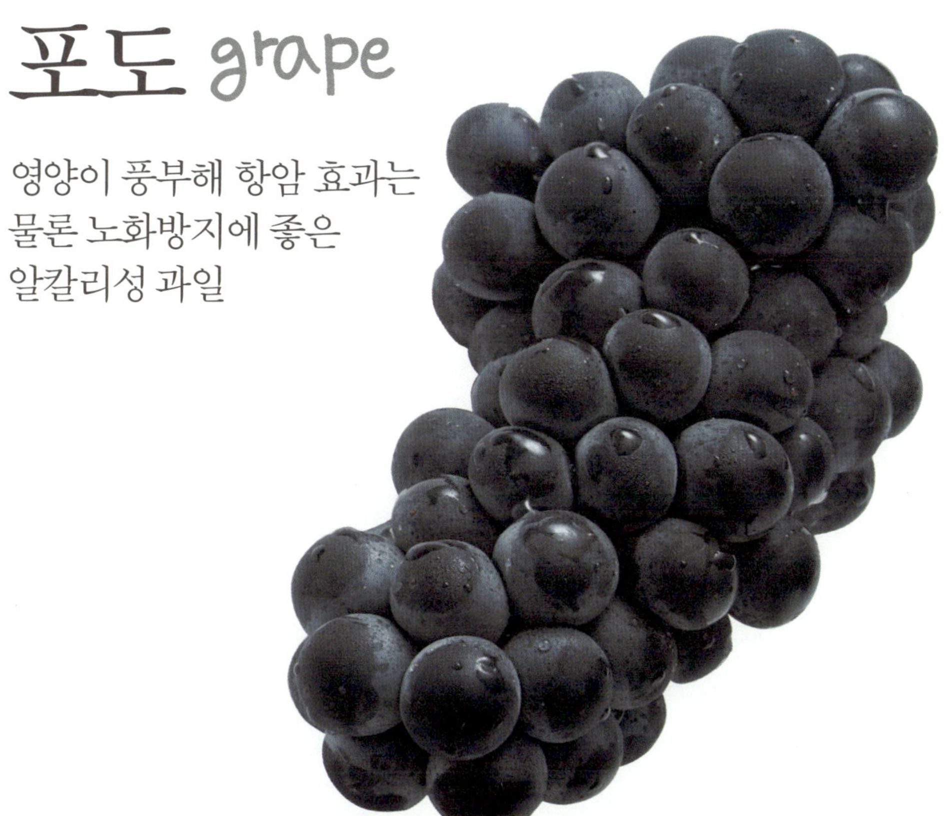

몸에 좋은 〈포도〉이야기

포도는 7월에서 11월까지 노지에서 수확한 것을 만날 수 있
으며, 가을이 제철로 가장 맛있는 시기는 9월이다. 포도는
색이 짙고 알이 굵은 것일수록 달고 맛있다. 표면에 하얀 가
루가 있는 것이 좋은데, 이 하얀가루는 당분이 껍질로 새어
나와 굳은 것이다. 가지 쪽이 가장 맛있고 송이의 제일 끝
부분은 신맛이 강하다. 때문에 맛이 좋은 포도를 구입하려
면 송이 끝 부분의 맛을 보아 달면 전체가 단 것이다. 반면
포도알이 떨어지거나 주름이 진 것은 오래된 것이므로 피
한다. 수분이 날아가지 않도록 랩에 싸서 냉장 보관한다.

몸에 약이 되는 알칼리성 식품 〈포도〉

주성분은 포도당, 과당 등 당질로 포도의 독특한 단맛은 이 성분들 때문이다. 그 밖에 주석산과 구연산과 식물성 섬유의 일종인 펙틴과 비타민 $B_1 \cdot B_2 \cdot C$가 풍부하게 들어 있다. 또한 포도는 칼륨, 인, 칼슘, 철분 등 미네랄이 많이 들어 있는 대표적인 알칼리성 식품이기도 하다.

특히 씨는 이런 모든 성분의 보고라고 할 수 있다. 포도를 햇볕에 말린 건포도는 당질이 증가해서 더욱 효과적이다. 건포도에는 철분이 많이 들어 있어 꾸준히 먹으면 빈혈 증세가 개선된다. 또한 포도알로 담근 포도주는 식욕을 증진하고 소화를 돕는 효과가 뚜렷하여 프랑스에서는 요리에 없어서는 안 되는 음료로 통한다.

〈포도〉 동의보감

포도는 맛이 달고 시며, 성질이 평이한 과일이다. 기혈을 보하여 허약체질에 좋으며 혈액순환과 신진대사를 촉진하고 입맛을 돋우며 소화불량도 개선한다. 장 운동을 촉진해 주고 혈액순환과 심장 근육의 수축 활동을 도우며 심장에 혈액을 공급하는 관상동맥의 수축도 활발하게 해 주는 등 동맥경화 예방에 도움이 된다. 신장과 간장의 음기를 보하며 기운을 도와주고 힘을 배가해 준다. 갈증도 멎게 하고, 피로도 풀어 준다. 또한 뼈와 근육을 튼튼하게 하고, 신경이 예민한 것을 풀며, 뇌를 보강한다. 한편 소변을 원활하게 하고, 태(胎)를 튼튼하게 하여 유산을 방지하기도 한다. 특히 골다공증 예방에 좋다. 골다공증을 예방하려면 칼슘뿐 아니라 칼슘의 흡수를 도와주는 비타민 C와 비타민 D를 충분히 섭취해야 하는데, 포도에는 비타민 C가 매우 풍부하고 뼈를 약하게 만드는 나트륨의 흡수를 줄여 주는 성분까지 있기 때문이다. 이 외 암세포의 증식을 억제하며, 비타민 P의 활성 작용도 한다. 하지만, 포도를 너무 많이 먹으면 설사를 하기 쉽고 배에 가스가 차 아랫배가 더부룩해지므로 주의한다.

포도의 약효 : 혈액순환, 신진대사 촉진, 동맥경화 예방, 골다공증 예방

함께 먹으면 좋은 〈포도〉의 음식궁합

포도+배 : 포도와 배, 두 과일로 술을 담그면 해수에 좋다. 단 포도씨에도 영양소가 있으므로 씨를 빼지 말고 사용한다.

포도씨 기름+채소 : 채소를 요리할 때 포도씨 기름을 넣으면 천연비타민 E·F가 풍부하기 때문에 성인병 예방에 효과가 있다. 또 포도씨에는 암세포를 억제하는 레스베라트롤 성분(포도껍질에도 많음)과 피부재생을 돕고 노화를 늦추는 폴리페놀이 다량 함유되어 있다. 요통과 담즙 분비를 촉진하는 효과도 있다.

포도주+카레 : 포도주는 간장으로 조리는 요리를 할 때와 카레 요리를 할 때 넣으면 좋다. 포도당, 과당이 풍부해서 소화 흡수가 잘 되고 피로회복에도 좋다. 또한 입맛을 돋우고, 위액 분비를 촉진하며, 소화 기능을 돕는다.

〈포도〉 제대로 먹는 법

포도의 영양을 잃지 않고 모두 먹는 비결은 껍질, 씨, 과육을 나누지 않고 통째로 먹는 것이다. 포도껍질과 씨에는 정상세포가 암세포가 되는 것을 막고 악성 암세포의 증식을 막는 레스베라트롤이 많이 들어있다. 또 씨는 노화방지에 탁월하다. 생으로 씨까지 먹는 것이 싫다면 주스나 술, 잼으로 만들어 먹는 것도 좋은 방법이다.

항산화성분으로 젊음을 지키는
포도 다이어트

최근 건강식품으로 각광받고 있는 포도. 특히 포도 다이어트는 많은 사람들이 즐겨 하는 방법이다. 포도 다이어트의 가장 큰 매력은 우리 몸에 좋은 역할을 하는 포도당이 들어 있다는 것이다. 포도당은 우리의 몸속에서 필요한 수치만큼 혈당치를 올려주는데, 혈당이 올라가면 포만감을 느끼게 될 뿐 아니라 기분도 좋아진다. 이런 특징은 자칫 예민해질 수 있는 다이어트에 아주 매력적인 요소다. 또한 아침에 포도를 섭취하면 수분을 충분히 보충하여 체내 순환이 원활해 진다. 이 외에도 각종 항산화성분 섭취를 통해 젊음을 유지할 수 있게 된다.

'포도 다이어트' 어떻게 할까?

어떻게 먹을까? 포도+포도씨+물

얼마나 먹을까? 한 끼 양으로 20~30알 정도가 적당하다. 매일 개수를 세어 먹기 번거롭기 때문에 낱개로 분량만큼 떼어 그릇에 담아 보고 그 그릇을 기준으로 담아 먹는다.

언제 먹을까? 아침식사 대용으로 좋다. 단 아침에 일어나 씻는 번거로움이 있으므로 전날저녁에 먹을 분량만 소다를 푼 물에 씻어 밀폐용기에 담아 둔다.

일어나기 힘든 아침, 포도에 들어 있는 단맛은 아직 덜 깬 뇌를 깨우는 데 효과적이다. 포도에 함유되어 있는 다양한 영양분은 적은 양을 먹어도 하루의 에너지를 충전하기에 충분하다. 아침에는 미각이 둔하기 때문에 물을 한 잔 천천히 마신 다음 정해 놓은 분량의 포도를 아침식사 대신 먹는다. 포도를 먹을 때 포도씨는 뱉지 않고 같이 씹어 먹는 것이 좋다. 포도씨는 강력한 항산화 작용을 하기 때문에 건강에는 물론 다이어트나 피부미용에도 좋다. 다이어트를 할 때 가장 중요한 것은 꾸준한 노력이다. 포도는 맛이 있어 꾸준히 실천하기 좋을 뿐만 아니라 간편하게 먹을 수 있기 때문에 아침을 거르는 식습관을 개선할 수 있으며 아침 과일 다이어트용으로 더할 나위 없이 좋다.

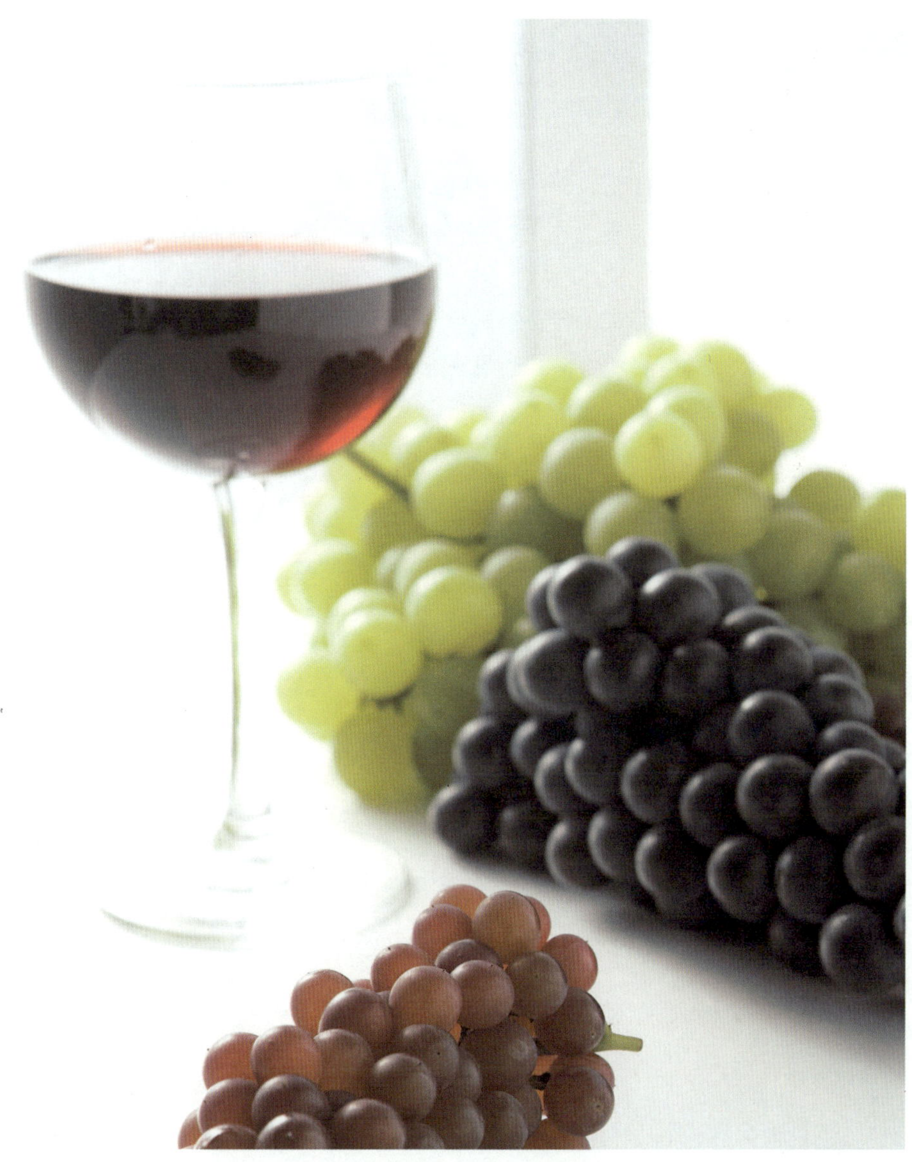

다이어트 POINT

포도는 단맛 때문에 양을 정해 두고 먹으면 한 끼 식사 열량보다 더 많이 섭취하게 될 수 있다. 따라서 항상 먹을 양을 정해 두고 그만큼만 씻어 먹도록 한다. 아침식사는 하루의 에너지를 충전하고 몸에 하루의 시작을 알리는 중요한 단계이다. 이렇게 중요한 아침식사를 거르면 식습관의 균형이 깨지게 되고, 이렇게 되면 건강하고 군살 없는 몸매는 포기해야 한다는 것만 기억하자.

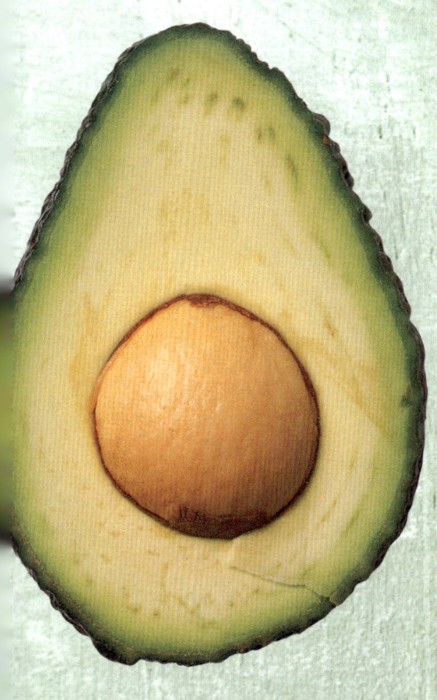

아보카도 *avocado*

아보카도는… 악어의 등처럼 울퉁불퉁한 껍질 때문에 '악어배'라고도 불리는 과일. 영양이 뛰어나고 버터처럼 부드러워 샐러드나 초밥 등에 많이 활용된다.

싱싱한 아보카도를 고르려면 만졌을 때 너무 물렁한 것보다는 다소 딱딱한 느낌이 드는 것이 좋다. 아보카도가 농익어 무르게 되면 요리할 때 모양을 살리기 힘들기 때문이다. 또한 아보카도는 색이 금방 변하는 과일이므로 아보카도의 단면이 공기와 닿지 않도록 랩으로 잘 감싼 후 냉장고에 넣어 보관한다. 아보카도는 냉동실에 얼린 후 해동하면 흐물거리기 때문에 냉동보관은 피한다.

아보카도 제대로 먹는 법

아보카도는 비타민 E가 풍부한 과일이지만 30% 정도의 지방과 그 외 많은 양의 탄수화물, 단백질이 들어 있어 귤이나 사과처럼 자주 먹는 것은 좋지 않다. 아보카도는 싱싱한 상태에서 올리브유나 버터에 살짝 볶아 먹으면 된다. 또한 이런 상태에서 샐러드에 곁들여 먹으면 맛있게 먹을 수 있다. 또한 레몬즙을 살짝 뿌린 후 김밥이나 롤에 넣어 먹는 것도 좋은 방법이다.

아보카도 손질법

1단계 : 아보카도를 쥐고 씨가 있는 곳까지 반으로 칼집을 넣는다.
2단계 : 칼집을 넣은 아보카도를 위아래로 잡고 서로 반대 방향으로 비틀어 반으로 떼어낸다.
3단계 : 반으로 자른 아보카도의 씨는 수저나 포크로 콕 집어 파낸다. 과육이 딱딱한 경우에는 칼집을 살짝 넣어 준다.
4단계 : 아보카도의 씨를 제거하고 난 뒤 껍질을 벗겨 준다.

아보카도의 효능

아보카도는 '숲에서 나는 버터' 라고 일컬어질 정도로 지방이 많은 과일이다. 하지만 지방의 80%가 필수불포화지방산이며, 이 불포화지방산에 함유되어 있는 리놀산이 피부 건조, 불임, 콜레스테롤혈증에 좋은 작용을 한다. 또한 지용성 비타민 E가 특히 풍부하여 노화 방지에 효과가있으며, 질 좋은 단백질과 여러 종류의 필수아미노산(메티오닌, 트립토판, 리신 등)을 비롯하여 칼륨, 칼슘, 비타민 A·B·C 등이 풍부해 건강증진에 좋다. 섬유질이 많아 변비에도 좋고 피부미용에도 뛰어난 효과가 있다. 이러한 성분 외에 터핀, 페놀 등과 같은 항산화물질이 함유되어 있어 항암 식품으로서도 효과가 있다. 항산화 작용은 암을 유발하는활성산소를 격퇴하는 효과가 있다.

증상에 따른 효과 : 노화 방지, 변비, 체력보강, 항암 효과, 피부 건조증

아보카도의 음식 궁합

아보카도+레몬 : 아보카도는 껍질을 벗기면 금방 검게 변색되고 맛이떨어지며 비타민 등 영양소가 손실된다. 껍질을 벗긴 즉시 레몬즙을 뿌려 두면 변색과 영양의 손실을 막을 수 있다. 레몬즙과 함께 아보카도를갈아 주스를 만들면 더욱 좋다.

아보카도+아몬드 : 이 두 가지 재료를 믹서에 넣고 갈아 걸쭉한 죽 상태로 만든 다음 얼음과자로 만들어 먹으면 아이들에게 최고의 영양 간식이 된다. 또 비타민 E를 풍부하게 섭취할 수 있기 때문에 피부 미용에도효과적이다.

아보카도+홍화 : 아보카도 기름과 홍화(잇꽃)씨 기름을 배합하여 드레싱을 만들어 샐러드에 뿌려 먹으면 콜레스테롤을 떨어뜨릴 수 있다. 두가지 재료 모두 비타민이 풍부하여 근육위축, 골다공증에 효과가 있다.

아보카도+키위 : 이 두 가지 재료를 배합해 주스를 만들어 먹으면 칼륨섭취가 상승한다. 칼륨 성분이 부족하면 두통, 불면증, 고혈압 등의 증세가 올 수 있는데 이 식품들이 그러한 증상을 예방할 수 있다.

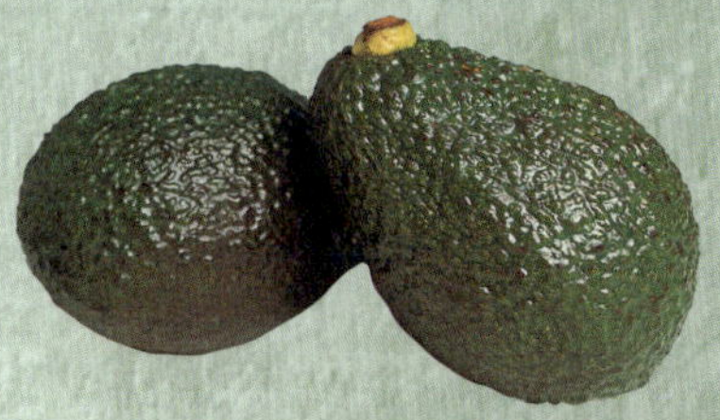

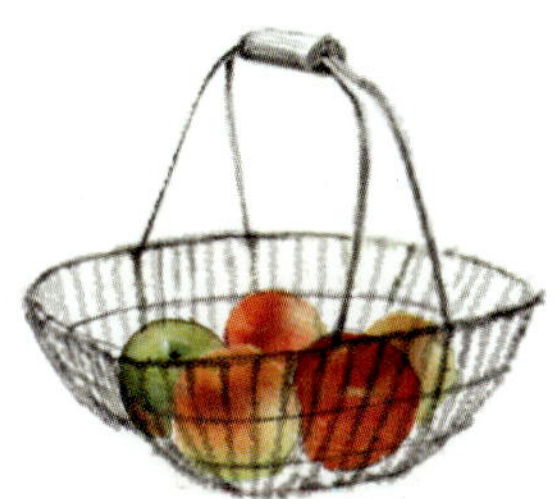